医脉相承

相承

『口述历史』访谈录

第一辑

周天华　刘志红　主编

浙江大学出版社
ZHEJIANG UNIVERSITY PRESS
· 杭州

图书在版编目（CIP）数据

医脉相承："口述历史"访谈录. 第一辑 / 周天华，
刘志红主编.—杭州：浙江大学出版社，2022.9
ISBN 978-7-308-22953-1

Ⅰ. ①医… Ⅱ. ①周… ②刘… Ⅲ. ①浙江大学医学院
—校史 Ⅳ. ①R-40

中国版本图书馆CIP数据核字（2022）第150045号

医脉相承："口述历史"访谈录（第一辑）

YIMAI XIANGCHENG KOUSHU LISHI FANGTANLU DIYIJI

周天华　刘志红　主编

责任编辑　赵　静
责任校对　胡　畔
封面设计　林智广告
出版发行　浙江大学出版社
　　　　　（杭州市天目山路148号　　邮政编码　310007）
　　　　　（网址：http://www.zjupress.com）
排　　版　杭州林智广告有限公司
印　　刷　杭州钱江彩色印务有限公司
开　　本　710mm×1000mm　1/16
印　　张　18.75
字　　数　320千
版 印 次　2022年9月第1版　2022年9月第1次印刷
书　　号　ISBN 978-7-308-22953-1
定　　价　108.00元

编委会

主 编 周天华 刘志红

副主编 李晓明 夏标泉 陈周闻 徐凌霄 王 迪
楼建晴 蒋笑莉 吕黎江 梁廷波 王建安
蔡秀军 吕卫国 舒 强 陈谦明 吴弘萍
陈国忠 陈茂樑

成 员（按姓氏笔画排名）
王家铃 方 序 同俏静 刘 冕 江路华
孙美燕 吴涵韬 陈 超 林海燕 季 玮
赵 敏 蒋烨琛 富祯祯 潘石昀

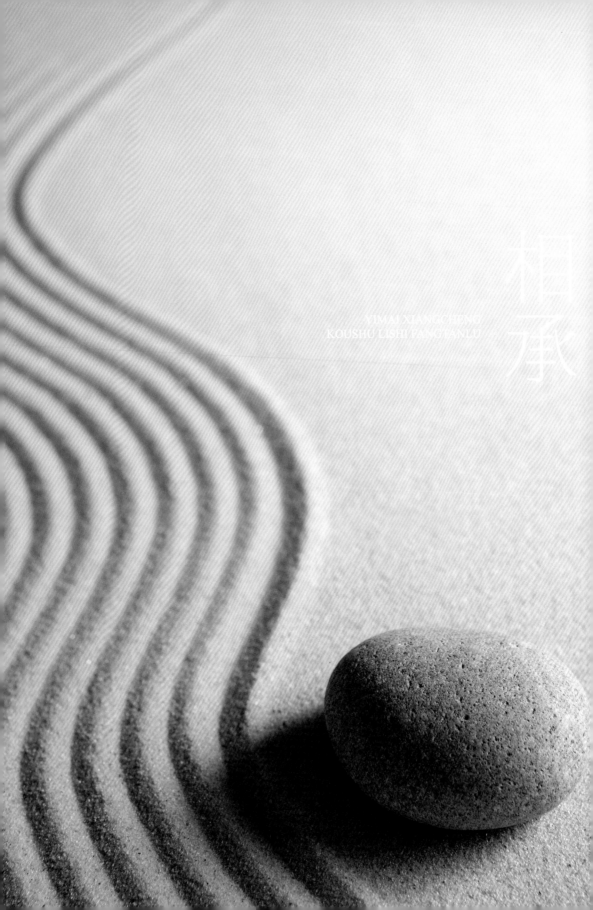

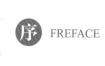

序 FREFACE

　　百年的薪火相传，百年的步履铿锵，百年的滋兰树蕙，百年的桃李芬芳。春华勃勃，秋实硕硕，落成于 1912 年的浙江医学专门学校，经过百十载的砥砺前行，已然发展成为专业齐全、设备先进、国内一流、国际领先的医学高等教育学府。峥嵘往事，如诗如画，在学院波澜壮阔的行程面前，我们深感现有的院史固然完备，却也难以再现学院盛事壮举之万一，沧海遗珠，引以为憾。因此，在浙江大学医学院一百一十周年华诞之际，我们启动了学院口述历史的编纂工作，通过个体记忆的发掘，丰富乃至升华医学院的集体记忆，以便后来者能以另一种方式，重温医学院走过的风风雨雨，以史明鉴，以史明志，上溯基业，下启宏图。

　　回眸百一十年，医学院文运昌盛，人才辈出，求真务实，矢志不渝。是他们秉承医学救国的初心，让现代医学教育在江浙落地生根；也是他们，在漫漫征途中心系家国，坚持授课。是他们毅然复建，学科相长，在人才培养、学科建设上取得了丰硕的成果；也是他们孜孜不倦，刻苦钻研，为人民生命健康、医学科学事业和医学教育发展做出了不可磨灭的贡献。他们中有奠基者、建设者、改革者、创新者……是他们在百年的风云激荡中，各自撑起了一个个时代的映像，又前赴后继地组成了生生不息的学院历史群像。郑树教授、陈宜张院士……他们无一不是有着难忘经历和卓越成就的求是人。他们的回忆里深埋着不为人知的往事，心中珍藏着讲不完的佳话逸闻。请他们口述那一个个精彩绝伦的故事，追溯百年来学院流变的瞬间，重温学院在时代潮流中的历史贡献，给后人留下一个足以瞻仰的伟岸背影，这不仅仅是在向历史致敬，也是在为未来壮行。

　　这本经由多位老专家口述整理的口述院史，可以看成是一张医学院历史的大拼图，它以岁月为经，纵贯百年；以英才为纬，济济一堂；以成就为画面，硕果累累；以精神为内涵，继往开来。而每一位讲述者都为拼图提供了不可或缺的一角。它是一代代奋斗者心中的愿景汇成的历史画卷，也是我们送给新时代伟大征程的一份宣言书。百年磨砺，百年辉煌，希望后来者们不经意间的回首，也能够在胸口激起理想的涟漪！

编委会

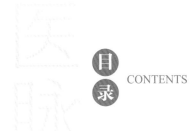

目 录 CONTENTS

CONTENTS

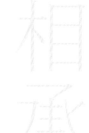

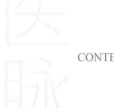

CONTENTS

CONTENTS

陆琦 | 肛肠病患的"妙医圣手"

陆琦，我国痔科及肛肠外科的开拓者，终身教授，被誉为"痔科元老"。毕业于温州公立瓯海医院外科，20 世纪 60 年代曾应邀赴京为国家领导人治病疗疾，是浙江大学医学院附属第一医院（以下简称"附属第一医院"）痔科（肛肠外科前身）创始人。首创"内痔插药疗法"，牵头成立中华中医药学会肛肠分会，创办《中国肛肠病杂志》并出任首任主编。

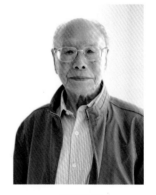

陆琦教授

潜心医学　开创肛肠外科

1921 年，陆琦教授出生于温州瓯海，祖父和曾祖父都是当地有名的中医。陆琦教授年轻时就读于温州公立瓯海医院外科，学习期间半工半读。在自设诊所的行医过程中，陆琦教授专门研究肛肠多发病，并结合临床实践不断改进，一共积累了 1000 多份不同痔疮疗法的病历资料。皇天不负有心人，通过自己的不断钻研，陆琦教授的医术日益精进，成为闻名乡里的痔疾名医。由于当时没有针对内痔十分有效的疗法，患者往往需要承受很大的痛苦。为了缩短病患的病愈时间，陆琦教授开始致力于研究针对内痔更有效的药物疗法。

结合西药疗法，陆琦教授重点搜集各种民间单方验方，尝试将中药融入治疗过程。经过反复试验，陆琦教授设计出"内痔插药疗法"，药物可以直接作用于内痔，使痔坏死黏膜脱落。虽然这一疗法是陆教授自创的独门疗法，但为了祖国，为了医学，为了造福更多病患，他毫无保留。陆琦教授选择向当时的华东卫生部部长打报告，公开这一疗法。经华东卫生部批准，陆琦教授开始进行临床试验工作。在一年多的时间内，共收治百余名病例做了各项检查，陆琦教授积累了大量的珍贵资料并取得了有益的临床治疗效果。陆琦教授将这些研究成果总结上报，并将首创的"内痔插药法"写成论文与同行交流，后续又发表了 20 多篇论文予以详细诠释和解答，使这一疗法为越来越多的同行了解、掌握并熟练地运用到临床之中。

在领导的支持和自己全力为病患服务的强烈责任心驱使下，20 世纪 50 年代，陆琦教授在浙江医学院创办了肛肠外科，并被浙江省卫生厅委任为科室主任。1957 年，浙江大学院系调整，肛肠外科随普外科搬迁到附属第一医院，改名为痔科，陆琦教授随科室一起迁至附属第一医院工作。虽然痔科创办初期条件简陋，床位紧张，但他坚信，随着国家的发展，硬件设施必然会逐步完善。在附属第一医院的紧张工作中，陆琦教授依然不忘为病患解忧的初心，继续深入探索新的治疗方法。1974 年，他在国外胶圈结扎器的基础上，成功研制吸引式套扎器，这一成果荣获"1978 年全国医药卫生科学大会奖"。

1956—1983 年，附属第一医院痔科在陆琦教授的带领下，在治疗痔疮、肛瘘和肛裂方面积累了丰富的经验，在浙江省内外享有很高的声誉。1997 年 5 月，原卫生部部长崔月犁同志题尊陆琦教授为"痔科元老"。

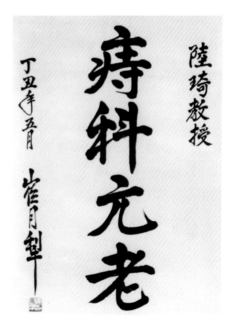

原卫生部部长崔月犁题赠陆琦教授"痔科元老"

倾尽心力 推动学科发展

陆琦教授在潜心医学，不断提高自身能力的同时，也深知人才的重要性。众人拾柴火焰高，推动学科发展离不开一支优秀的学科队伍，离不开一代又一代的人才接续奋斗。因此，陆教授在培养人才队伍的道路上倾尽心力。

为了培养更多的肛肠病学科人才，陆琦教授从1964年开始兴办肛肠病学习班，学生来自多家医院。在授课过程中，陆琦教授把严谨求实的精神贯彻始终，认真仔细地上好每一堂课，将自己的研究成果及前沿技术都毫无保留地教给学生。切之而磋之，琢之而磨之，陆教授秉持精益求精的治学态度，培养了一批又一批优秀人才。200余名学生从陆琦教授的学习班陆续毕业后，将所学所得运用在自己的临床实践中，很多学生都成了肛肠病学科的骨干专家。

在开办学习班培养学科人才的同时，陆琦教授构想组建一个全国范围的肛肠学科组织，以便不同地区的研究人员能够深入交流探讨，促进肛肠病学科的进一步发展。这一想法得到了崔月犁部长的肯定与支持。在崔部长的主持下，全国首届肛肠病学术交流大会隆重召开，同时成立了中华中医药学会肛肠分会，陆琦教授当选副会长。

1981年，为推动我国肛肠科疾病中西医结合治疗的学术进展，陆琦教授联合史兆岐教授、丁泽民教授创办《中国肛肠病杂志》，并担任第一任主编。陆琦教授敬请书法名家沙孟海先生题写刊名。创刊初期缺乏经费，陆琦教授便用自己的工资予以贴补。在繁重的临床治疗的同时，陆琦教授挤出个人休息时间整理、筛选稿件，为保证刊物学术质量精益求精费尽心力。

谈到自己奉献一生的医学事业，百岁老人陆琦教授依然充满热情，相信一代又一代的医学工作者会带动医学事业蓬勃发展。为了支持后辈们的研究工作，陆琦教授将自己历年收集到的中、英、日、俄等语种的专业书籍共两大箱悉数捐给附属第一医院。陆琦教授语重心长地说："我希望大家能够多读书，多学习，多思考，为医学发展贡献自己的力量。"

岁月匆匆留不住，鬓已星星堪镊。陆琦教授从医几十年，将人民至上、生命至上贯穿在自己的职业生涯中，在痔疮、肛瘘和肛裂诊疗方面积累了大量的宝贵经验,为我国肛肠外科事业的开拓和发展做出了重要贡献。附属第一医院的肛肠外科也已经成长为在国内具有相当影响力的专科。回望自己的医学生涯,陆琦教授不忘党恩,不忘群众。"我一生能把肛肠专业推向社会,为广大群众服务,与中国共产党对我的培养、帮助分不开,我一生感恩之情永驻心中!"

整理:附属第一医院党政综合办公室

审校:陆 琦

朱圣禾 | 70 载恪尽职守，耄耋年余热生辉

朱圣禾，1922 年 8 月 8 日生，1942 年入读中央大学西迁重庆的柏溪分校，二年级时迁往中央大学当时设在成都的医学院校部，1946 年随中央大学返宁复校，在当时中央大学医学院所在地丁家桥继续学习，直至 1948 年毕业。朱圣禾就职于浙江大学医学院、浙江医科大学，曾任微生物免疫学系系主任、浙江省微生物学会副理事长、浙江省免疫学会副理事长、民盟中央委员等职。从 20 世纪 50 年代开始，主要对病毒免疫学进行研究，在麻疹、脊髓灰质炎等疾病的致病机制、预防及诊治等方面做出了重要贡献，发表了大量研究论著，培养了众多研究生和博导、教授、院士等医学高级人才。主编《临床疾病与免疫》《医学微生物学》《医学院校 21 世纪精品教材·微生物》等多部医学著作，主持国家级医学继续教育项目 20 余项，并任多家权威学术期刊的编委和审稿人。80 岁高龄后，仍先后应邀赴 50 余座城市医学会、医院和大专院校做学术演讲百余场，至今仍活跃在医学教育第一线。

进入浙大

1948 年，朱圣禾毕业于中央大学（现南京大学），当时正是国家求贤若渴的阶段，百废待兴。学院院长有意留朱圣禾在学校担任两年基础课老师，两年之后其如有留学的意愿仍可以留学进修，因此她于 1948 年夏天留在中央大学医学院成为一名细菌科（现微生物学）助教。1948 年底，因祖辈迁居杭州，朱圣禾的父亲联系了浙江大学农学院院长蔡邦华和医学院院长王季

午，将其介绍到浙江大学从事医学化验工作。由于当时医学院还在筹建，就先安排其在浙大化验室工作，于是在这种机缘巧合的情况下，朱圣禾进入了浙江大学。

朱圣禾刚刚进入浙江大学从事医学方面工作之时，医学院还没有成立。大概一年之后，浙江大学准备在大学路的龙泉馆组建医学院，朱圣禾与当时的技术员成为第一批入驻成员，她作为助教也开始了免疫学的研究。之后一名姓纽的老师进医学院来做讲师，负责开展细菌课，初期学校里上课的也只有二十几名学生，那时仅仅能利用显微镜将化验的样本放在载玻片上观察。几年之后学校搬到了延安路的红房子那里，这就是浙江大学医学院成立的开始。

新中国成立之初，朱圣禾因学校推荐和国外众多亲戚相邀，有多次出国留学和定居的机会，但她总说新中国刚成立，百废待兴，急需人才，还说服丈夫一起留在祖国，留在浙大医学院。

科学研究

朱圣禾于医学院开始了自己的科学研究，利用显微镜观察苍蝇携带的细菌传播何种疾病，利用蚊子作为模式生物进行其致病机理的探索，研究期间做出了两篇文章，虽收到了北京出版处的稿费，但文章作为内部研究资料收录，不公开发表。后来几年间，她忙中有序地进行本职工作，期间到杭州卫生局进行过实践，由于其怀材抱器的品质，学校推荐朱圣禾在任职期间进行了两次进修。1950年初，她首创了国产防霉剂。1953年，她于上海一所医院的皮肤科深入开展真菌方面的学习，学成而归后将这门菌类的研究引入了浙江大学。1960年，她远赴长春初次接触到病毒学的知识，利用在长春所学开启了浙江大学病毒研究的大门。朱圣禾可谓对浙江大学新学科的引入具有不可磨灭的功劳。

之后朱圣禾做出几项足以记录在册的贡献，为我国医学事业的推进起到了引领的作用。20世纪70年代初，浙江医科大学、上海防疫站及其他几家单位开始关注新生儿防疫方面的研究，希望解决新生儿出生几天至几个月时间范围内应该注射何种疫苗及注射的间隔等问题，这项研究填补了中国新生儿防疫方面的空白。此外，当时患有麻疹疾病的患者很多，因此由北京方面

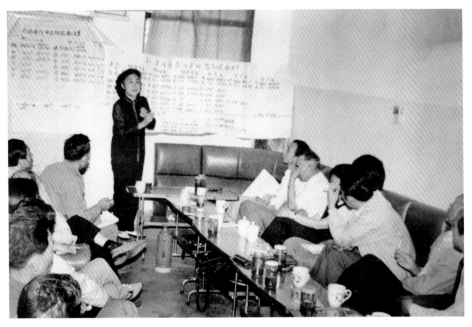

20世纪70年代初，朱圣禾（中间者）主持麻疹活疫苗研究

牵头，浙江和南京共同协作，10年间不断在麻疹防疫方面层层突破，最终探究出利用麻疹疫苗使人们能够获得终身免疫的方法。1984年，她参与的全国"麻疹活疫苗免疫持久性研究"荣获"卫生部甲级科学技术奖"。此外，他们还同昆明防疫所进行了不同型脊髓灰质炎的研究，每两年到昆明总结进展，最后向全国汇报研究情况。在这几次大协作的同时，朱圣禾一直参与浙江医科大学、上海第二医学院和江苏医学院联合推进的教学改革工作，获得了诸多成效。

活跃的她

回想当年，朱圣禾老师也是一枚文艺女青年。那时候王启东担任校长，巧合的是朱圣禾的祖父正是王启东的老师。王校长提出要在杭州设立一个教师活动场所，当时四男四女共8位教授到灯芯巷准备活动演出，一周要来彩排好几次，准备的8个节目包括走台步、跳交谊舞、舞台剧等，时长约一个小时，最后在延安路上的杭州剧院演出。

1998年四校合并，成立了新的浙江大学，朱圣禾后期主管教育方面，归纳了一本很好的教育改革文稿，旨在重视"三基"，即基本知识、基本理论和基本技能；同时，在浙江医科大学校报上也发表过诸多关于教学改革的文章。她说，之前教书的时候并没有课本，也没有中文的书籍，只能用图书馆里的英文书作为教材。朱圣禾提到她读书时期的老师也无需课本，他们将知识刻进脑海里，还能融会贯通地将复杂的内容讲述得极其生动，板书也工工整整，当年老师们尽职尽责的品质也成为朱圣禾学习的标杆。现在作为学校的督导组长，朱圣禾也提出了她对目前授课方式的看法，如今的课程大多使用多媒体，一张一张幻灯片随即而过，学生在课堂可能会错失很多信息，她认为黑板仍必不可少，一名合格的老师需要把知识刻在脑子里，不能仅仅依靠多媒体教学。当然她也认可多媒体在医学上有用武之地，做学术报告时能以生动快捷的形式进行展现。

朱圣禾从事过的教育种类繁多，比如继续教育、成人教育、远程教育和老年大学教育等，虽然后来摔折了腿，腿脚不便，但还是坚持进行过两次外出演讲；从继续教育中知道了许多基层医生的需求，比如一项关于抗生素的研究，滥用抗生素导致耐药性的产生等。朱圣禾认为浙江大学精神的传承还需要年轻人修身慎行、竿头日进，不能忘了根本，如此才能打造出一所人才济济、求是务实的知名大学。

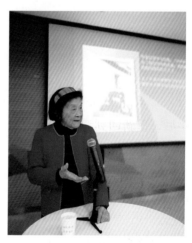

朱圣禾 97 岁时为兄弟大学讲学

整理：许静秀　高铃铃

审校：朱圣禾

第三篇

徐英含 | 秉匠人之心，澄万里埃行之有恒

徐英含，1926年6月2日生，浙江萧山人，民盟浙江省委会原常务副主委，浙江大学医学院教授，著名病理学家、法医学家。1946年入学当时的浙江大学医学院医疗本科（六年制）；1951年起在卫生部第一届高级师资班学习；1953年起在浙江医科大学病理教研室工作，直至1998年正式退休；2000年后，重新回到浙江大学医学院病理教研室参加法医病理学工作。2004年3月，浙江大学司法鉴定中心成立，先后任中心资深鉴定人及顾问至今。曾任全国政协委员。1987年获浙江省劳动模范荣誉称号。突出贡献有：1985年、1991年、1987年分别获浙江省科技进步奖一等奖、二等奖、四等奖各1项；1982年获浙江省科技成果奖二等奖、三等奖各1项；1988年获卫生部科技进步奖二等奖；1995年获浙江省科技进步奖优秀奖1项。

少年求学

1946年，由于社会上职业医生的缺乏，高中毕业的徐英含怀着饮水思源、回馈社会的初心，选择考进浙江大学医学院六年制本科，成为抗战后组建的浙江大学医学院的首届学生。时隔76年，提及浙江大学，他首先提到的是"民主印象极好"，当时浙大有面可以公布所有事情的民主墙，让他从高中走进了一个完全不一样的环境。提到浙大医学院，他回忆道，学校当时将孩儿巷的一些民房买下来改建成附属医院。虽说是普通居民房改造的医院，但医院里的各种条件已经比其他医院要好一些了，设备是美国进口的，医生

也是教育界的顶流,医学生们都去向杭州市民宣传医院,他们都觉得这样的宣传意义重大,因此对这项任务都乐此不疲。

医学院办学初期条件艰苦,办学过程举步维艰,解剖学的教研室里刚开始甚至没有骨骼标本。当时野外有很多荒坟,一些尸体被野狗刨了出来,导致很多骨骼都裸露在地面上,学生们专门去荒地、坟地里将已经弃之荒野的骨骼取回来,消毒后制成标本,再用拾回的标本观察学习。其他学院的学生在晚上看到医学生手里拿着小块的东西全神贯注地观察,以为是花生米,其实那是人类的手指骨,这也算是医学生活的独特经历。

回忆起求学时,徐英含教授说,在贝时璋老师那里,看到了一名杞梓之师应有的气质。贝时璋老师备课十分充分,上课时从不照本宣科,他可以一手用粉笔写字,一手画图,口中还讲解着知识的深义,对课程内容的把握驾轻就熟,解决学生的疑问更是游刃有余,课程时长也掌握得恰到好处,每每讲完整堂课的内容,下课铃声也随之响起。贝老师也成为徐英含的榜样,当徐英含也成为一名医学教师的时候,时常半夜爬起备课,不备好课绝不睡觉,最终也成为一名讲解课程绘声绘色,时长掌控恰到好处的老师,在当时受到了众多学生的喜爱。

法医情缘

徐英含是在机缘巧合下被选择去学习法医学的,当时的同学们填报志愿大多都是内科、外科、病理学、解剖学等,而徐英含的意向则是临床医学。当时每个学校需要有学生填报法医学志愿,因此每一名共青团员都要填一个法医学志愿,而徐英含并不是共青团员。最后的结果对于徐英含来讲有些事与愿违,他被分配去法医学进行学习。刚开始他有些迟疑与犹豫,之后王季午院长告诉他这是一次千载难逢的机会,这次去学法医学能得到全国闻名的中央大学医学院林几教授的言传身教。因此徐英含踏上了去南京的求学之路,这也是他今后与法医学开启难解之缘的一个起点。

毕业之后,徐英含拒绝了去北京工作,而是选择回到母校,一方面担任着法医学的教学工作,另一方面也担任病理学的教学工作。学校之前并没有法医学这门课程,本次开课也只是作为一门选修课,但是在宣传介绍课程的时候,徐英含用实际的案例勾起学生的好奇心,又逐步讲解法医探索过程的

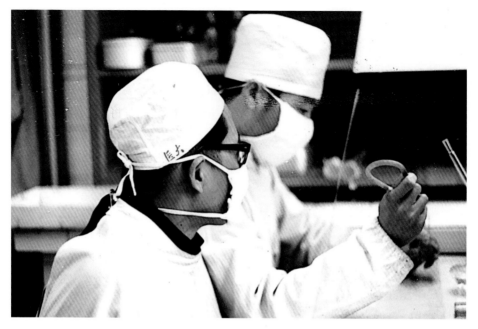

徐英含（左一）指导研究生做实验

奥秘，例如无骨尸体由于酸性腐蚀脱钙变软从而能够卷起的真相，由于苍蝇"告状"进而揭开被谋杀被害人被藏尸于炕中，这些被法医解开的谜团的例子深深地抓住了学生们的心，因此这一门原本为选修课的法医学竟成了同学们争相报名、全部选修的必修课。

　　过去在病房给患者诊断全依靠于自身的专业性，医生们自己将患者的血液拿去化验，再将结果取回并分析病情，因此每个人都练就了一身真本领。徐英含说自己没有什么嗜好，除了工作上课，对其他都没有多少兴趣，他每天宵衣旰食，第一个上班，然后逐个熄灭晚上还未关掉的路灯，到晚上又是最迟回去，日复一日，将整个生命都奉献给了医学事业。1998年退休时他已过古稀之年，然而退休后仍被返聘到司法鉴定中心做顾问，同时在尸体解剖和化验等方面提供专业的建议，一直到现在。每每鉴定中心遇到疑难的病例，徐英含仍然会出谋献策。

　　当时一起学习的同学们，现在也不乏成为科学院院士的科学家，虽然大家天各一方，但是他们创造了一种称作"连环信"的方式和彼此联系。连环信就是指每当一名同学在一个城市读完收到的信件，自己再写一封寄到下一个城市的人手上，大家就能够知晓每个收到过信件的人的消息。这个连环信在同学们之间传递了20年，这些信件也承载了同学们彼此从未间断的友谊。

徐英含教授对浙大医学院的未来抱有真切的期许，他希望浙大医学院无论是教育还是科研方面的工作都能够蒸蒸日上，可以成为全球范围内最顶尖的院校之一；也送出了对浙大医学院毕业生的祝愿，期待他们毕业后能够受到社会的交口称誉，能够在科研方面有自己的建树；同时对想要成为法医的学生提出了期望：担任法医工作的人士要遵循原则，不受案情的干扰，眼见为实，科学鉴定，不为人情所动，不为权力所动，不为金钱所动，成为一名始终站在法律、科学、客观、公正的立场上的鉴定人。

整理：许静秀　高铃铃

审校：徐英含

陈宜张｜70 年勤耕不辍，医研教勇攀高峰

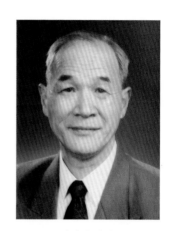

陈宜张，1927 年 9 月生，1952 年毕业于浙江医学院，是医学院的首届毕业生。中国科学院院士，曾为第二军医大学教授，现已退休；曾任浙江大学医学院院长。主要从事中枢神经生理研究，多次获得军队科技进步奖及国家自然科学奖等奖项。82—87 岁高龄期间，独立撰写 70 万字的科学著作《突触》，该书被誉为"站在当代科学发展前沿，对突触研究领域进行综合评介的国内首部学术专著"。

陈宜张院士

从工转医，勤耕不辍

1946 年，陈宜张就读于浙江大学工学院机械工程系，后来，在家人的影响下，他选择转系学习医学。陈宜张谈起缘由时说："1938 年，我的爷爷在乡下，得了霍乱，一天就死掉了，镇上面没有医生。我爸爸又认为，医生出来可能收入还高一点儿。"由于转系时间已过，陈宜张先选修了一些医学课程，直到三年级才正式转入医学院就读。自此，一生与医学事业、与人民生命健康为伴。

1952 年，毕业后的陈宜张来到上海，一待就是 70 年，从进修到做助教、讲师、副教授、教授、神经科学研究所所长，到 1995 年，当选为中国科学

院院士。1953 年，陈宜张开始从事科学研究。20 世纪 60 年代，陈宜张发现单个电刺激可使幼兔大脑皮层树突电位长时间易化。80 年代，陈宜张首先在国际上提出了糖皮质激素作用于神经元的非基因组机制或膜受体假说，并把快速、非基因作用研究扩展到神经元功能的其他方面，得到国际学术界的高度评价，有关工作被国际著名内分泌学教科书所引用。正如陈宜张所说："这个文章影响了几十年。"著名神经生理学家、荷兰教授德克勒特认为："这项研究对中枢神经系统作用产生巨大贡献。"陈宜张从教从研，一生勤耕不辍，主编有《神经系统电生理学》《分子神经生物学》等 6 部专著。有 2 篇论文发表后被国际文献引用近百次，成为这一研究领域的重要文献之一。

一封封寄往天南海北的连环信

毕业后，陈宜张和同窗们分散在北京、沈阳、长春、长沙、南京、上海，在祖国的大好河山上参与国家建设，天各一方。1993 年，作为浙大医学院首届毕业生代表的陈宜张，发起了"连环信"活动。所谓"连环信"，即同窗之间，以某一个人作为发起者，一个给另一个写信，循环下去，最终信又回到发起者手中。陈宜张说："按照一定的次序轮，有连贯性，我们十四五个人参加。从我这里出发，温州有两个同学，温州完了以后寄到杭州，再寄到成都、重庆、北京、天津，天津再寄到我这里，走完一轮。"每一轮走完，陈宜张会把大家的信都抽下来，补充进新的信件，抽出来旧的仔细保存好。

后来，他将整套的"连环信"交给了医学院。直到 2014 年，信件已循环了几十轮，21 年来，信件的内容也在不断发生变化。"后来，慢慢地写信的人少了，讲的话也少了，都是说老年病怎么防治，走路不要摔跤这些问题。"时光飞逝，当初"连环信"的参与者有些已故去，"连环信"温暖动人的故事、同窗间的情谊跨越时间和空间，永远留在了浙大医学院的历史里。

以求是创新之姿勇攀科研高峰

1999—2003 年间，翻开浙大医学院的历史，很多重大的科研成果都在这期间诞生，而陈宜张正好担任了这一时期的医学院院长。谈及感受时，陈宜张说："第一重要的就是努力去做。"每个月，陈宜张都会坐火车到杭州住一个礼拜，第一年年终总结时，他说："我们浙大医学院，去年一年发表的论文还是少了一点。"在担任浙大医学院院长期间，陈宜张一心为公，大力推动学院人才建设，推进学院的教学科研工作。在他的努力下，浙大医学院培育了一批能力过硬的高层次人才。经历了新世纪以来的高速发展，"现在浙大医学院、浙大几个医院的论文，排山倒海，多得不得了"，陈宜张欣慰地说。

谈及对"求是创新"校训的理解，陈宜张举了几个自身科研创新的例子。他说："20 世纪 60 年代，我进修回来，在刚出生的兔子上发现了大脑皮层树突电位的长时间易化，某一个条件下，同样的刺激，反应变大了，就叫增强，持续的时间有几分钟。当初我发现了这个现象。"这一现象引起了陈宜张的进一步思考，他认为，这可能和神经元的可塑性有关。2016 年，他在《中国生理学报》上发表了《神经元兴奋性的细胞周围调制》，在国际学界产生了广泛影响。陈宜张总结道："我科研道路上体现'求是创新'的例子有三个，一个是树突电位的长时间易化，一个是糖皮质激素对神经元的非基因组机制，第三个是神经元兴奋性细胞周围调制。"

把扎扎实实的本领和技术掌握在自己手上

重视临床教学，培养扎实本领，是浙大医学院一贯以来的优良传统。浙大医学院的老校区在杭州市庆春路庆春门，浙大理学院、工学院、医学院、法学院都在这里。当时，学生在大学路一带上课，临床教学在田家园浙大医院，即现在的附属第一医院。陈宜张回忆道："我们的临床教学应该说很扎实，经王季午先生的力量，把好的师资吸引过来给我们上课。"王季午先生是陈宜张的老师，时任浙大医学院院长，他把当时学界一些有名的教授，集中时间从上海接到杭州给学生们上课，华山医院教授神经学的张沅昌、上海医学院教授精神病学的夏镇夷等名家大家都曾在浙大医学院教书育人的讲台上留下身影。

2000 年，徐仁宝教授、陈宜张院士捐资成立"徐仁宝—陈宜张奖学金"，奖励家境贫寒但品学兼优的本科生，为医学院人才培养提供有力支持。"有些家境比较困难、品行好的学生，稍微支持一点，他用的钱，手头会更宽裕一点，"陈宜张说，"我和徐仁宝两个人商量，设置了一个'徐仁宝—陈宜张奖学金'。"医疗系统有技术，医学人才有本领，国家医疗卫生事业才能牢牢地掌握在中国人自己手里，陈宜张非常重视这一点，他说："我感觉到，我们医疗系统还是要把扎扎实实的医疗技术掌握在我们自己的手上，学生还是要扎扎实实地有本领。"

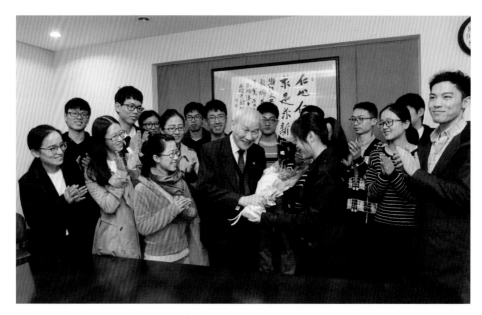

陈宜张院士与浙大学子们

　　与陈宜张共事4年的医学院原常务副院长、浙大副校长罗建红教授曾评价说："陈宜张院士在浙大医学院工作期间，带出了一个好班子，影响了身边的一大批人，留下了一笔宝贵财富，他给我们做出了表率。他在个人品格、学术修养、为人处世等方面为我们树立了标杆，是我们学习的楷模和榜样。"从医、从教、从研70年，树标杆，立榜样，勇攀高峰，勤耕不辍，陈宜张院士用一生的奋斗诠释了这句话。

整理：吴涵韬

审校：陈宜张

王曼 | 要把患者视为亲人

王曼，1927 年 10 月生，教授、主任医师，曾任浙江医科大学附属妇产科医院（以下简称"附属妇产科医院"）副院长。1950 年，王曼从贵阳医学院医学系六年制本科毕业后，进入浙江大学医学院工作。曾加入抗美援朝志愿医疗手术队，获抗美援朝三等功；曾被派往中国援非洲马里医疗队；曾赴美国、墨西哥及北欧多国交流访问。1956 年，被评为杭州市先进工作者，1989—1998 年，担任卫生部妇幼卫生专家咨询委员会副主任委员，参与全国妇幼医疗保健工作。1990 年，获国家教委颁发的从事高校科技工作 40 年表彰荣誉证书。1992 年开始享受国务院政府特殊津贴。1995 年，参加第四次世界妇女大会并获表彰。2013 年，被浙江省医学会授予终身成就奖。2016 年，获中国医师协会第三届"妇产科好医生·林巧稚杯"奖。2021 年，获"浙江省医师终身成就奖"。

2022 年，浙江大学医学院成立 110 周年。

2022 年，王曼 95 岁，见证了浙江大学医学院的崛起与兴盛。从风华正茂到耄耋之年，岁月染白了老教授的头发，也在滴答声中留下了一段又一段传奇的故事。

投身于抗美援朝医疗队，做好了牺牲的准备，白天处理伤病员，晚上讲授课程，是不畏牺牲的巾帼精神；与附属妇产科医院结缘，肩负起治病救人与教书育人的双重任务，培育了一批又一批的妇产科医务人才，是牢记责任的导师使命；被派往马里医疗援助，在艰苦的援非之旅中全身心投入，为马里积累了妇产科基础数据，是大爱无疆的医师力量……

"遇到每位患者，我都会想，如果眼前的患者是我的父母，我会怎样对待？如果眼前的患者是我的姊妹亲人，我该怎样为他们处理？答案是尽量减少他们的痛苦。要对技术精益求精，把患者视为亲人。"

投身抗美援朝，临行拍"遗照"

1950年10月，抗美援朝战争开始了，中国人民志愿军紧急赴朝。

当时战争前线经常是低于零下40℃，缺少御寒衣物，不少志愿军年轻战士的手脚被严重冻伤。随着战事的推进，前线的伤病员越来越多，医务人员严重缺乏，伤员救助成了大问题。

王曼因此毅然报名加入了中国人民志愿军医疗队，投身于抗美援朝中。

当时王曼是做好了牺牲的准备的，所以临出发前几天，特意找到当时也在杭州的哥哥，与他留下了一张合影，想着要给家里人留下张"遗照"。

后来，手术队分三小队。火车开到嘉兴时，停车叫第三小队下车；到达山东兖州时，王曼所在的第二小队全员被留了下来。作为妇科医生，王曼参

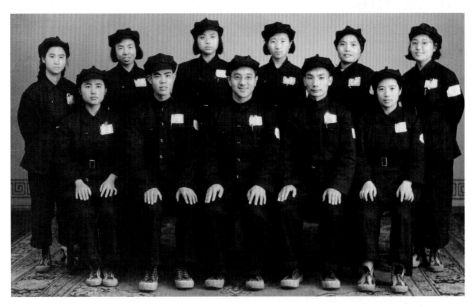

1951年，抗美援朝第二医疗队合影（前排左一为王曼）

加了外科手术队，被安排在了兖州的第 15 野战医院，为从前线回国的第一批伤员进行急救处理。

当时在医疗队里，由于王曼是妇产科医生，多做麻醉及管理病区等工作。在救死扶伤的同时，还要千方百计争取时间，利用每天晚上的时间为当时部队的医务人员讲授全部妇产科课程，提高医务人员的妇产科专业水平，使其掌握处理产科常规情况的知识。

与附属妇产科医院结缘，治病救人与教书育人并重

1950 年夏，王曼大学毕业。当时，王曼曾经的老师王季午、燕淑昭在浙江大学医学院任教，于是她就写信给燕淑昭老师，请老师推荐进入浙江大学医学院妇产科。

就这样，思乡情重的王曼回到了杭州，进入了当时的浙江大学医学院附属浙大医院（附属第一医院前身）任助教兼助理住院医师。

从那时候开始，王曼踏上了医教研结合的道路。后来，因全国院系调整，浙江大学医学院妇产科并入浙江医科大学妇女保健院（即现在的浙江大学医学院附属妇产科医院，以下简称"附属妇产科医院"），王曼也来到浙江医科大学妇女保健院工作，不仅要在医院治病救人，还要在学校教书育人。

1956 年，王曼第一次进行妇产科大班授课，在前辈燕淑昭、刘天香、路文博老师的培育下，她长期担任着妇产科学教研室副主任的职务，先后主持制定和完善了妇产科学教育教学的各种规则、制度和各级医师培养计划，培养各级医师按部就班晋升。

"我对学生要求很高，都称我是'认真的王主任'，好多学生都很怕我。"

王曼记得有一次手术前，几个医生一边进行洗手消毒一边聊天，一看到她走进来立马鸦雀无声了，因为王曼曾经要求他们，手术前的准备时间，即使是洗手消毒时，也是用来思考患者病情和手术流程的，思考如何做好手术，多想想手术的成功对患者是多么重要。

在接受了母校的严格培训后，王曼以身作则之外也将这些精神传授给下级医生。

在担任医院行政管理职务期间，每年的医院新员工入院后的岗前培训，王曼都会去上德育教育课。在 1982 年和 1983 年全国医学院校毕业生统考

中，王曼作为教研室副主任，负责组织妇产科学的复习教学与辅导工作。通过大家的努力，本校考生取得了国家考试平均成绩第一、第二名的好成绩。在卫生部妇幼卫生专家咨询委员会的工作中，她承担了《农村妇幼卫生岗位培训教材》的编写和其他教材的编写工作。

在做好临床医疗工作的同时，王曼也十分重视教学工作和人才培养工作，坚持临床与教学工作相结合，为国家培养了大批妇产科的专门人才。作为全国"文革"后的第一批研究生导师，在20世纪80年代培养了6名研究生，其中黄荷凤已经是中国科学院院士。这批研究生又培养了100多名博士研究生。

1980年，王曼致力于妇产科中西医结合工作，在省内培养出一支妇产科中西医结合队伍。

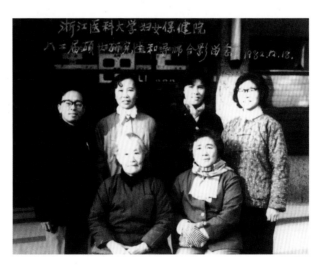

1982年，浙江医科大学妇女保健院硕士研究生和导师刘天香（前排左）、王曼（前排右）合影

此外，在抗美援朝和援外工作时，她也能够克服各种困难，努力做到传、帮、带、教，积极培养妇产科医务人才。

援非医疗，为马里妇产科搭建基础数据支撑

1974年，王曼被派往马里进行医疗援助。

当时对马里人民的常见病、多发病了解很少，也没有系统资料可以参考。于是王曼就对当地疾病做了一些调查研究，写的第一篇文章是《马里女性盆骨测量及妇女生育概况的调查报告》。

在马里妇产科工作中，经常遇到各种难产病例，由于对马里女性骨盆的基本情况不太了解，因此在诊断与处理上也往往存在一定的盲目性。

王曼对500例在锡加索大区医院门诊及产科病房的妇女进行测量，调查得出的髂棘间径、髂嵴间径、大转子间径、骶耻外径、坐骨结节间径的平均值和范围，成为马里历史上第一组这方面的数据。

此外，王曼还归纳出了马里妇女生育及新生儿存活概况。这些研究和数据为后来妇女病诊断提供了基础数据。

后来，王曼还陆续写了《对马里妇女滞产的初步认识（滞产100例归纳）》《马里的难产严重并发症子宫破裂30例讨论》《马里妇女子宫脱垂的发病及治疗情况》《尿瘘手术治疗初步小结（附病历23例）》《23例尿瘘手术治疗小结》等文章。

另外，王曼还把妇产科日常药名、病名、化验名用英、法、中三种语言列出来，方便之后的医疗队医生诊断、查房和与患者的交流。

"那个时候正是年轻的时候，在国内没办法做这些东西，到了外面以后，晚上的时间没有家庭的负担，可以全身心地扑在工作上，就陆续把这些东西整理出来，没有感到什么压力，因为自己喜欢研究，唯一一点就是马里蚊子太多，晚上写东西时不得不开足电风扇对着脚吹，我的大腿关节病也就是在那个时候落下的。"王曼这样描述那段在艰苦中全身心投入的援非经历。

临床工作70年坚持钻研业务，不断取得新突破

1960年王曼从上海学习回来后，在医院开展宫颈癌广泛性根治手术及淋巴清扫术并建立随访制度。1979—1980年，为发扬祖国医学，解决妇产科临床的一些疑难杂症和不治之症，王曼带领全省和本院的妇产科工作者，开始研究和探讨中西医结合应用于妇产科临床领域。1980年，美国妇科腹腔镜代表团赠送了腹腔镜并进行手术示教后，王曼和同道们首先在省内开展腹腔镜和宫腔镜等新诊治术，提高了浙江省妇产科临床医疗诊治水平。

作为我国妇产科常见病多发病"子宫内膜异位症"临床研究的带头人，

王曼从 1982 年开始担任全国研究本课题协作组牵头单位的负责人，汇总全国 8 个地区 1553 例子宫内膜异位症患者病例，通过深入分析和研究写成的《盆腔子宫内膜异位症研究和诊治》一文发表于 1986 年的《中国现代医学》。此外，还带领项目组成员和研究生，针对临床问题，开展了电脑辅助诊断子宫内膜异位症，异位子宫内膜的超微结构、雌孕激素受体、组织化学、超微细胞化学，药物对内膜细胞 DNA 合成影响等的研究。同时，还结合临床开展了中西医结合妇科子宫内膜异位症的研究；醋酸棉酚等中药治疗实验研究；异位、在位内膜分泌泌乳素及患者的泌乳素分泌功能关系研究；异位症不孕患者免疫学研究，盆腔内环境对不孕影响的研究等。相关研究成果均以论文形式发表在国家权威级专业期刊上。其主持完成的《子宫内膜异位症的异位内膜特征与临床》系列研究获浙江省科技进步奖二等奖。

"我从医的时候总是会想，因为是劳动人民养育了我，让我能够读到大学，能够有医生这份职业，所以我也应该回报他们。患者是弱者，求助于我们医生，我们应该尽量照顾她，还要照顾好她的一家人。要对技术精益求精，把患者视为亲人。"这也是老教授对年轻一代医务工作者的寄语。

整理：孙美燕　程　林

审校：王　曼　吴弘萍

马亦林｜战争考验的传染病学科"带头人"

马亦林，1928 年 9 月 1 日生，浙江大学感染病学教授、主任医师、博士生导师。1951 年，自浙江省立医学院毕业后自愿加入中国人民解放军，参加抗美援朝战争。荣获卫生部科技进步奖二等奖、浙江省科技进步奖一等奖 2 项及二等、三等奖多个奖项，曾任中华医学会传染病与寄生虫病学会全国常务委员及浙江省主任委员、浙江省血吸虫防治研究委员会副主任委员、国家自然科学基金会生命学科专业组评委等多届专业职务，主编《传染病学》第四、第五版。1992 年起享受国务院颁发的政府特殊津贴，获浙江医学会终身成就奖及资深专家委员、中华医学会感染病学分会终身贡献奖。

立志学医 笃实信仰

马亦林教授就读浙江医学院前，中国还处于半殖民地半封建社会，医疗卫生事业得不到重视，不少烈性传染病十分猖獗。他的父亲就患有丝虫病，他曾目睹自己 2 岁的弟弟因为发热、抽搐采用土郎中针刺、草药治疗无效而死亡的悲剧，而另一名患有流行性脑炎病毒的弟弟，经邻村浙江医药专科学校毕业的医生用口服磺胺类药物治疗而获救。这一正一反两个极端的亲身经历让他在青年时代就立志要学医，为缺医少药的普通百姓解除病痛。

1944 年，日军侵占杭州，浙江医药专科学校迁到马亦林教授的家乡浙江临海县，并在当地招生，马亦林教授得以有机会于 1945 年进入该校学习。抗战胜利后，1947 年，浙江省立医药专科学校回迁杭州，改名为浙江省立医学院。马亦林教授回忆起在浙江省立医学院就读的前几年，学校里教学模具及教材十分缺乏，课本是从杭州龙门书店购买的英文影印本，人体骨头是同学设法自取的，但老师都是在国内有相当名望的专家或留学回国的英才。在这期间，让马亦林教授印象最深刻的老师一位是解剖学的王维松教授。他讲课清晰，还曾不顾个人安危解救过班内被国民党逮捕的进步学生赵彩云。另一位则是老校长王季午教授，他严谨求真的学风和无私奉献的精神是当时一代医学生的人生楷模。

在浙江省立医学院读书的6年是马亦林教授人生中的最关键阶段，为他以后的从医生涯奠定了坚实的专业基础。马亦林教授的大学阶段经历了日本侵略者投降、新中国成立等社会巨变，人民翻身当家做主人的社会现实使马亦林教授深深体会和认识到只有共产党才能救中国。1949年，在同班同学邬锦文（中共地下党员）的介绍下，他加入新民主主义青年团，世界观和人生观发生了根本性转变，马亦林教授从此开启了他的精彩人生。

抗美援朝　热血青春

1951年从浙江省立医学院毕业后，作为一名共青团员，马亦林教授积极响应党的号召，成为了一名光荣的解放军战士。当时正值抗美援朝战争爆发，马亦林教授与他的同学陈希清被分配到驻守在朝鲜阳德地区的中国人民志愿军后勤二分部所属医院。1951年8月，他被正式任命为第26兵站医院内科军医，正连级，享受中灶伙食待遇。

"雄赳赳，气昂昂，跨过鸭绿江……"刚毕业从军的马亦林和他的战友们第一次坐在过鸭绿江的大卡车上，齐声唱响嘹亮的《中国人民志愿军战歌》，青春的热血促使他们勇往直前，毫无畏惧。当卡车继续往朝鲜南面行驶

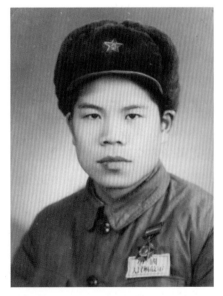

1951年7月，马亦林教授从浙江省立医学院毕业后在南京参军的照片

时，一颗定时炸弹在距车 100 多米的马路边突然爆炸，将卡车掀翻，所幸没有较大的人员伤亡。在抗美援朝医疗救护中，马亦林经历的这种死里逃生的情况还有很多次。由于当时美国完全掌控朝鲜战场上的制空权，敌人飞机不定时在公路上寻找目标，所以我方人员和车辆基本是在夜间行进的，有次遇到紧急任务需要马亦林前往指定地点医治伤员，他只能冒险日夜兼程沿着山边公路赶。有一次，他走至附近公路上，突然一架美国飞机俯冲下来，他立即躲到附近的水沟内，并亲眼看到飞机上的机枪扫射与炮弹轰炸，将前面的一辆汽车炸毁。敌人的飞机不时结队来骚扰，用小炮或炸弹清除山边上的防空洞目标，还有一次马亦林正在查房，突然遭遇 3 架敌机空袭，目标是医院及附近的高炮阵地，不少炸弹从防空洞旁和他们的头顶掠过，给医院和伤员救治带来极大的危险。"当时我想炸弹如在我的前方，肯定会落在洞旁的密集区，无法估计会造成多少病员的伤亡，当然包括我也难逃此劫。这一次次的考验，增添了我的勇气，也使我终生难忘。"马亦林将写有自己名字、单位的纸片长期放在衬衣口袋里，因为在硝烟弥漫的战场上，任何情况都有可能发生。

马亦林所在的医院设置在附近山洞区两边，重伤者都安置在防空洞内，称为病洞，每洞住 8 ～ 10 人，轻伤患者住在朝鲜民房内。马亦林教授最多一次看护过 120 位住洞病患，主要为传染病，如感染性腹泻、不明原因的发热和肢体冻伤后坏死感染等。当敌人飞机来袭时，马亦林教授立即将民房中的病患转入防空洞，飞机走后又回民房继续查房。当时气温在 $-20℃ \sim -30℃$，患者身上长有大量白虱，马亦林和医护人员的内衣都经过 DDT（强效杀虫剂，现已禁用）浸泡，避免在查房或体检过程中白虱爬入袖口或衣服内，因为医护人员的安全维系着伤病患者的安全。敌人的封锁严重影响药品及生活物品的补给，药品只能供应磺胺类（SG、ST 及少量 SD），抗生素很少，只有青霉素、链霉素等。艰苦的生活条件，压不垮马亦林和医护人员为病患服务的高昂斗志。他们将有限的供给首先满足病患的需要，自己则精打细算，只吃炒米粉、压缩饼干和豆腐干。有一次因为美军空袭炸死了一匹马而吃了一顿热乎乎的马肉包子，此情此景马亦林教授至今难忘。

战争和艰苦的生活条件严重影响了马亦林教授的身体健康。一年后，他被转送回国治疗。参加抗美援朝战争成为他一生中最难忘的经历，不仅奠定了他日后从事传染病学的基础,更是磨砺出他不屈的意志与坚韧的毅力。

情系浙一　风雨兼程

1953 年,抗美援朝战争结束,在江西治疗的马亦林教授转业至浙江医学院附属第一医院(以下简称"附属第一医院")工作。马亦林教授将他的全部精力投入临床一线,先后被选为传染病科党支部书记、院支委员,被任命为科室和教研室主任,1959 年,光荣地被评为浙江省社会主义建设先进工作者。

当时,病史与化验结果是诊断及治疗疾病最重要的依据,附属第一医院十分重视病历质量,要求病史真实记录、字迹端正、不准涂改,化验单要整齐地贴在病历后面的纸上。当日如有重要的化验结果,要先将化验单夹在病历首页,待晨间主治医师查房时看过后再贴在后面,这是规矩。马亦林教授清楚地记得有一次郁知非主任就因病历书写不规范批评过一些实习医生,称他们写的病历类似"甲骨文"。新患者入院后,规定要有病史小结、初步印象及诊疗计划;出院病历则必须由住院医师端着病历逐一向主任汇报并由主任签字确认后,才送交病案室。内科住院医师还要求熟练掌握各种穿刺、检查及医疗操作,包括腰椎穿刺、骨髓穿刺、肝穿刺、乙状结肠镜检查、人工气胸、气腹处理,及静脉切开等医疗操作,以利及时抢救危重症患者。马亦林教授将这些优秀传统一一落到实处,不断夯实和提升为病患服务的医疗水平。

为了积极助推我国卫生健康事业的发展,马亦林教授作为医学院传染病学科带头人,也同样致力于医学科学研究。1990 年,担纲博士生导师后,他更是全心全意投入医学人才培养之中,先后共培养博士生 12 名,他们中的多数已是目前传染病学科带头人,为附属第一医院建成国家传染病医学中心奠定了坚实的基础。

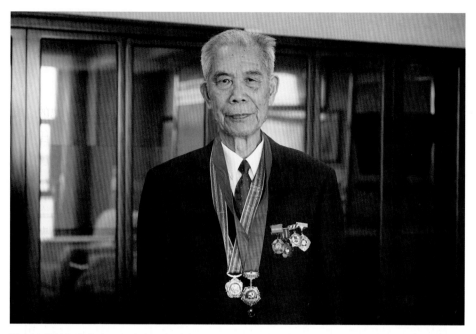

马亦林荣获各类奖章及纪念章六枚（包括志愿军出国作战 70 周年与光荣在党 50 年纪念章）

　　凭借着对附属第一医院传染病学科的深厚情怀，时至今日，93 岁的马亦林教授依然坚持看门诊、做科研、发论文。为了解国内外传染病学的新知识和新进展，他开始学习电脑上网，主动向年轻医师请教。从 78 岁到现在已有 24 篇论文在核心期刊上发表。马亦林教授说，医生职业的特殊性在于他的服务对象是人，肩负着比其他职业更艰巨的使命，既然选择医生这一伟大的职业，就应该无怨无悔，坚持到底。

整理：附属第一医院党政综合办公室

审校：马亦林

张扬达 │ 但愿苍天宽时限

张扬达，1929 年 1 月 15 日生，教授、主任医师，1954 年毕业于浙江医学院，曾任浙江医科大学附属第二医院（以下简称"附属第二医院"）神经内科主任和浙大医学院神经病学教研室主任，享受国务院政府特殊津贴。历任浙江省医学会神经病学会第一届和第二届主任委员、浙江省康复学会神经康复分会主任委员，被浙江省医学会授予终身成就奖和杰出贡献奖。研究出自发性蛛网膜下腔出血的清除规律，被授予浙江省科技最佳论文奖。著有《脑血管病的临床》与《癫痫的临床》等。

作为附属第二医院神经内科的教授，从医半个多世纪，2013 年 1 月，张扬达被浙江省医学会授予终身成就奖。这是他终生难忘的时刻！

有同行评价，张扬达的名字，连接着的是浙江神经内科学的一个时代。他谦虚地回答："呵呵，谬赞了！但是，从《脑血管病的临床》到《癫痫的临床》，我认为自己也确实是一路伴随、亲历着、见证着浙江省和我们附属第二医院神经内科学的发展。"

好医生也从细节上体现

张扬达当时选择学医，想得很简单，就是想让自己的人生至少有养家糊口的一技之长。但是进了医学学校之后，他才感受到自己责任的重大。

如今，张扬达仍然会常常问自己：怎么样才是一个好医生？除了业务上要过硬，还要有"不忍之心""怜恤之心"和"顾恤之心"，才算得是一个好医

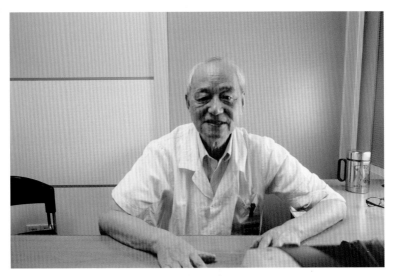

张扬达教授

生。"医者仁心",这毋庸置疑。

其实,怎样才算一个好医生,怎样才能做一个好医生,他还有一个很深刻的体会:"有时候,这往往是从细节上体现的。"

张扬达有个习惯:总是会提前半个小时到门诊室。这是因为他不忍心让远道而来的患者们等着。

2013年10月8日,是国庆长假后的第一个工作日,他出专家门诊。

那天一早,冷雨飒飒。受台风"菲特"影响,杭州市主城区从10月6日开始降雨,大雨下了整整两天。据气象部门统计,全市主城区平均雨量264毫米。但是,尽管如此,还是没能阻挡他和平常一样,提前半个钟头来到门诊。

许多患者和陪同的家属很感动,很感谢。他回答说:"想想你们远道而来,我不好意思让你们等呀。"

记得有位59岁的司机林师傅,是安徽广德人。他来附属第二医院求医,一心想挂张扬达的号,要找他看病,因为信得过!

这样的话,也常会在"好大夫在线"网站上看到。有的话、有的留言,让人印象深刻。

有位患者当时这样留言:"我们全家昨天刚来门诊过,是加号的最后一个号（因为是特需门诊，所以号少）。等到中午12点半，张医生以为没有号子了，正准备走，可发现还有我们在等，连忙又回去给我们看。他很平易近人，说话很和气，让我们遇到这种病不要急，分析我们孩子的药量，很果断地给我们做了调整，毕竟有多年临床经验呀。我们也是冲着这点去找他的。老医生还很细心地交代我们下个月他不出诊，如有事去看另一位医生，他在病历上也把调整的药量和原来服用的都清楚地写上。字迹很清晰，我们也看得很明白，虽然时间很短，但仍能感受到老医生的医德很高，老医生的修养非常好，让我们心里很温暖。真希望他多看几年病，让更多的人受益。"

张扬达看到患者对他门诊时的细节竟然会观察得这么细腻，感动之余，也感慨良多……

笨功夫和慢工出细活

有人说张扬达看病比较慢。其实，这是因为当医生越久，他越觉得事无巨细，一个一个问题只有问得越清楚，心里才能越有底，越能关照得到位。所以，他也越执着于自己的窍门——就是用笨功夫，慢工出细活。所以，当听到有人开玩笑地说他看病慢，是不是因为老了，不灵光了？张扬达会笑着回应说："我是老了，但不是不灵光了。只要是坐在诊室一天，我就要对我的患者负责。我们医生给人瞧病，不能忽略任何一个细节。"

他说在这方面，老一辈医生的身体力行对他的影响是非常大的。

他回忆说，记得刚做医生时，跟着教授去查房。患者说，我今天胃口很好，一顿能够吃两碗饭。这听听是件很普通的事，可教授立即会追问患者："两碗饭，饭碗多少大小？"

为什么要再追问一下，教授说："患者吃了两碗饭，乍一听，是个好兆头，但如果患者是糖尿病人，又吃了两大碗饭，血糖会升高，如果医生不多问一句，就害了患者。"

张扬达出专家门诊。大多患者在进这道门之前，可能都已经看过好几位医生。打开病历本，密密麻麻的，翻一翻，都会有好几页。但不管是哪一位患者，他都会请患者躺在诊疗床上，脱了鞋袜，用叩诊锤亲自为患者做检查。这是神经内科最基本的一种物理检查，通过接触患者的眼睛、手臂、下肢，来测试患者的反射能力。

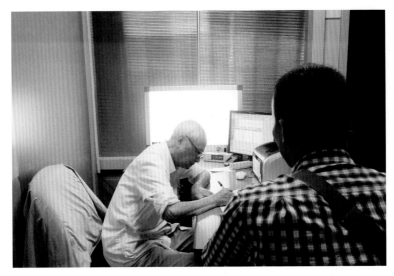

张扬达教授为患者看诊

所以，他看病确实比较慢。上午 4 个小时的门诊，他一般只能看 20 位患者。平均下来，每位 12 分钟。

"我们医生，是白衣天使，但也是一名战士。医生的战场就是现场，我们医生只有在现场亲自看过，才有可能更好地救治患者。"这是他的总结。

仁医良口，不要轻言伤人

张扬达看病，除了慢，还有一个特点，从不轻言结论。平时，他会反复同学生讲一个病例，就是让学生明白怎样设身处地为患者着想，不能随便讲病情，更不能没有足够依据就轻言妄论。

在临床这么多年，他一直反对几十种药一大把一大把地吃，比如，心脏病的药、骨科的药、肝脏的药，如果重叠在一个患者身上，患者不但吃不消，还可能引起新的病变。

他看病开药有一个原则：能口服解决的，坚决不打针；能打肌肉针就好的，绝对不用静脉注射。

但是开对了药，病就全好了么？也未必然。

1956 年，病房里收了一位患者，是个舞蹈演员。有天下午，演出开始前，等在后台的这位姑娘，突然双腿迈不开步，狠狠地瘫坐在地板上，再也不能动。有位年轻医生当着姑娘的面直言："有可能是脊髓压迫引起的病变。"有医生反驳：如果这样，就不能解小便，但这位姑娘小便是正常的。

当天晚上，刚好张扬达值夜班，护士突然来叫，下午会诊的姑娘现在解小便不行了，肚子胀得厉害，只能导尿。

他当时猜测，大概是因为小姑娘听了医生的话，给了自己一个不好的心理暗示，更加紧张了。但经排查，姑娘的脊髓却是好的。

怎么缓解呢？张扬达请年长的教授故意去姑娘的病床边，肯定地告诉她，没有大碍，脊髓都好，只是一时太过紧张，才会双腿无力，要做些支撑性康复，慢慢就会好了。

姑娘这回又听进去了，病也一天一天地好起来。她又回到了舞台。

张扬达常常反复和学生说起这个病例，并不是因为这是什么疑难杂症，只是想让学生明白：我们做医生，一定要设身处地为患者着想，不能随便讲病情，更不能没有足够依据，就轻言妄论。

多想夕阳未必逊晨曦

退休了，张扬达一直保持着专业探求的热忱，经常翻看《Brain》等原版医学杂志。有人也曾问过他："您是害怕自己变老么？害怕自己也得了阿尔茨海默病么？"他总是豁然一笑，回答："我从来没去想过这个问题。我始终认为当医生，是靠不得老底子的。现在科技发达，知识更新日新月异，要当一个好医生，也必须活到老，学到老。"

张扬达回忆："前几年，国外有医生来医院里访问。那位医生谈论起我国阿尔兹海默症的发病率比国外一些国家要低很多。他观察，主要因为外国小孩子一大，就分家出去，但我们国家三世同堂、四世同堂的大家庭很常见。他认为这确实是一个好现象。因为很多人住在一起，脑子活动多了，不会感到孤独。如果送去养老院，不管条件再怎么好，在精神上还是不开朗的。"

他又遗憾地说："在我们国家，很多大家庭也逐渐'解体了'。我们的医学、我们神经内科的医生，在这个时代，正面临着许多新问题、新挑战！"

说到这些，但愿苍天宽时限，张扬达是多么希望自己还能穿上白大褂，来到门诊室里，坐在他的患者面前……但毕竟他已经 94 岁了，属于他们的时代过去了。

但是，在他最喜欢的书桌上，还摆着一张全家福。书桌正中间的位置，还有一张 6 寸照片，那是张扬达的孙女在英国剑桥大学的毕业典礼上，校长先生给其授予学位的照片。他期待着孙女将来也会选择她爷爷奋斗了一辈子的神经内科事业。

整理：严红枫　方　序　章轶明

审校：张扬达

第八篇

王友赤｜血液病诊治研究的"佼佼者"

王友赤，1929年4月1日生，浙江大学教授，1956年毕业于浙江医学院，留校从事临床、教学、科研工作50余年。在内科学和诊断学方面造诣卓著，对医学教育做出了突出的贡献，主编和主审了多册全国高等医药院校统编教材。

结缘浙医　共同成长

往事如烟，岁月绵长。1951年，王友赤教授怀着对未来的无限憧憬，进入浙江大学医学院学习。尽管时间已经过去71年，93岁高龄的王友赤教授依然清楚地记得开学第一天的情景："校园里全是一片'破旧'的矮楼，新生们在一座古老的寺庙禅堂里向王季午院长报到。"说起以往的经历，王友赤教授如数家珍："自己高中毕业后得了粟粒性肺结核，在家休学了两年半，直到身体恢复后才参加高考，当时被安排在混合宿舍当中，与其他理、工学院新生住在一起。"1953年，王友赤教授读大三，上临床课要到医院实习，就搬到了附属第一医院宿舍，当时的宿舍是田家园里一幢破旧尼姑庵改建而成，现在这些房子都已经拆掉，被一片高楼大厦代替。这些承载着王友赤教授青春岁月的点滴记忆，至今令他感慨万千，回味无穷。当时的王友赤教授或许没有想到，他今后的人生也将一直与浙大医学院紧密地联系在一起，共同成长。

1956年大学毕业后，王友赤教授被分配到附属第一医院工作，与大部分医学生一样扎根临床一线，在实践中不断磨砺治病救人的专业本领。晋级住院总医师后，1960 年起，王友赤教授开始担任教学工作。1962 年，又加入内科学教研室主任、血液病教研室主任郁知非教授的团队从事科研工作，医学水平不断提升，长期的临床积累和科研教学拓宽了王友赤教授的知识和眼界，最终他成为附属第一医院血液科的开拓者之一。王友赤教授为人谦逊随和，教学经验丰富，工作生涯后期致力于教书育人、培养医学人才，在浙江大学医学院开授"诊断学"等课程，广受学生欢迎和好评。

立足前沿　砥砺前行

王友赤教授对他刚到附属第一医院时的情景印象深刻，那时院内只有传染病科、临床内科和系统内科三个科室，每个科室的病房床位 70 多张，他被分配在系统内科工作。1961 年，医院将科室进行细化，系统内科分为呼吸（主要是诊治肺结核，另辟病房叫肺科或结核科）、心血管、消化、泌尿、血液、内分泌等专业，心血管和消化系统患者较多，各占 20 个左右床位，其余专业只有 4 ～ 5 个床位。王友赤教授一开始在消化专科，1962 年起被郁知非教授安排到血液专科，从此开始专注于血液学的研究。

作为我国血液病学的奠基人之一，郁知非教授对王友赤教授的影响非常大。郁知非教授工作严谨细致，亲力亲为，查房时每位患者都要仔细查看询问一遍，一有发现就会毫不留情地立即指出问题所在。王友赤教授等人在郁知非教授查房前都要准备好显微镜，以便郁知非教授备查，唯恐出现一丝纰漏，这些都养成了王友赤教授日后一丝不苟的工作作风。大胆创新是郁知非教授给王友赤教授留下的另一个印象。1960 年，美国学者发现白血病与染色体有联系，血液系统成立后，郁知非教授便马上带领王友赤教授等同仁开展相关研究，紧跟国际医学前沿。当时科研经费紧张，王友赤教授开始做染色体研究时一年经费只有 4000 元，他和同仁们精打细算，千方百计把钱用在刀刃上。但巧妇难为无米之炊，光一瓶培养基就要几百元钱，如果再把染色体的培养基配制一下，一年的经费用光了，这样，研究就不能做下去。"文化大革命"开始后，所有研究更是全部停滞了，王友赤教授也被调回到了内科病房。尽管受制于经费和那个时代的特殊背景，这个研究没有开展下去，却为王友赤教授日后的研究指明了方向和路径。

1978 年，血液病研究室重新启用，王友赤教授再次回到教研室做高分

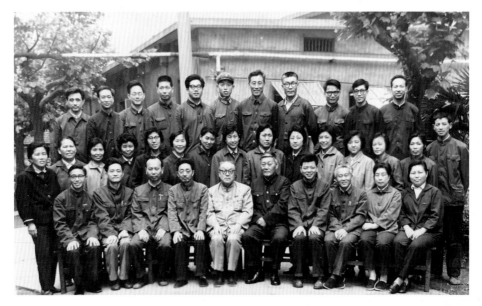

1980 年 5 月，附属第一医院首届血液病进修班级结业留念（第一排左一为王友赤教授）

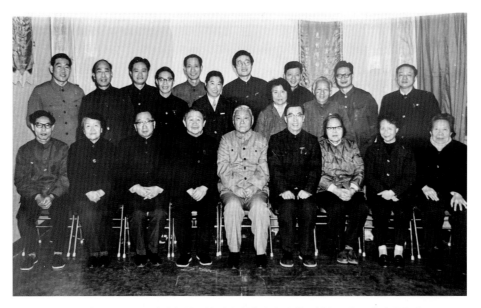

1984 年 12 月，骨髓造血微环境形态学鉴定会（第二排左二为王友赤教授）

辨染色体工作。当时的血液病研究室就在医院里 6 号楼旁边的一个小楼里面（绸业会馆），空间狭小，只有 10 多平方米，现在作为陈列室，与如今的血液病研究所完全无法相比。就是在这样艰苦的科研条件下，王友赤教授和他的同仁们取得了一项又一项惊人的科研成果。

桃李不言　下自成蹊

对于王友赤教授而言，除了治病救人外，教书育人也是他这辈子最重要、孜孜以求的事业。1979 年全国高考时，王友赤教授参与辅导工作，由于诊断学教研室没有教师，即将退休的诊断学主任便推荐王友赤教授进入教研室工作，王友赤教授二话没说就一头扎进新的工作岗位中。随着卫生部越来越重视诊断学的教育教学，王友赤教授受邀与《诊断学》教材主编山东医科大学戚仁铎教授一起重新编写诊断学教材。书山有路勤为径，梅花香自苦寒来，王友赤教授在诊断学教学领域里辛勤耕耘，终于结出累累硕果。

怀着对学生的一颗赤诚之心，王友赤教授每次上课都了然于胸，可以完全不看课本和教案，便能对各种知识点娓娓道来，因为王友赤教授认为提前备课、准备教案和熟记教案是身为教师的最基本要求。有次王友赤教授给卫生系同学上课，一位同学看到他只带了一杯茶、一盒粉笔就站站上讲台了，便好奇地上前问道："老师，您这个教科书都没有带。""带了带了，都在这里。"王友赤教授笑着指了指自己的脑袋。王友赤教授写得一手好字，画得一手好画，他的板书与书法和绘画一样极具欣赏性，在那个教学设施极为简陋的时代，王友赤教授就用自己的双手带领学生们细致破解人体的秘密。每每看到王友赤教授的板书，学生们都会不自觉地大声惊呼和热烈鼓掌。

2001 年，浙江大学发起"我最喜爱的浙大老师"评选活动，王友赤教授凭借扎实的专业学识、深厚的人文素养和谦逊的人格魅力，以高票入选学生最喜爱的老师之一。2009 年，王友赤荣获"全国高等医学教育学会临床医学教育研究会诊断学分会诊断学名师"。在三尺讲台上，王友赤教授数十年如一日，立德树人、辛勤耕耘，桃李满天下，成为一届又一届学子们心中的"恩师"。

整理：附属第一医院党政综合办公室

审校：王友赤

黄幸纾｜步履不辍、全心为民的科研者

黄幸纾，教授，1929年6月生，1952年毕业于岭南大学医学院。曾任浙江省预防医学会副会长，中国毒理学会理事，浙江医科大学预防医学系主任、职业毒理室主任。20世纪70年代参与毒理学研究，是国内最早开展农药生殖毒理的研究者之一，为卫生毒理学研究奠定了基础。先后获得美国"杨特纪念奖"，卫生部科技成果奖、科技进步奖二等奖，化工部科技成果奖二等奖等奖项。代表作有《农药污染与防治》《环境化学物致突变致畸致癌试验方法》等。

初次结缘，红房子中的科研探索者

1953年，黄幸纾从武汉来到杭州，来到了位于当年称之为法院路的浙江医学院。但和这所学校的初遇与他的想象大相径庭，因为映入眼帘的只有一座矮小的红房子。黄幸纾的实验室就在这座红房子中，房间不大，条件落后，让他不敢称之为研究室，而以"农药毒理室"称呼它。黄幸纾在这里开始了他的浙医生涯。

"文化大革命"前后，浙江省的农业生产出现异常，所生产的粮食完全无法食用。当时，农家的鸡和猪吃后出现了问题，甚至一个家庭先后生的孩子生长发育也大不相同。这不仅是浙江省的问题，更是整个国家的问题，倘若粮食出口国外，就会成为国际问题。上级组织寻求黄幸纾的帮助。在红房子里，通过小鼠实验，黄幸纾发现吃了含农药的饲料的母鼠生下的小鼠尾巴

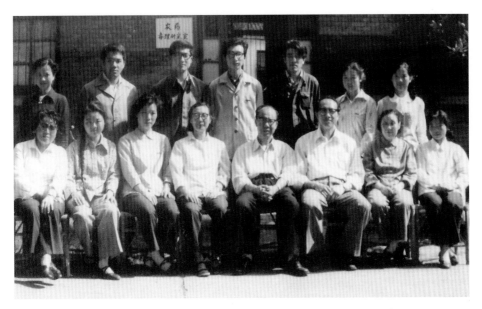

1983 年，农药毒理研究室师生合影（前排右四为黄幸纾教授）

短、视力缺陷，便一针见血地指出问题就出在生产所使用的农药上。他拍下异常小鼠的照片，相继给农业、工业、商业等部门讲解。除此之外，黄幸纾意识到要让干部与百姓认识到公共卫生问题的重要性，因为这涉及每一个人的健康，于是每次开会都带上那张照片进行最直观的讲述，将公共卫生知识普及到各行各业。

随着黄幸纾对农药与毒理研究的深入，红房子实验室的器材设备逐渐难以满足他的需要。在一项研究中，为了制作小鼠动物房，必须用到钢条材料，但当时的钢铁弥足珍贵，材料难以购买。考虑到领导与同行对研究的了解，他让助理拿了小鼠的照片去省城寻找，果不其然，得到了所需材料。正如毛主席所强调的群众路线，每一项研究不能仅凭一人之力，只有依靠各行各业的团结配合，才能进行更加深入、细致的探索。黄幸纾在这座"红房子"里日复一日地钻研，"农药毒理室"逐渐发展成为了"农药毒理研究室"。

九转功成，灰树花胶囊的首席研制者

20 世纪 50 年代，国家科学技术委员会组织黄幸纾等人前往英国交流参观。在这次交流后，黄幸纾切身感受到，国际交流中思想碰撞的火花带来了崭新的科研思维与开阔的研究视角，将为科研事业的进步提供举足轻重的帮助。于是黄幸纾与一些国家（澳大利亚、加拿大、英国）的同行逐渐建立起学术交流的桥梁，并收到了一家英国毒理学杂志的主编任职邀请。他提到，当时所做的研究不只为了发表论文，还希望参与工业生产，为民生贡献一份力量。这为灰树花胶囊的诞生埋下了伏笔。

黄幸纾平日喜爱阅读外文书籍。结合自身研究的领域，他对灰树花的药用真菌产生了浓厚兴趣，并发现其抗肿瘤效果突出。于是黄幸纾和研究组成员先后在东北、华北、华东等地进行栽培。几经周折，黄幸纾在浙江省丽水市庆元县试验成功并创办研究所，后来与生产食用菌的工厂建立起联系。在中国共产党的领导下，我国的制度优势给黄幸纾的研究、生产提供了极大便利。黄幸纾与庆元县领导沟通，强调他所做的研究不仅仅能造福于科研，更能造福于民生——灰树花菌种是农产品，甚至可能成为工业产品。同时，他以严谨的科研态度提出了两点要求：实验室的电力支持和科研教育的政策支持。黄幸纾的一番话成功说服了县领导，他们最大程度地满足其需求，为其研究提供了强有力的制度和设备保障。

九转功成，1992年，黄幸纾团队成功从灰树花菌种中提取出具有超强抗肿瘤活性的M-D组分。2002年，麦特消灰树花胶囊获得了国家权威医疗机构的认可，顺利通过国家食品与药品监督管理局的审批，成为抗肿瘤制剂。黄幸纾提到，作为一名科研人，一是要赶上世界最先进的科学研究，二是研究出的产品要能够改善当地的条件或者帮助扶贫，最后还需要得到国际同行的认可。

公卫骄傲，中国首位"杨特纪念奖"获得者

1983年，黄幸纾凭借其在农药毒理学研究方面的突出成绩，获得了美国工业卫生学会颁发的"杨特纪念奖"。"杨特纪念奖"是1964年美国工业卫生学会为纪念该会创始人威廉·杨特而设立的年度奖，授予在工业卫生、职业卫生和环境健康等领域做出卓越贡献的非美国籍人。

当时的情形给黄幸纾留下了深刻的印象。美国的工业卫生学会来到杭州，回国后反映了黄幸纾研究所的科研成果。随后，学会邀请黄幸纾参加年会并授予其"杨特纪念奖"。因为他丰富的研究成果，"黄幸纾"这个名字在

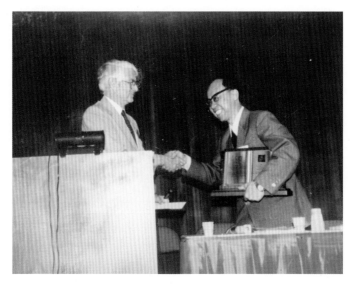

1983 年，美国工业卫生学会为黄幸纾教授（右一）授予"杨特纪念奖"

省内外相关部门中耳熟能详，即使那段时间出国形势严峻，也很快给予他批准。黄幸纾踏上飞机顺利前往美国费城，参加了美国工业卫生年会，被颁发"杨特纪念奖"，他是中国获得该奖项的第一人。

整理：魏小鸣　何真可　姚凌子

审校：黄幸纾

谷文藻 │ 在浙二找到了人生坐标和价值

谷文藻，1929年7月27日生，上虞人，毕业于上海第二医科大学。曾任浙江大学医学院放射科主任，引进当时最先进的西门子全身CT扫描机，开启了浙江省CT影像检查新纪元；带领科室在省内开创了多项放射诊断实践，在中枢神经系统疾病影像诊断方面，处于当时国内先进行列。在放射防护方面也做出突出贡献，创造了防止辐射的防护墙和"隔室透视"法。

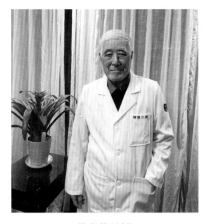

谷文藻教授

从1954年开始，谷文藻将自己的职业生涯奉献给了附属第二医院的放射科。那些为患者拍照的造影机器，那些成像的光片，映照出的不仅是他为之奋斗了一生的医学图像事业，更是作为"浙二人"，对附属第二医院所拥有的那一颗赤子之心。

回望流年　几多感慨

谷文藻13岁时，随在上海工作的父亲去上海读书。中学毕业，考入同德医学院，成为家族中第一个大学生。

为什么选择医学专业？年轻的他，想法很单纯，他说："我亲眼看到亲人们生病时的痛苦，恨自己帮不上忙。所以，我觉得做治病救人的医生很好。"

选择医学，他一生从没有动摇过。正是这份坚定，让他和附属第二医院结下了一辈子的缘分。他从 1954 年到浙江医学院任教，同时担任附属第二医院放射科的医生，直至 1996 年退休。

谷文藻刚进附属第二医院时，医院里很需要人，对他们很优待，怕他们不安心。尤其因为他是上海来的，怕他想调回上海去。当时也确实有人离开。

但是，谷文藻一直非常稳定。因为他觉得心定下来才能学到东西，而医学是一门特别需要安心钻研的学科。他很快有了收获。

当时，有一位患者被主治医生诊断为骨结核，也一直当骨结核病在治，但久治不愈。谷文藻大学时代的全科学习，使他有了非常良好的全科基础。他结合患者的具体情况反复看片子，心里断定这不是骨结核。经过反复研究，他诊断这位患者患的是无菌坏死。照这个路子去治，对症下药，患者果然好了起来。

这件事，让他在附属第二医院找到了自己的人生坐标，看到了自己的价值和肩负的责任。但是，这背后是需要付出，甚至牺牲的。

几十年前，放射科防护措施非常简单，也确有技术人员得白血病而逝世的案例。那时，提到放射科，人们谈虎色变。科室里也非常恐慌。

所以，多年来，一直有年轻的医生问他："主任，你怕过吗？"从他们的眼睛里，谷文藻看到了动摇和犹豫。

他这么回答："我们都知道这个工作本身的性质如此。但不管怎样，这份工作总得要有人干。"

有时，他也会笑着说："只要做好预防，也不要太恐惧。这么多年了，我的白细胞不是正常的吗？"

当然，那个时代，各方面条件确实是非常落后。让他欣慰的是：现在科学技术那么先进，辐射的伤害度已经降得最低。放射科像当年那样招不到人的情况已经不存在了。

对比当年的放射科和现在的影像学科，如同穿梭时光隧道，可以说谷文藻是附属第二医院这 60 年来发生巨大变化的真正亲历者与见证者。

他刚到附属第二医院（原广济医院），第一次走进放射科时，吓了一跳：科室太简陋了，可以用"破破烂烂"来形容。唯一一台 200 毫安的 X 光机竟然还是 1911 年买的。这台老机器缺乏保护,原始高压线已暴露在外,竟然还在使用。

整个科室只有 3 个医生。广济医院英国人院长兼任主任,但当时已经回国。另外有 2 个多病的医生,再就是谷文藻。他由此开始,不久就担任科室的负责人,任放射科主任与医学院放射教研室主任。

其实,当时整个医院都是很小、很简陋的。所以,看到今天附属第二医院越来越大,水平越来越高,对外合作交流越来越多,真是发生了翻天覆地的变化。这也让谷文藻这个可谓是老浙二人感到欣慰和自豪!

浙二放射科的前世今生

今昔对比,附属第二医院的变化,让人恍若隔世。这是几代浙二人的奋斗、付出赢得的。

就以放射科为例。过去,放射科人少,工作量大,不但累,关键防护差,怕辐射,所以很难招到人。

但放射科的工作性质是无法改变的。作为科室主任,谷文藻很焦虑,精神压力很大。怎么办?为了提早预防,他当时能想到、做到、改变的只有三点:加强防护;彻底分开房间;给医生一月验一次白细胞。科室就是在这样的条件下发展起来的。

记得当时,放射科和其他科室相比,重中之重是增加设备。医院很支持,咬咬牙,20 世纪 70 年代,附属第二医院有了第一台大型 X 光机——1200 毫安的。

后来,他又希望附属第二医院能再有一台全身 CT 机。但是,他这个念头仅闪了一下。

80 年代初期,除了北京首都医院有一台全身 CT 机之外,上海的华山医院也只有头颅 CT 机。当时国家、医院的经费太紧张了。这些好机器只有欧美那些国家能生产,买机器需要外汇,外汇太紧张了。

但是,医院非常支持放射科。于是,先向浙江省卫生厅申请。卫生厅没有钱,又向省政府及卫生部申请。最后,钱终于批下来了。

想到那时国家的外汇每一分钱都来之不易,谷文藻说一定要花最少的钱买最好的机器。当时,他能想到唯一的办法就是选择多家公司,进行比较和竞争。

于是，谷文藻找了美国、日本和德国的 5 家公司。来竞价的时候，还让他们"前后脚"，故意让他们碰上，有利于压价。想起当时的情景，他说至今觉得不好意思，感慨不已。

最后，他们选了性价比高的德国西门子产品。由于当时的 CT 技术还不成熟，小故障不少。他花了整整两年时间，研究各厂商的 CT 资料，把每个细节都搞清楚，把自己"逼"成了"专家"。当时就有德方的经理还以为他是工程师。

后来，医院又增添了磁共振设备，并更新了多台 CT 机。

回想起这些，谷文藻深感他们这代人虽然艰苦，但也很幸运，因为赶上了改革开放。

20 世纪 80 年代以来，附属第二医院迎来了大发展的重要时期，也是时值壮年的谷文藻职业生涯的最好时期。

当年附属第二医院放射楼的建造是省里的重点工程，也是省里独立建设的第一座放射楼。当时的预算是建造三层楼，因为已看到放射科未来发展的前景，最后打下了五层地基……

附属第二医院的放射科就是这样子一个一个台阶上来的。

从医 43 年的独特感悟

前面讲述的是医院的往事和发展，对于谷文藻 43 年来的从医生涯，他自己有三点独特的感受。

一是生病看病，患者应该感谢医生，这似乎是天经地义。但是，他的想法相反：医生何尝不应该感谢患者！之所以这么说，是因为现在医生在社会上的形象让人感慨。

医生的知识从哪里来？他认为主要是三个来源——书本、老师和患者。患者是医生学习知识的源泉，给医生提供进步的机会。患者也是医生的"衣食父母"啊！所以，他认为要感谢患者！

二是他认为当医生最高兴的事，就是把患者的片子讲对了。但是，作为一名医生，不可能永远不会出差错，有些差错或欠缺，因受到科学发展和人类认知的局限而无法规避的，可只要遗憾一旦发生，患者遭受打击，医生也

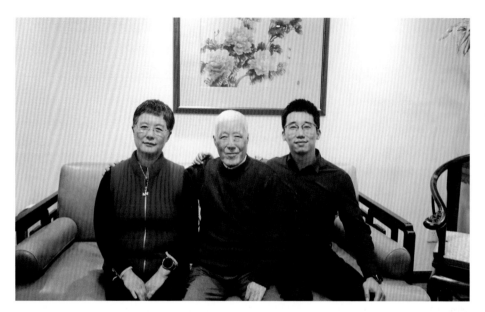

2022 年 4 月 2 日，谷文藻教授（中）与女儿谷卫（附属第二医院内分泌科荣誉主任）、外孙谷驰（附属第二医院神经外科副主任医师）合影

会很痛苦，这也许就是选择医学行业，医生的宿命，说明认知是永远无边无界的。所以，做医生，与生命打交道，一定要有敬畏之心！

三是医患间的关系，他认为作为医生，最重要的是对得起患者。他最欣慰的事是有"老"患者来找他看病。这是一种信任。医生能获得患者信任是一种很大的幸福，他很看重这种"信任"！所以，当医生，能不能自问一下：有没有普通的"老"患者回头找我们？

谷文藻和他的女儿及外孙祖孙三代都是浙二人，这让他很自豪。在自豪的同时，他也经常把自己的感悟告诉后辈，告诉他的学生们。

整理：严红枫　方　序　章轶明

审校：谷文藻　谷　卫

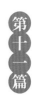

第十一篇

耿宝琴 | 捧出育人之心，栽下万亩杏林

耿宝琴，1929 年 12 月 28 日生，浙江大学医学院药理学教授，曾担任基础医学系副系主任。1955 年毕业于北京大学医学院妇产科；1955—1957 年在抚顺矿务局担任妇产科医生；1957 年考入浙江医学院，攻读副博士研究生，毕业后留校任教。在临床药理学研究上颇有建树，编写了全国教材《临床药理学教程》，培养了数十名研究生，1996 年从浙江医科大学药理学教研室退休。

转 行

1957 年，中国学习苏联开始招收第一批副博士研究生。1955 年，从北大医学院毕业的耿宝琴顺利考上了当时的浙江医学院，成为朱恒璧教授的两名副博士研究生之一，从妇产科转行进入药理学专业。

尽管两个专业天差地别，耿宝琴说："我还是希望药理能够跟临床相结合。"因此她在留任药理教研室时，将临床药理学作为了自己的研究方向，同时还编写了《临床药理学》等医学教材，取得了卓越的教学成果。更加难能可贵的是，在有科研助手的情况下，耿宝琴依旧坚持手把手教学，事必躬亲，以身作则，让学生们在潜移默化中领悟科研真谛。

下 乡

1965 年，耿宝琴跟随知识分子上山下乡的浪潮，到乡下参加劳动。但由于当地缺医少药，临床出身的耿宝琴肩负起了治病救人的职责，开刀、打针、出门诊，尽心竭力。最让耿宝琴印象深刻的是，山上的一名孕妇突发子痫，为了救人，耿宝琴走了一个多钟头的山路，才来到孕妇身边，面对复杂的病情和家属的焦急情绪，她保持着医者的基本素养，沉着冷静，耐心应对。然而生产后产妇已经昏迷，情况紧急，耿宝琴不顾身体的极度疲劳，看护产妇直到次日凌晨 4 点，确保产妇身体状况稳定才离去。下山后的耿宝琴没有因此而伐功矜能，以至于多年后，当时的带队书记才知道救人于生死边缘的人就是耿宝琴。

我愿意当老师

1979 年，耿宝琴开始招收研究生，她的研究课题多次获得国家自然科学基金的经费支持，为国家培养了一批药理学人才，其中一些学生经过耿宝琴的指导后得以留学美国与加拿大。在投身科研的同时，耿宝琴继续承担着药理学的教学任务，并广受学生及其他学校同行的赞誉。由于在科研及教学上的突出成果，1985 年，耿宝琴受邀前往美国继续科研事业，参加美国肿瘤大会，与美国专家合作交流，由于平日的生活中耿宝琴凡事都亲力亲为，她离开美国时，周围的学生甚至不知道这个平时亲自教他们做实验的人已经是副教授的身份了。

回国后，耿宝琴继续在国内招收研究生，对他们进行科研上的引导和教育。由于勤勉的工作态度和突出的科研成果，她曾有机会得到浙江省科学技术协会的副厅级编制，但是耿宝琴断然拒绝了，她不愿意离开她钟爱的教学岗位，不愿意离开她钟爱的科研事业。耿宝琴坚定地表示："我愿意当老师。"

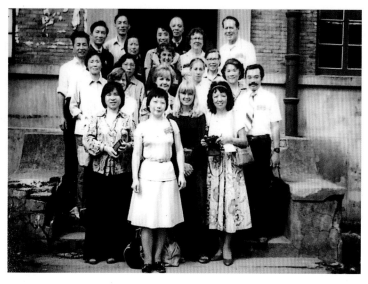

1982 年，浙江医科大学校长与基础医学系接待外宾（三排右一为耿宝琴）

直到 70 岁高龄，她依然孜孜不倦，招收研究生，进行药理学相关的科研。2002 年，耿宝琴的最后一位研究生毕业后，她将自己更多的精力投入到药理学会的建设当中。在这期间，耿宝琴参与组织教学活动，开办临床药理学习班，与各界展开交流合作，以促进我国药理学事业更好地发展，推动药理学与临床的结合。

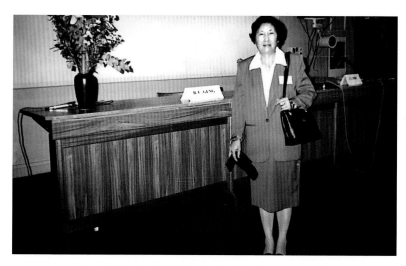

1996 年，法国里昂"中法药理学术交流会"耿宝琴主持会议照

　　勤勤恳恳工作到 80 岁的耿宝琴回顾自己数十年的教育科研生涯时说："我觉得我自己做了这些工作，不是希望人家知道，而是我觉得自己应该做到问心无愧，人应该活成这样子。"也许曾经有人疑惑为何她没有去争取更高的职位、更高的收入，惋惜她没有因为救人于危难而获得赞誉和嘉奖，好奇她为什么没有因为科研成果的突出就恃才傲物，但正是老一辈医学科研人对医学研究纯粹的热爱、对救死扶伤坚定的执着、对教育事业无私的奉献、对开拓创新无限的思考，才有了我国医疗事业的飞速发展。新一代的医学生有了可以借鉴学习的榜样，我国的健康事业才能源源不断地涌现出一批又一批的人才，承担起人民"健康所系，性命相托"的期望。

整理：乔晨晓　严燕蓉
审校：耿宝琴

第十二篇

严志焜 | 医学是有温度的科学

严志焜，1929 年 12 月 29 日生，教授、主任医师，1955 年毕业于浙江医学院，1959 年起在附属第一医院从事胸外科，曾开创附属第二医院胸外科并任科主任，1988 年任浙江省人民医院院长兼党委副书记，原中华心胸血管外科学会常务委员，浙江医学会常务理事，浙江省心胸外科学会主任委员，浙江省医学重点学科（心胸外科）带头人，1991 年

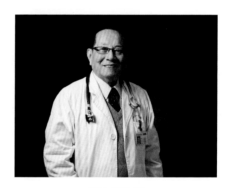

严志焜教授

始终身享受国务院特殊津贴。主编出版《心、肺及相关多器官联合移植》等，在国家核心刊物及国外重要刊物发表论文 100 余篇。获浙江省科技进步奖一等奖 2 项，二等、三等奖 4 项；浙江省医药卫生科技进步（创新）奖一等奖 2 项，二等、三等奖 4 项；浙江省教育厅科技奖 2 项。获中华医学会"中国胸心血管外科杰出贡献奖"、浙江省医学会终身成就奖；2020 年荣获中国医师节、浙江省首届医师节医师终身荣誉奖等。

60 多年的医学生涯，在严志焜看来，医学不是完美的科学。如何弥补这种不完美？他说：学术上的继续探索和医学人文可能是改善不完美的两种主要的途径。孔子主张"为仁由己"。他坚信且秉持医学也是有温度的科学。"我欲仁，斯仁至矣。"我们则无悔无憾！

我也曾创造了很多第一

1929年12月，严志焜出生在兰溪，家里数代从商。1955年从浙江医学院毕业，留校到附属第一、第二医院从事医疗、教学与科研工作。他是1963年浙江医科大学招的第一批研究生。

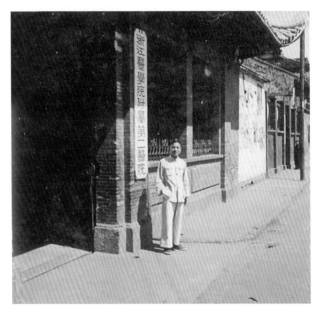

刚从浙江医科大学毕业的严志焜被分配到附属第二医院工作

当年，整个医科大学只招收2名研究生。严志焜的导师是中国胸心外科创始人之一的石华玉教授。当时，医学院规定研究生需选修两门外语，他选了英语和德语。

记得那时，学校专门从杭州大学请了德语老师，每天晚上开德语班。第二年，德语班停办，他就到杭州大学上课。很快"文革"开始了。虽然跟外界联系减少，但还能看到一两种医学杂志，当中就有《柳叶刀》，这成为当时他了解国外医学发展的主要渠道之一。

在严志焜的履历中，有一段经历是在澳大利亚墨尔本大学医学院心脏直视手术中心进修。当时，他已经57岁，在出国进修的医生当中，他算是比较晚的。所以，对他而言，这段经历弥足珍贵。

记得"文革"的时候，大家都没心思看书，他就一个想法，如果停下了，就一辈子都跟不上潮流了。他始终认为医学的发展那么快，学习不能停下，跟年龄无关。他退休后，虽然已经不做手术了，但还是继续努力参加临床与心脏移植领域的实验研究工作。

严志焜始终努力学习着、工作着、研究着。所以，在他60多年的从医生涯中，也颇有成就感地创造了很多个第一。

1961年，他成功完成了我国第一例心脏创伤急症开胸修补术；同年研制成功钡囊扩张治疗食管贲门狭窄，远期疗效达83.3%。

1973年，他首先在国内研制同种心脏生物瓣膜，进行动物实验取得成功，1984年应用于临床。

1976年，他成功开展了浙江省内第一例心脏机械瓣膜置换手术，患者至今已生存46年余。即使在"文革"期间，他也未曾停止研究的脚步。

1983年，有一位主动脉窦瘤急性破裂伴休克的罕见病例患者，由于大量动脉血流入右侧心脏，发生急性心力衰竭合并肺水肿，生命垂危之际，他果断在体外循环的支持下进行了急诊开胸修补术，又创下一个全国"第一"。

1984年，他在国内首创研制成功"人造心脏二尖瓣环"，并应用于临床，为治疗心脏二尖瓣膜病开辟了新的途径，首例患者健康生存至今已30余年。

1996年，他敢为人先，在国内率先开展冠心病桡动脉—冠状动脉旁路移植术，并取得成功，填补国内空白。

1997年，他成功为一位扩张型心肌病终末期患者实施了浙江省首例人体同种原位心脏移植术，至今患者健康生存25年余，心功能 I 级（NYHA）、生活质量良好。

1998年，他又成功为当时全国最高年龄的心脏病患者做了心脏移植手术。

2001年，他为一位扩张型心肌病终末期伴特发性肾小管硬化症患者进行了心肾联合移植术，获得成功。这位患者至今已生存21年余，是亚洲地区生存最长的病例。

成功来自于睡在狗身边

20世纪50年代，各方学习苏联，医学院也进行了院系调整，外科系统等几个科室搬去了附属第一医院。1966年，严志焜硕士毕业，留在附属第一医院工作。

很快，"文革"开始了，石华玉教授这样的留洋博士很快受到了影响。但对他影响更大的是他了解到，早在1960年，美国就成功施行了人造球形心脏瓣膜置换术，而在国内还只能做些修补手术，对严重的心脏瓣膜病基本上是束手无策。

当时，国内心胸外科界的几位专家，也已经开始尝试做人造瓣膜。1965年，上海长海医院蔡用之教授成功实施了中国第一例国产人造心脏球形瓣膜置换术。但第二例未能成功。上海中山医院也做了一例，不幸亦未成功。

"文革"开始后，包括蔡用之在内的很多长海医院的专家迁移到西安，人工心脏瓣膜的研究因此受到很大影响。而在杭州，严志焜当时不到40岁，也开始琢磨人造心脏瓣膜。

严志焜给远在西安的蔡用之教授写信，向他请教。令人感动的是当时蔡教授虽然自身的处境不甚乐观，但还是给这位素未谋面的年轻同行热情回信。信中详细介绍了他的经验。

当时，严志焜了解到，国外已经做出生物瓣膜，但具体怎么样做、瓣膜如何起作用，以及置换过程中要注意哪些问题，没有一个人能解答。唯一能够做的，就是自己做动物实验。

1972年，国内科研环境有所好转，严志焜的研究工作也得到了支持。当时浙江省科委帮他批了一笔经费，还专门盖了一幢2层楼的动物房用于研究，下面养狗，上面养兔子、大白鼠。

一开始，他们选择的实验动物是普通的草狗，但很快发现这种狗心脏太小，不适合做研究。

怎么办？

找狼犬。严志焜先跟部队联系，从部队要来一些淘汰下来的狼犬。后来打听到上海第一医学院的饲养场有不少狼犬。于是，他跑到上海，经协商后，对方同意以两条草狗换一条狼犬。这样，他们先后换回30多条狼犬。他和几个年轻医生开始在狼犬身上做实验，研制生物瓣膜。他们选用的是牛心包或猪的主动脉瓣，没有现成的样本，于是就自己根据仅有的国外资料边想象边改进。

每次手术都可以用艰辛来形容。当时，国产人工心肺机还处于原始状态，体外循环对血液的破坏、对心脑的损伤都很大。一开始心脏能跳动了，大家就很兴奋；慢慢地，心脏跳动的时间变长了。

每次置换成功一条狗，他与助手们都会睡在狗身边守候，日夜密切观察，确定是什么地方出问题。

1976年，这项置换被运用到临床。获得成功。这台手术成功之后，上海胸科医院专门组织了18位医生的团队来杭州取经。当时，他开玩笑地对他们说："如果你们也睡在狗身边，也许就成功了。"

一台难忘的手术

1976年，严志焜认识了一个叫陈凤桥的患者。那年夏天，她14岁，得了一场重感冒。因为没有马上就医，病情朝着一家人无法想象的方向发展。发病的时候，心跳很快，身体会不由自主抖动，彻夜难眠。

医生诊断：她患上了风湿性心脏病，二尖瓣狭窄关闭不全伴心房颤动。这是一种非常严重的心脏病，在当时几乎是不治之症，如果不手术治疗，用手术摘除已经病变的心脏瓣膜，换上人工心脏瓣膜，就会发展到心力衰竭，随时都有生命危险。

陈凤桥的病越来越重。几个月后，她的心跳快到每分钟160～180次，比正常人高出一倍。有医院的医生告诉小凤桥父母，到杭州去试试。他们辗转找到了严志焜，当时已经是12月。

不做手术无疑会死，搏一搏说不定还有救。严志焜决定给这个小姑娘进行瓣膜置换手术。

手术安排在12月23日。当时，手术室条件相当简陋，心脏监护仪只有心跳一项功能，没有血压和血气分析等。手术的时候，麻醉医生只能拿着听筒听血压，不停地拿上拿下，以至于手术结束后，麻醉医生的耳朵都听不清声音了。

但是，手术成功了！小凤桥可以回家继续上学了。

后来，陈凤桥和他一直保持联系，他们像是后天亲人。当她结婚后，告诉严志焜怀孕的消息时，他又喜又忧：因为心脏换瓣膜之后，得终身服用抗血液凝固药，平时还要避免磕磕碰碰。几年前，她已经出现过一次腹腔内大出血。生孩子则更可能面临大出血的险境。

为了能帮陈凤桥平安分娩，他去找附属妇产科医院的老同学，帮助制定剖腹产防止大出血的方案，并手术全程协助严密观察，帮助她渡过分娩难关。如今，陈凤桥的女儿也已经长大成人，前两年她也当外婆了。

30多年来，陈凤桥仍遇到过大出血、心脏瓣膜坏损等多次危险。2001年，严志焜再次主刀为她做了心脏人工瓣膜三尖瓣置换术，替换她心脏中另一个坏损的瓣膜。

几十年来，在严志焜的办公室小方桌上，始终放着两个奖杯。其中一个是2012年中华医学会胸心血管外科分会颁给他的"中国胸心血管外科杰出贡献奖"——这是专业的最高荣誉，他自己颇为看重、珍惜这个奖，因为这代表他一辈子的工作成就。现在又多了一本特刊，是在2021年1月《中华外科杂志》创刊70周年之时，为他专门发表的个人纪念文集，收录了他全部被刊登的文章，对他来说意义非凡。

严志焜今年虽然已经93岁了，但是他说，如果苍天宽时限，仍然希望自己还像年轻人一样，每天能到医院上班。

整理：严红枫　方　序　章轶明

审校：严志焜

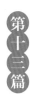

第十三篇

张琪凤 | 百年风雨，初心未易

张琪凤，1930年3月生，教授。1952年毕业于山东医学院，曾任中国医学科学院劳动卫生职业病研究所粉尘研究室主任，后任浙江大学医学院教授、尘肺研究室主任。是国内开展尘肺防治最早、最有影响的学者之一，其研究领域涉及粉尘危害控制、尘肺病因、发病机制及尘肺治疗等。1978—1991年获国家、省部级科技成果奖15项，被授予"国家级中青年有突出贡献专家""全国高校先进科技工作者"等多个荣誉称号。

坚守信念，以学丰富己身

出生在兵荒马乱的年代，呱呱落地于山东济南的贫困家庭，张琪凤的出生显得平凡而渺小。即使家境贫寒，张琪凤用自己对学习的热情与坚持打动了父母，出色地完成了小学、初中和高中学业。1948年，全国的解放战争形势进入高潮，"打进济南城，活捉王耀武"这句口号激起了临近高中毕业的张琪凤火一般的革命热情。于是她在同年6月加入了中国人民解放军华东军区。济南战役开始后，张琪凤被华东军区组建的华东军区白求恩医学院（后改为山东医学院）医学系录取。院长宫乃泉言传身教，诲人不倦，引领着张琪凤等一批批同学打下了坚实的专业基础。学习勤恳，兴趣广泛，工作进取，思想积极向党组织靠拢，这是张琪凤大学生活的全部写照。1950年5月，张琪凤加入中国共产党，1952年6月留校任职助教，为医学事业继续尽自己所能贡献力量。

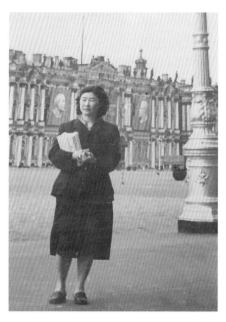

张琪凤教授在苏联留学

1953 年是张琪凤漫漫人生路上的一个重要节点。在这个节点，她第一次离开家乡，纵越半边中国，跨过长江来到了上海，代表山东省高校女子排球队，参加了华东六省一市大学生排球赛，最终获得第四名的好成绩。在这个节点，她被初选为赴苏联读博士的候选人。张琪凤的儿子朱明特意提及："这是她有生以来最高兴的一件事情。"在北京俄语专科学校（今北京第二国际外国语学院）进行了为期四个半月的俄语进修后，张琪凤去苏联留学攻读博士学位的整个过程已经确定。对于学习内容和展望，张琪凤的想法很简单，也很坚定："我是年轻的共产党员，听祖国的召唤，听党的安排。党叫我学什么，我就学什么。"三载春秋，苏联列宁格勒公共卫生学院的学习之旅进入尾声，她在劳动卫生与矿山尘肺研究领域顺利成为一名副博士。

认准一条路，做成一件事

1956 年，国家开始准备启动预防医学与公共卫生部门，次年 12 月，张琪凤从苏联学成归来，进入中国预防医学科学院劳动卫生研究所。由于那时国家对公共卫生、预防医学的认知度较浅，张琪凤与她的团队在实践中不断摸索前行，边下基层边调查，边做计划边列项上报，逐渐找到了适合我们国情的有效规划和实施措施，为我国预防医学和公共劳动卫生的发展奠定重要基础。同时，张琪凤积极参与对外交流，在出访东欧四国（当时的民主德国、保加利亚、匈牙利和捷克）的过程中对其劳动卫生、职业病防治、预防医学等工作的开展情况做了一系列的考察，取其精华并加以运用，为我国公共卫生事业的发展注入一汪活水。

20世纪60年代，自京城来到江南，张琪凤在浙江医学科学院及之后的浙江医科大学，为矿山尘肺付诸了毕生心血。与浙江金华武义的东风萤石矿的偶遇让她看到了生命在矿山里的脆弱，工人尘肺的高发病率和死亡率更坚定了她选择"降低矿山粉尘"作为主要研究课题的决心。

40年风雨，张琪凤从未停止前行的步伐，不断与矿山粉尘进行抗争，频频下矿、查阅一手资料、分析各个病案、实时跟踪患者病情、阅读海量X光片……这些都是她再平常不过的工作。苍天不负有心人，1982年，在张琪凤与东风萤石公司、浙江省卫生实验院、浙江省卫生防疫站等的合作下，对东风萤石矿的尘肺病进行多方面分析，采用湿式作业和通风为主的综合防尘措施，使粉尘浓度下降了98.2%与99.0%，终于得到了尘肺病发生的综合控制。这项研究为响应《全球消除矽肺的国际规划》创立了典范，张琪凤对东风萤石矿的尘肺病进行流行病学、职业危害控制和经济效益分析，是国内首次将病因学—控制效果—投资效益进行综合分析、形成评价体系的经典案例，获得了卫生部1985年科技进步一等奖。张琪凤团队以形成的评价体系为主要基础，结合现场调研和实验研究综合后，提出了萤石混合性粉尘卫生标准，该标准被全国卫生标准技术委员会批准为国家级标准，即国家级技术法规（GB10439-89）。这一标准使劳动条件改善有了目标，也为实施监督和管理提供了法定依据，为尘肺病研究做出不可磨灭的贡献。

张琪凤一生都躬身于科研与教学，发表和交流论文100余篇，多次参加有关尘肺的国内和国际学术会议。1978—1991年获国家、省部级科技成果奖15项，曾获"全国医药卫生科学大会奖""浙江省科技进步奖""国家级中青年有突出贡献专家""全国高校先进科技工作者""浙江省优秀中青年科技工作者""联合国TIPS发明创新科技之星奖"等多项荣誉。"40年弹指一挥间，认准了一条路，做了一件事。"朱明说，他母亲认准了促使未来广大的矿山工作者免受尘肺的折磨、提高自己的健康水平这条路，做了预防、控制、消除矿山粉尘这件事情。这便是张琪凤后半生的写照。

先育人后传道，桃李芬芳满园

科研中，张琪凤是一位不畏风雨、披荆斩棘的战士；教育中，她是一位春风化雨、树德授业的良师益友。对于育人，张琪凤有着自己的坚持，她要求学生："第一个是要做人，做好人以后再做事、做学问。"

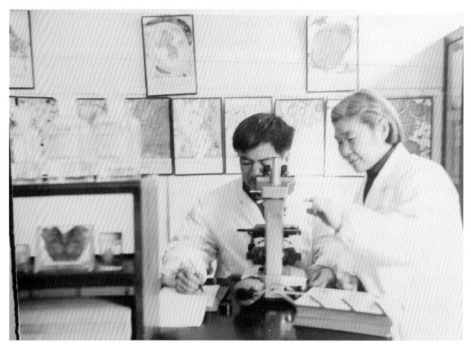

张琪凤教授指导研究生进行实验

"希望他们要做一个以人为本的、一个热爱祖国热爱党的人，在生活上希望他们能健健康康，在学习过程中没有很大的包袱，能够全心地投入研究生的学习。"政治上，张琪凤是一位循循善诱的领军人。作为一名军人和一名几十年党龄的老党员，她密切关注着学生们的思想情况，不断引领他们走向正确的道路。生活上，张琪凤是一位体贴关怀的友人。实验通宵达旦、反复测试数据在社会经济条件艰苦的当时并不少见，张琪凤常常在黑夜里为他们送去可口的饭菜，温暖了身体，又温暖了心灵。学业上，张琪凤是一位严厉严谨的师长，和学业有关的任何事情，实验、数据、考试，她都会亲自落实与校对。"学习最怕认真二字"，每一条实验数据她都会和学生一起细细比对，若有差距一定会探究其是理论的误区还是实验的误差，追本溯源，挖掘真知。"谆谆如父语，殷殷似友亲"，这句话用于对张琪凤教育生涯的形容再贴切不过。

桃李冰心诵，优良学风续。张琪凤的学生们有很多在医学方面、预防医学方面、公共卫生方面成为了国家的栋梁。他们有些是国际的知名人士，也有些成为了校级的领导。十年树木，百年树人，在张琪凤润物无声的教育下，学生们已然成为现在祖国的医学事业和预防医学事业的骨干力量和中流砥柱。

整理：魏小鸣　杨文千子　姚凌子

审校：朱　明

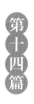

沈成芳 | 与浙医大一起走过 18 年的故事

沈成芳，1930 年 6 月 14 日生，副主任医师。1957 年毕业于哈尔滨医学院卫生系，被分配到浙江省杭州卫生学校，1959 年任教务副主任，1960 年任副校长。1965 年调舟山卫校。1973 年调入浙江医科大学(今浙江大学医学院)，1980 年任医学一系副主任，1984 年任副校长至 1991 年退休。

结缘医大　赤忱满怀

回忆起自己的人生历程，沈老说："我是 50 年代党培养的干部，1950 年参加萧山土改工作队时加入共青团，再到 1951 年考入中国医科大学。那年年底，美帝国主义在我国东北投下了细菌弹。为粉碎美帝的细菌战，全校停课，全体师生分赴农村、工厂，发动群众开展爱国卫生运动，我因突出的表现被学校评为优秀的防疫队员。"

1952 年，沈成芳光荣地加入了中国共产党，也由此找到了自己一生的信仰。1956 年，沈成芳服从学校安排，转入哈尔滨医学院卫生系继续他的医学学习。在哈尔滨就学期间，他还参观了在香坊区的日本 731 部队的细菌实验基地残址，这更巩固了他学习医学专业的思想。1957 年，从哈尔滨医学院毕业后，沈成芳被分配到了杭州卫生学校工作，虽然未能当成医生，在他人眼中是与自己的梦想失之交臂，但沈成芳并不后悔。"工作需要服从分配，这八个字像金一样坚固，在脑子里生根。"沈老说，"没有党就没有我。"当时除领导教学工作外，他还几次带领卫生专业和检验专业的同学下乡参加血吸虫病的防治工作，在实践中认真贯彻党的教育方针，巩固党对教育工作的领导思想。

在七三医（三年制工农兵大学生）的年级办公室工作中，他深入群众与同学中，与他们打成一片，甚至能叫出每一位学员的名字。他与各班的党支部及班干部经常交流沟通，了解他们的思想动态，通过他们团结同学，排除干扰，使同学们努力投入到专业知识的学习中。"文革"期间，虽然同学们各有不同的观点，但他们从不辩论、不争吵，相互间和平共处，团结一致，努力完成学业。即使是在动荡的局势下，正常的教育工作仍然有条不紊地进行着。教学认真、严谨的传统自那时便保留了下来。这批学员正因为在学校打下了良好的基础，走上工作岗位后仍保持一贯努力的作风，在个人事业发展方面都有所成就。比如张苏展，他是郑树校长的研究生，后来出国深造，成为了肿瘤医学的专家，也曾任附属第二医院的院长、党委书记。还有在浙江省中医院工作，早已成为神经内科名医的陈眉，学生时代就是党员，还是班长，当年在校革委会传达不允许为周总理开追悼会的形势下，陈眉带头坚决抵制，14 个党支部中大多数自觉在各自班中举行了追悼会。又如解放军学员、四班党支部书记杨孝忠，后来是重庆陆军军医大学西南医院的副院长。类似这些优秀的学员，沈老能说出很多很多，在他微笑的脸上能看出他的满足与欣慰。

迎难而上　悉心尽责

坚持党委领导下的校长负责制是调动各方积极性的重要举措。1984—1991 年这届校领导班子有校长兼党委副书记郑树，校党委书记兼副校长金干，分管科研处和医管处的丁德云副校长，分管教务处及图书馆的姚竹秀副校长，以及分管总务、基建、设备、财务、校办的党委委员沈成芳副校长。学校开始只有医学系、药学系，后来又逐步增加了口腔系、卫生系、营养系、护理系等。学院在快速发展的同时，也开始显现出一些困难和矛盾。

一是临床教学床位不足。当时附属第一医院、附属第二医院各有 500 张左右的床位，另有儿童医院、妇产科医院两家附属专科医院。由于教学床位的不足，每届学生都要分到地、市级医院甚至是县医院去实习，最多时达 17 家之多。但是由于各地医疗资源、医疗水平的差异，很大程度上影响到了医学教学质量。20 世纪 80 年代末，由徐启超副省长搭桥，引来香港邵逸夫先

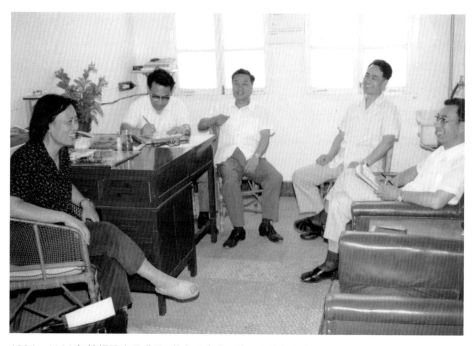

1984—1991年校领导班子成员：从左至右分别为郑树（校长）、沈成芳（副校长）、丁德云（副校长）、姚竹秀（副校长）、金干（党委书记兼副校长）

生到杭州捐资建造400张床位的医院。在与邵先生所派调查组的座谈会上，浙江省政府、省卫生厅更倾向于把这个项目放在浙江省人民医院，但出席会议的沈成芳在会上据理力争，他提出：全国各省医疗水平最高的都是医学院的附属医院；浙江医科大学有医疗、教学、科研三大任务，可相互促进；有三套人事编制，充足的人员使临床、教学各项工作都容易开展；有四个医疗水平较高、历史悠久的附属医院，能有效协助一家新医院的建设等十大理由。当时正在国外访问的郑校长也打长途进行争取工作。在调查组回香港后不久就传来消息，邵逸夫先生说："医院要新建，并给浙江医科大学作为附属医院。"当时省政府拨款1000万元配套资金用于新建医院。在奠基典礼前一天，在北京参加人大会议的沈祖伦省长特地请假赶回听取筹备情况并实地视察。在上级领导重视支持和全体员工的努力下，如今的浙江大学医学院附属邵逸夫医院（以下简称"附属邵逸夫医院"）已成为拥有2千多张床位的著名先进医院了。

　　二是校舍陈旧。原有的教学楼已经无法满足学院发展的需要了。沈成芳这一届领导班子通过努力与石油部签订代培协议，争取到了 300 万元资金。但是当建造 3 号教学楼的设想刚提到日程上，又遇到了前所未有的阻碍，理由是杭州市原规定不能在延安路西建造 8 层以上的高楼，最后在杭州市建委徐工程师的建议及薛驹省长和钟佰熙市长的批复下，3 号教学楼才得以建成，大大改善了教学用房。

　　三是教职工宿舍严重不足。当时有 1500 多位教职工，有一位女教师将教研室的办公室当作婚房，当沈成芳了解到她 36 岁才成婚，批评她的话语又咽了回去；另外还有一位老师临近生产还没等到分配住房。这些情况让沈成芳深深地内疚与自责，他决心一定要改善教职工的住房问题。他利用石油部 300 万元中的部分资金及从教委争取到的后续资金支持，加上前任领导留下的 3000 平方米资源，终于新增了 300 余套宿舍，并成立分房委员会，通过三榜公布，严格做到公平、公正、透明分房，不仅大大缓解了教职工的住房紧张问题，也使教职工们更加安心、全身心地投入到教学工作中去。

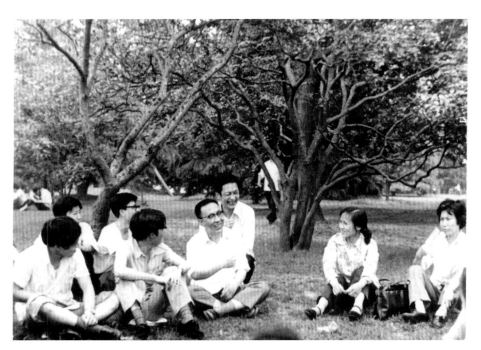

沈成芳（前排左三）与 77 届毕业生在参加全国统考前漫谈

四是经费紧张。当时每年总经费1000多万元,50%以上用于教职工工资和学生助学金,剩余的要负担全校一切开支,分到教学的则更少。病理生理学教研组组长余应年教授曾在一次会议上提出,他做一次实验,分摊到每个学生的只有一角二分钱。当年学校执行"一支笔"经费审批制度,遭到一些人的微词,好在教育部不久发布了《普通高等学校的经费管理》,文件中提到了"一支笔"审批,这才得到了大家的理解,重点项目的开支才得以保证。比如用电双回路改造,保障了教学、科研、生活用电,几年来未发生停电教学事故。又比如科研用纯种裸鼠的培养,虽规模不大,但却是浙江省高校中最标准、最先进的。保障图书馆总经费1%的配给,使订购国外医学期刊得以延续,保障了师生们能获取到最新、最前沿的医学信息。

五是后勤服务重视不足。首先就是办好食堂,新增面包、蛋糕、豆腐脑等,丰富了早餐品种,制定了菜谱并进行营养计划,保证了师生的营养。在教育部在成都召开的全国大学生食堂工作会议上,沈成芳做了重点发言和经验介绍。沈成芳还把两个篮球场改成了游泳池,到冬天又变换成羽毛球场和夜间舞池,为学生们提供了更为丰富的自由活动的空间。沈成芳还利用食堂的锅炉办浴室,改善了师生的洗浴条件。

那些曾经艰苦的岁月里,在上级领导的关心下,学校师生共克艰难,学校的教学质量也有了显著提高。学生在卫生部组织的三次全国统考中都获得了第一、第二的佳绩,说明学校的理论教学非常扎实。

从侃侃而谈的沈老的笑容中,我们能感受到他是一位坦率耿直、满腔热忱的前辈,他一生热爱祖国,为教育工作不遗余力,在为培养中高级医药卫生人才中尽了一名共产党员应尽的责任。对诸位医学的后辈,沈老也提出了深切的希望:"一定要好好地努力,特别是学生,要全心全意为患者服务。我们在教学上应该特别注重学生精神面貌的培养、爱国主义的培养,这是特别重要的。"

整理:华语凝 同俏静
审校:沈成芳

第十五篇

刘富光 | 医乃仁术，求仁得仁

刘富光，1930 年 7 月 9 日生，特聘医学专家，浙江省呼吸病学奠基人之一。历任附属第二医院大内科代主任、呼吸内科主任，国家呼吸药物临床药理基地主任，浙江省卫生厅药品审评委员会、浙江省卫生厅高级职称审评委员会委员，浙江省医学会呼吸病学分会、内科学分会副主任委员，《中华结核和呼吸杂志》《中国实用内科杂志》编委。副主编或参编《呼吸药理学与治疗学》《现代呼吸病学》《当代内科学》《肺弥漫性疾病学》等专著 7 部，发表论文 100 余篇。

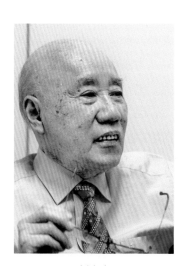

刘富光

刘富光认为，现在很多人抱怨多，批评多。其实，就抱怨而抱怨，就批评而批评，是很容易的。但是，我们是否想过，在抱怨、批评的同时，我们自己是什么样的人生观、价值观？我们有什么样的责任？

我与我的人生

刘富光出生在广东一个小镇上的中（西）医世家。从小受到"治病救人""悬壶济世"的熏陶，他立志做一名医生。

1949年，广州解放。高中毕业，刘富光报考中国医科大学，成为新中国成立后培养的首批医科大学生。1957年毕业，分配到附属第二医院工作。

那时他们每月工资是较低的，第二年起每月加了10元。此后16年未增加过工资。这点钱，要生活、要赡养亲人，是较为拮据的，可以说是清贫的。但他从来不拿不该拿的利益，直到退休，仍然住在老伴单位20世纪70年代建的房改房里。

这一切，现在的年轻医生是无法想象和理解的。家人曾调侃他"无能"！可正是这"无能"，这清贫，反而锻炼了他的意志，激发了他努力向上的精神。

但是，也有人发现他竟然也有一点奢侈：常在口袋里放点巧克力。

其实，不是他奢侈，也不是他嘴馋，而是因为门诊时太忙，当终于歇下来时，食堂早就打烊了，吃一小块巧克力，是为了让胃好受一点。

当医生没有白天黑夜，朝七晚七是常事，根本没有时间照顾家庭与亲人。想到这几十年来都是这样，他对家人真是充满歉意。

因为长期工作繁忙，作息不规律，他身上也留下了不少病。30多年前，他十二指肠溃疡出血过。

1989年，他发现大量便血，患了直肠癌。当时，这简直是晴天霹雳。但手术后不久，他便又投入工作。

2004年，有段时间他瘦了。但因工作忙，他也没在意。在例行体检时，万万没想到查出肝脏有占位性病灶，肝癌可疑。熟悉他的人都震惊了：在前一天，他还在主持一个全省的学术会议啊！

生死关头，他很冷静。安排好手头工作，一星期后，由附属第二医院著名的肝胆外科权威彭淑牖教授为他做了手术。幸好发现得早，病灶才2厘米多一点，切得很干净。这一次，他又战胜了恶病。

我与我的病人

常有年轻的医生问刘富光：刘老师，您那个年代是如何处理与患者的关系的？

现在的医生经常被患者误解。刘富光很理解年轻医生们的困惑。产生的原因当然是很复杂的。

以前没有这么多患者，现在患者多，医生工作量大，压力也大。但是，无论如何，医生最主要的责任是治病救人，不应该追求其他过多的东西。中华优秀传统文化中的"仁爱"思想，可谓是我国传统医学文化美德内涵的核心。没有这点，当什么医生！被越描越黑的医患关系，原因确实是多方面的，但他认为：一方面是医生压力大，难以满足患者所有要求；另一方面，是医生的态度诱发。

患者来大医院看病很不容易，期望值高。医生应该体会患者的痛苦和心情。换位思考，将心比心。患者有疑虑，能不能尽量解释得详尽些？可以不做的检查，能不能尽量不做？他认为，如果心平气和，耐心地倾听患者的诉说，把患者当朋友一样地细心检查、治疗，医患纠纷就一定会减少。这是他从医几十年的切身感受。

有一位反复咳嗽的中年患者，外院拍胸片显示肺部有积液，患者思想负担很大，要求再次复查。刘富光仔细看了胸片，对患者说："以前是有过胸腔积液，但现在已经吸收，只余一点点胸膜反应，你拍胸片才不久，可以暂不复查。"他认为咳嗽可能与胸膜反应及支气管炎有关。几句话，就让患者放松地微笑了。

有一个老太太，诊断是肺癌术后慢性支气管炎、肺气肿伴上呼吸道轻度感染。刘富光给她做完检查后说："情况不是很好。不过，依照你这个年纪，还不是最坏。"老太太以前做过肺癌手术，左侧留下老疤，纤维化了，他让老太太回去吃点抗炎化痰药，再买点鱼肝油吃吃，不会有什么太大的问题。老太太非常高兴。

刘富光习惯用轻松的语气看病、安慰患者。很多时候，患者的病情并不严重，问题主要出在心理上。心理上有了负担，小病也就慢慢疑为大病了。而医生一个鼓励的微笑，或许就能让心事重重的患者放松下来，渡过难关。真的是"有时是治愈，常常是帮助，总是去安慰"。

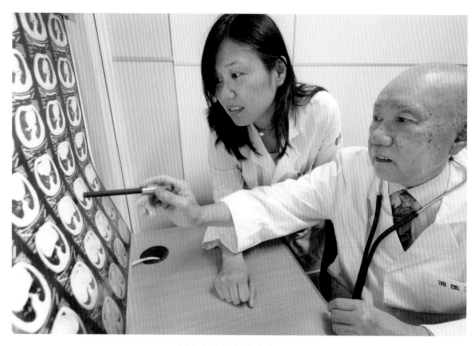

刘富光主任在为患者看诊

还有一点：病情变化时，患者最需要的就是医生在他身旁。他常说：病情变化就是命令，不管什么时候，医生都应随叫随到，第一时间出现在患者身旁。

记得2003年3月，刘富光正因胃病住院治疗。当时杭州发现外来性急性非典型性肺炎，患者病情危重。省里紧急组建抢救及预防工作小组，要求所有人员立即集合。他二话不说，拔掉还在吊瓶滴注的针头前往报到，并任医疗抢救组副组长。由于情况紧急，医疗任务重，他白天带病工作，晚上回医院继续治疗，连续工作2个月，直到抗击"非典"胜利结束。

2010年春节大年初一早晨，他接值班医生电话，说某慢阻肺患者病情恶化，已经昏迷，神志不清。他立即打车赶到病房。当时，家属在床边哭泣，已准备后事。他一检查，发现当时吸氧每分钟6升，再结合血气分析，果断地说：是给氧浓度太高，二氧化碳潴留，出现二氧化碳麻醉所致。减低给氧浓度后，患者很快便清醒了。

这种时候，他内心的成就感与喜悦难以用笔墨来形容，局外人更是无法体会的。

我与我的学生

作为曾经的大内科代主任和呼吸内科主任，有一点，他很欣慰：附属第二医院内科当时培养出人才最多的是呼吸科。现有浙江大学医学部副部长、副院长 3 位，科主任 4 位，博士生导师 3 位，教授 4 位，主任医师 7 位。

"桃李不言，下自成蹊。"大家都说这是他善于培养人才的功劳。他觉得这是别人对他的谬赞。当然，作为老师、科室主任，对学生的培养，他确实是不遗余力。他会尽一切可能给学生提供机会，让他们去参加学术会议，去讲课，去搞科研，去国内外进修。

那时候，浙大每年对教授也有发表文章的考核。但是，每次和学生合作的论文，他都让学生当第一作者。这不是他无私高尚，是因为他自己也有过这样的学生时代，就是这样一代一代传承下来的。

刘富光是广东人，讲话口音很重，为了让下面的人听懂，他会尽量说得慢些。在教学上，他很讲究方法，尽量身体力行。

记得多年前，遇到一位呼吸衰竭、有咯血痰，气管堵住了，一口气咽不下的危重症患者。年轻的医生很紧张，一下子就懵了。刘富光果断地站到床上，指挥学生们把患者两条腿拎起来，轻拍背，血痰咳出来了，患者转危为安。

作为一直在临床教学科研第一线的医生，他在技术上追求精益求精，工作上一丝不苟，对待患者病情不放过任何疑点。所以，他对学生也是严格要求。他非常重视学生们对望、扪、叩、听、熟识各项化验检查、看 X 光片这些基本功的训练。

就以听诊为例。听诊是一个内科医生的基本功。有一次，他通过听诊发现了一位就诊者患有先天性的动脉导管未闭。但是，心超报告却没有异常发现。那时，心超未普及的时候都是靠听诊，后来有了心超都依赖于心超。

听诊确定后，他告诉学生们心杂音的特点，在什么地方听，让他们再去听，他们说似乎是有那么一点杂音。但是，这个时候还不能肯定这个就是动脉导管未闭。再去做心超,果然发现患者有动脉导管未闭。他又不厌其烦地重复这句话:"做医生一定要有非常扎实的临床基础。我们附属第二医院有卓越的医脉。我希望年轻人传承好,超过我们。"

医乃仁术,求仁得仁!他热爱生活、热爱专业、热爱患者、热爱学生!

整理:严红枫　方　序　章轶明

审校:刘富光

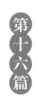

第十六篇

魏克湘 | 新中国首位女泌尿外科医师

魏克湘，1930 年 10 月 27 日生，新中国第一位女泌尿外科医师，著名的泌尿外科专家、医学教育家。1953 年毕业于浙江医学院，曾任附属第一医院泌尿外科主任，浙江省医学会泌尿外科分会首届副主任委员、第二届主任委员，中华医学会泌尿外科学分会委员，《中华泌尿外科杂志》编委。参与编写《中国医学百科全书》《中国大百科全书》和《吴阶平泌尿外科学》等著作。1994 年，获国务院授予的"为发展我国高等教育事业做出突出贡献"荣誉称号并享受政府特殊津贴。

立志从医 良师为伴

魏克湘教授自记事起就想成为一名医生，这与她的成长经历密不可分。魏克湘教授出生在一个动荡的年代，其外公、舅舅、舅母、母亲及姨母均行医，8 岁那年遭日军轰炸，父亲与襁褓中的弟弟不幸身亡。从此，家中依靠母亲及姨母两人开设妇女医院度日，这更坚定了她做医生的决心。

大学毕业后，魏克湘教授被分配到外科工作。1957 年，浙江医学院科系调整，她调动至附属第一医院工作。在外科住院总医师任上，魏克湘教授被泌尿外科主任杨松森教授要到了泌尿外科。附属第一医院泌尿外科于 1952 年由王历畔教授创立，当时泌尿外科创立只有 5 年，科室一共 50 张床位，工作条件极差，每间病房住 6 ～ 8 人，只有公共厕所。科室承担全部教学、医疗和科研任务，因为人员不足，什么都要自己做，护士忙不过来时，杨松

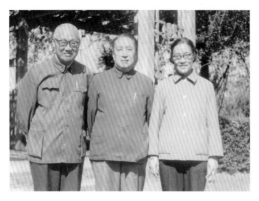

吴阶平院士（中）、杨松森教授（左）与魏克湘教授（右）合影

森教授自己动手帮患者抽血，循循善诱地指导魏克湘教授如何总结临床治疗经验，撰写业务论文，提高自己的学术水平。杨松森教授对年轻医生的关爱、呵护和培养让魏克湘教授受益终身。20世纪60年代，杨松森教授亲自与已经调任至北京工作的王历畊教授联系，委派魏克湘教授去北京进修，进一步提升了魏教授的专业水平和业务能力，对魏克湘教授以后的进步和发展产生了深远的影响，魏克湘教授感慨道："杨老是我的恩师，他培养了我。"

在北京进修时，王历畊教授耐心细致地指点她、帮助她，将她推荐给吴阶平教授，魏克湘教授至今仍感戴莫名。

坚韧勤奋　精益求精

作为新中国第一位女泌尿外科医师，魏克湘教授很淡然，"杨老让我做的，当时我不知道我是第一位，所以也说不上什么心情，只是觉得做也做了，就一直坚持下来了"。凭借这种踏实勤奋、坚持不懈的品质，魏克湘教授的医术不断精进。1962年，魏克湘教授与同仁从北京引入耻骨上前列腺摘除术，随后在浙江省逐步推广；1963年初，魏克湘教授和黄学斌医生从北京引进回肠膀胱术，为患者施治取得满意效果，这坚定了魏克湘教授运用先进医疗技术解除病患痛苦的信念和决心。1984年，魏克湘教授担任医院泌尿外科主任。90年代末四校合并后，浙江医学院附属第一医院改为浙江医科大学附属第一医院。担任主任期间，魏教授提倡科室要团结友爱，学术民主，同仁之间要精诚合作。

当时的医院泌尿外科经过多年发展，专业队伍不断壮大，在诊疗技术和泌尿外科基础科研等方面不断取得新的成绩，在全国具有一定知名度，很多来自全国各地的医生都慕名前来进修。无论是进修医生还是本科室工作的医生，魏克湘教授都悉心教导，要求年轻医生初入科室，必须从简单手术做起，待技术磨炼成熟后，才能逐步接触复杂的手术。在这一循序渐进的过程中，魏克湘教授严格考核，一丝不苟。直到 80 岁时，她还坚持坐诊查房，临床指导。

魏克湘教授十分关注学科发展，积极参与到学术工作中去。1985 年，她参加全国第二届泌尿外科学术会议；1992 年参加全国第四届泌尿外科学术会议；同年，到德国、奥地利及瑞士学术访问。1982 年，在杨松森教授等人的倡导下，浙江省医学会泌尿外科分会成立，魏克湘教授担任副主任委员；1990 年担任第二任主任委员。1985—2000 年，魏教授连续四届任中华医学会泌尿外科分会委员，还担任《中华泌尿外科杂志》编委。

仁心为医　以德为先

在繁重的临床、教学和学术工作中，魏克湘教授一步一个脚印，摸索学习，不断奋进，提升了自己的专业水平，形成了自己独特的思考判断能力。魏克湘教授认为，外科医生需要有特别的人格修养、品德作风和严格的技能训练。外科手术犹如一场战斗，紧张激烈，需要胆大心细、机敏果断，不能迟疑、犹豫不决。外科医学也是一门艺术，艺术需要悟性和创造性——创新，做一名好的外科医生不要拘泥于书本上的条条框框，应该在总结吸收前人和同行的经验基础上，于临床实践中不断探索更好的方法。在长期的外科工作中，魏克湘教授形成了自己的工作习惯。一是"四不"：不见过患者不上台，不亲自过问病史不上台，不翻过病历、看过化验单不上台，不看过片子不上台；二是"划刀前三对"：对患者（怕走错房间），对位置（左、右侧），对片子；三是用心、用脑开刀：在手术中养成善于思考、总结的习惯，每次手术都要当作第一次一样认真对待，手术后要从思考中悟出感受来，这样才能真正地提高自己。

魏克湘教授始终把医德铭记心中。她往往从患者的角度出发考虑治疗方案，"我们救治患者不单是治病，手术不仅仅只注意疾病或某一器官的病变，更应考虑患者的体验与意愿，要为患者的健康和幸福着想。可做可不做的不做，可做小就不做大，还应注意过度检查、过度治疗等问题"。每一个治疗决策都体现出魏克湘教授使患者痛苦最小、效果最好的良苦用心。

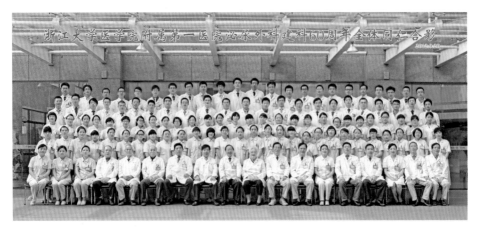

浙江大学医学院附属第一医院泌尿外科建科 60 周年合影（前排中右为魏克湘教授）

"我一生从事自己喜爱的工作，成为医生，圆了童年的梦。"魏克湘教授将自己对医学的热爱刻在工作走过的每一步路里。她认为一个好医生要有良好的医德，勤奋肯干、肯吃苦、有爱心、踏踏实实一步一个脚印、一心一意为患者服务。她将自己取得的成就归功于曾拥有医德高尚、学识渊博、专业素质一流的导师，学术民主、团结友爱、工作环境良好的科室和全力支持她的家人。其实最重要的是，魏克湘教授有一颗为医学奋斗终身的赤子之心，有一份为患者消除痛苦的深切人文关怀。

一代人有一代人的使命，魏克湘教授寄语正在成长的医学后辈，"青出于蓝而胜于蓝，现在的他们一定比我们强，希望他们继续发扬光大，把泌尿外科做得越来越好"。

整理：附属第一医院党政综合办公室

审校：魏克湘

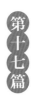

第十七篇

宋作珪 | 冷门旁支上拓荒大科室

宋作珪，1931 年 1 月 3 日生，1955 年毕业于同济医科大学医疗系。毕业后在附属第二医院从事医疗、教学、科研工作至今。教授、主任医师、硕士生导师、博士生导师。是浙江内分泌学科创始人之一、浙江风湿病学科创始人，任美国 HOPE 基金会中国糖尿病高级专家顾问、中国老年病学会骨质疏松委员会委员、浙江老年病学会骨质疏松委员会副主任委员、浙江省糖尿病防治中心专家委员会委员。对内分泌疾病、代谢病和风湿性疾病的诊治有丰富的经验。主编及参编著作有《实用减肥学》《临床药理学》《临床医学继续教育教材》《处方手册》《全科医学临床治疗学》《实验检查的分析与诊断》，其中，《实验检查的分析与诊断》曾获华东地区科技出版社优秀科技图书一等奖；发表论文《HLA 与 Graves 病的关联研究》等 40 余篇。

2009 年 12 月，附属第二医院 140 周年庆祝大会上，宋作珪被授予"杰出员工奖"；2013 年 1 月 22 日，浙江省医学会 80 周年庆祝大会上，他被授予"资深专家会员"荣誉称号，并颁发"终身成就奖"。这或许已是一名医生能获得的最高荣誉。人生——夫复何求？

"内分泌与风湿"是怎样独立门户的

1955 年，宋作珪 24 岁，大学毕业，被分配到附属第二医院大内科。那时，内科主要收治心血管、呼吸、消化、肾脏及血液病患者。内分泌和风湿病只是作为一个冷门旁支，是有些被轻视的。

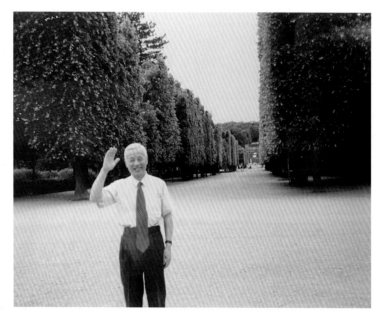

宋作珪教授在维也纳参加国际学术研讨会

但是，一次偶然的"危机"，他让许多人改变了看法。

那是 20 世纪 60 年代初的一天，一位 51 岁的杭州妇女横穿马路时，被一辆摩托车擦身而过。人没撞到，但她却受惊跌倒，被送往医院急诊。

骨科医师检查后，说她没骨折，就留院观察一下吧。

3 小时后，意想不到的事情发生了：来时还好端端的一个人开始神志不清，满嘴胡话。

神经外科医生立马赶来，又未发现有脑外伤。

但是，紧接着，患者高热 39 度，心率达到 140 次 / 分，白细胞总数和中性粒细胞也明显增高。

根据以上症状，内科医生诊断为败血症，进行了抗生素治疗。

让所有人都困惑、想不明白的是患者的情况反而越来越严重了。

这是怎么回事啊？难道是前面的诊断都错了吗？为抢救患者，全院紧急进行大会诊。

作为一名内分泌科大夫，当时宋作珪也在其中。他上前一看，大吃一惊：患者甲状腺肿大，血管有明显杂音。再一问既往病史，患者曾得过甲亢。

依据以上病征和深厚的内分泌病理知识，他大胆做出判断：患者既不是脑科疾病，也非败血症，而是因为横穿马路受惊导致的甲状腺危象。

甲状腺危象又称甲亢危象，是甲状腺毒症急性加重的一个综合征，临床表现为高热、大汗、心动过速、烦躁、呕吐、腹泻等，严重患者可能出现心衰、休克和昏迷，死亡率在 20% 以上，需要刻不容缓地抢救。

获得院领导的支持，并取得患者家属同意后，他立即按甲状腺危象进行处理，日日夜夜抢救了 10 多天，终于将这名妇女从死亡边缘拉了回来。

三四天后，原本昏迷不醒的患者恢复说话，10 多天后可以下地走路。转危为安后，患者向医院表示了由衷的感激。她说：若不是你们及时确诊和全力抢救，我这条命就没了啊！

宋作珪一战成名！以前内分泌科被别人视为冷门旁支，这下连带着他都名气大增。从此到附属第二医院内分泌科来看病的人也多了起来。医院也认识到：内分泌和心血管、呼吸等大科室一样，有不可替代的重要地位。

于是，60 年代附属第二医院大内科分家时，内分泌与风湿很自然地开始独立门户为"内分泌科"。

30 岁出头独挑大梁

内分泌与风湿独立门户了，成为"内分泌科"。院领导竟然让才 30 岁出头的宋作珪独挑大梁——担任首任主任。

几十年后，当取得了一些成绩，面对荣誉，回顾往事时，他发自内心地感到当年从上海来到浙江、来到附属第二医院，来对了。他很幸运地碰到这样求实求是的医院，碰到这样富有科学精神、不论资排辈、具有包容开放的医院文化。是附属第二医院成就了他，让他有了归属感。

内分泌科独立后，患者陡增，又以重症患者居多。

查病房、接门诊、院外会诊……每天忙得不亦乐乎，但宋作珪情绪高涨，信心十足。因为他不仅出色地完成所有的日常工作，百忙之中，还抽出精力组建了内分泌实验室，为学科的发展打下扎实基础。

他那时非常清醒地认识到：一个科室的发展，独木难成林。只有人才的培养才是学科持续发展的关键。尤其是对于新科室而言，培养硕士研究生迫在眉睫。

他陆续培养出高质量的硕士研究生 16 人,其中 2 人继续攻博。首批 7 位在职研究生,毕业后全部留了下来,成为科室骨干。

有了后起之秀加盟,他如虎添翼,顺应糖尿病高发的趋势,紧接着成立了糖尿病中心。

2000 年,风湿病又从内分泌科中分离出来,独立为风湿免疫科,由主任医师吴华香担任科室主任。当时,宋作珪已经 69 岁,但是他继续发挥余热,主动担任了风湿免疫科的疑难病例查房工作。

在老同志们的言传身教下,在接过接力棒的科室主任的带领下,经过全科医护人员的努力,附属第二医院内分泌科如今已成为浙江省规模及业务量最大的内分泌科。目前有住院床位 42 张,年门诊量超 13 万人次,达到了非常惊人的规模,也取得了非常好的口碑和成果,宋作珪这个昔日的创始人,不禁感慨万千、欣喜不已。

他也万分自豪!

一个半世纪来,正是多少代"浙二人"用自己的毅力、努力,还有才华和

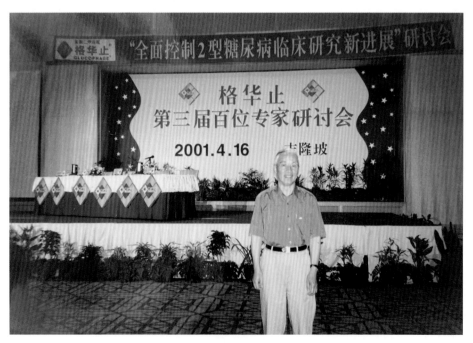

2001 年 4 月 16 日,宋作珪教授参加第三届百位专家研讨会

汗水，浇奠着这百年名院深厚的根基，使其不断坚固、宽厚，枝繁叶茂。

附属第二医院现在的发展，让他欣慰不已。他终于看到了这一天……

夕阳未必逊晨曦

宋作珪很欣赏顾炎武的名言："以兴趣始，以毅力终。"它给予他深刻的人生感悟！

内分泌和风湿方面的疾病近年来日趋增多，而且很多是疑难杂症。有着一定学养和丰富临床经验的宋教授，退休后欣然接受了医院的挽留，继续在医生的岗位上发挥能量。

宋作珪仍然每天坐公交车上下班，即使到耄耋之年，也没有选择赋闲，而是退而不休，一直坚持工作。84岁高龄时，他仍在看门诊，仍在查房，仍在带研究生、博士生。他还满腔热情地写糖尿病的科普文章。

他沉浸其中，悠悠然，乐在其中。

他有余热，仍发挥着作用。

有一位患者患癫痫6年，多处求医没有治好。因为患这个病，他被人误认为有精神病，而且还会遗传。结果，他的儿子娶不到媳妇，女儿也嫁不出去，一家人都被连累了，苦不堪言！

这个得了怪病的患者，最后慕名找到了宋作珪。宋作珪认为这会不会是患者患有胰岛细胞瘤，导致胰岛素过多分泌，引起低血糖，进而诱发癫痫的呢？

他马上为患者抽血检查，血糖指标果然很低。他采用静脉注射葡萄糖，为患者治疗。很快癫痫得到了控制。这位患者不仅恢复了健康，而且癫痫再也没有复发过了。他的病治好后，儿女的婚事也扫清了障碍，全家其乐融融。

夕阳未必逊晨曦！他真是开心呐！

IDF公布2012年全球糖尿病患者最多的国家是中国。糖尿病及其并发症在很大程度上是可以预防的。退而不休，他还潜心从事科普，发表了《从血糖说起》《口服降糖药联合治疗，您有多种选择》《糖尿病前期要干预》等80多篇文章。

他在一本《减肥饮食》的科普书上告诉大家：我在饮食上严格遵循一多、

二不、三少吃原则。就是多吃水果，不吃含亚硝酸盐较高的腌熏食品，不吃油炸食品，烧菜少放油，少喝可乐、雪碧等高糖饮料（高脂高糖容易引起肥胖），菜中少放盐（老年人盐吃太多会引起水钠潴留，对高血压、冠心病患者不利）。

治人病易，治己病难，他把这份严谨也确实是认认真真地贯彻进了自己的生活之中。他认为这些科普文章对提高人们防病治病的意识肯定是会有帮助的。

他说："如果时光倒流，为了我的梦想、为了我的专业、为了我的事业，更为了我的病人，我仍愿夜夜秉烛，字字苦读……"

整理：严红枫　方　序　章轶明

审校：宋作珪　宋晓红

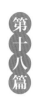

童钟杭 | 内分泌学科的"拓荒者"

童钟杭，1931年5月16日生，附属第一医院教授、主任医师，1955年毕业于浙江医学院内科系。从事内分泌代谢病专业的临床、教学和科研工作已有60余年，主编医学著作9本，发表医学专业论文约140篇，发表医学科普作品近400篇，曾获卫生部和浙江省科技进步奖二等奖各1项，1986年被英国剑桥大学国际名人中心授予"成功的人"称号，创建浙江省内分泌学会，担任内分泌学会主任委员，对浙江省内分泌代谢病事业发展做出重要贡献，获得中华糖尿病学会终身成就奖。

同等学力考上医学院

童钟杭教授，祖籍浙江慈溪（今掌起镇东埠头人），1931年5月16日出生于杭州。童钟杭教授的求学经历充满坎坷，1937年，抗日战争全面爆发，刚上小学一年级的他随全家逃难到故乡慈溪东埠头，并由母亲在家教他认字识字，完成小学阶段的教育。受战争的影响，童钟杭教授一家随父亲所在的浙江省邮政管理局多次迁移，前后到过浙江丽水、龙泉和江西南丰等地。抗战胜利后，童钟杭教授就读于江西南昌赣省中学，由于父亲工作经常调动，他不得不经常辍学，无法获得中学文凭。但这并没有阻挡他追求知识的步伐。1949年5月，杭州、上海相继解放后，他以同等学力同时考上国立交通大学（今上海交通大学）和国立浙江大学（今浙江大学）。遵母亲之命，他最终选择前往国立浙江大学医学院学习。

住院医师的成长经历

年轻时候的经历是艰苦，同时也是充实和有意义的。童钟杭教授至今依然记得他做内科实习医生时的情景，每天24小时值班，为了能使患者按时吃到早餐，他总是提前赶到病房，为患者空腹抽血。当时他要管护15—19张病床，当天必须完成新入院患者的病历和三大常规检查，对糖尿病患者还要做尿糖定量检查，以及患者的思想工作等许多杂务。他每天总要忙到半夜，然后才能静下心来有目的地阅读和查验一些国内外专业书刊文献。作为有20张床位的一病区唯一一位住院医师，童钟杭教授除完成繁重的临床日常工作外，还要指导陆续前来的实习医生，回答他们的提问，并做出讲解。

岁月如歌。童钟杭教授感慨道，自己能取得这些成就，离不开当时内科系主任郁知非教授的谆谆教导。郁知非教授对下级医师的要求十分严格，在查房时与患者有关的问题会随时提问。他认为，这对住院医师是一种压力，能促使青年医师勤奋工作和学习，日久天长，习惯成自然，不但学业和临床技能会大有长进，而且更能养成良好的职业习惯和操守，受益终身。为此，童钟杭教授专门写了一篇文章《体验与焦虑——谈内科住院医师的培养》，发表于1991年的《中华内科杂志》上。

在良师的带领下，童钟杭教授任住院医师三年半期间，始终如一日地刻苦学习，在努力完成本职工作之外，还认真负责地给实习医生及医学院后期学生讲授医学英语课，带领学生进行内科学基础的实习，深入浅出地给杭州各医院检验科人员讲解骨髓片，紧张的工作几乎占去了他的所有时间。艰难困苦玉汝于成，这些工作经历为童钟杭教授日后的医疗、教学和科研工作奠定了坚实的基础。

内分泌专科门诊的创办者

辛勤的付出迎来了收获。1959年，童钟杭教授被附属第一医院院长兼内科主任郁知非教授派往上海参加全国第一届内分泌进修班学习。学习期间，童钟杭教授有幸得到上海医科大学教授钟学礼的指导，专业知识和技能有了进一步提高。1960年学成回院。当时内分泌学是一门新兴学科，新中国成立前全国只有4名内分泌科医生，在医院领导班子的大力支持下，1961年，童

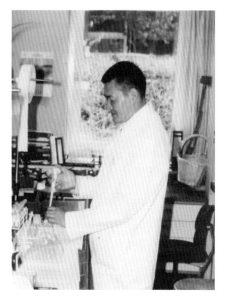

童钟杭教授在内分泌实验室工作

钟杭教授开始着手筹建内分泌专业组，同时在内科设立内分泌专业病床及内分泌专科门诊，填补了省内内分泌学科的空白。

工欲善其事，必先利其器。内分泌代谢病科临床工作很大部分要依靠内分泌实验室检查。1961年，童钟杭教授带领团队在田家园操场边的几间平房内购置专业实验设备，建立了全省第一个内分泌实验室，开展内分泌常见代谢性疾病的检验，形成了临床与实验室相结合的完整内分泌专业体系。由于实验室设备完善、人员专业，省内很多医院的标本都送到该实验室检验，推动了全省内分泌学的发展。

教学相长，桃李满园。1984年，童钟杭教授开始主带和指导内分泌学的硕士研究生。在童钟杭教授循循善诱的教育和培养下，如今不少学生已成为省内外各大医院内分泌学科带头人。1985年，童钟杭教授晋升为浙江医科大学教授，附属第一医院主任医师。1987年，童钟杭教授以访问学者身份赴联邦德国Lukcek医科大学进行校际交流，进一步了解、学习和掌握最新国际前沿理论，并多次出席国际学术会议。同年11月，浙江医科大学成立老年医学研究所，童钟杭教授任所长，内分泌研究室规划到浙江医科大学老年医学研究所领导。担任所长期间，童钟杭教授坚持临床一线，兢兢业业，认真对待每位患者，尽心培养内分泌专业人才，为日后医院内分泌学科的发展奠定了良好的基础。

医者仁心。童钟杭教授从事内分泌代谢病专业的临床、教学和科研工作已有60余年，对内分泌代谢病的诊治有较深的造诣，尤其擅长糖尿病及其慢性并发症、肥胖、甲状腺疾病、垂体疾病、肾上腺疾病、内分泌性高血压、代谢综合征等病状的诊治，在童钟杭教授的心目中，"医生的确是直接为人民服务的一个很好的职业，在这个职业中我一直很愉快，而且总有成就感。在附属第

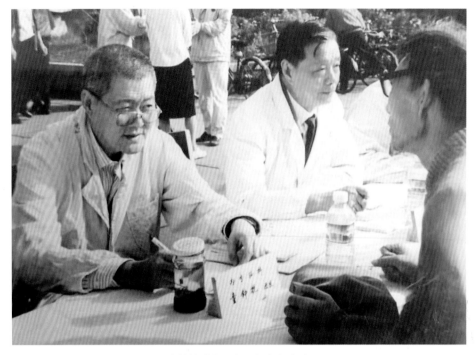

童钟杭（左一）教授参加义诊

一医院严格的制度下，我做的每一个病例都是经过很慎重的反复考虑的，以减少并发症"。童钟杭教授时刻把患者放在心中最高的位置，并将其内化为干事创业的激情，筚路蓝缕、披荆斩棘，从无到有创建附属第一医院内分泌学科。抚今追昔，童钟杭教授对医学后辈的成长寄予厚望，对附属第一医院的发展充满期待。

整理：附属第一医院党政综合办公室

审校：沈建国

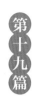

丁德云｜前事如烟，还有何事挂心头

丁德云，1931 年 7 月 17 日生，江苏省吴江县人；1954 年上海第二医学院毕业，参加了浙江省神经内科的创建，20 世纪 80 年代开始临床药理学工作；曾被卫生部聘为多届新药审评中心神经药物审评组组长及委员和麻醉药品专家委员会委员；牵头承担 2 项国家一类创新药的临床研究，完成试验，获得批准生产并上市。曾参加全国各地有关专家的研讨会，共同向卫生部建议并推动创立了我国的"急诊医学"体系，从而使我国在此领域赶上了国际水平。1984—1996 年，任浙江医科大学副校长，是中华神经病学会第一届委员，中华急诊医学会第一、第二届副主任委员和浙江省急诊医学会主任委员，《中华急诊医学杂志》主编。

一晃而过，丁德云到浙江竟然 68 年了。黑发变白发，他首先想祝愿他的老同事、老朋友们都厚德载福，仁者长寿；祝愿浙江大学医学院、附属第二医院迎来新时代、新纪元。

省里初创神经内科时只有三人

丁德云读中学时是喜欢理工科的，这与他从小的耳濡目染有关。他的父亲是学化学的，但父亲希望他不要"重蹈覆辙"。因为在他们那个年代，即使有再大的专业本领，也很难发挥长处，科学救国对于他们那代人来说，终究是个可望不可即的梦想。后来，当了中学老师的父亲劝他当医生，说哪个朝代、哪个时代都离不开医生；做医生也相对简单些，知识即资本。父亲终于

87

说服了丁德云。

1948 年，在变革的大时代中，丁德云考入上海圣约翰大学医学院。这座当时由美国圣公会创办的教会学校，在 1952 年全国高校院系大调整中，所属的医学院并入上海第二医学院。

1953 年，为解决当时全国医学院校师资不足的问题，卫生部委托上海第一医学院所属华山医院培养 10 名神经精神科教师（上海第一医学院与第二医学院各 5 名），丁德云入选。他的人生之路从此有了切实的方向。

1954 年，因为人才紧缺，原定七年的学制缩短为六年，丁德云提前从上海第二医学院毕业，被分配到浙江医学院。

他还记得当时自己夜里从上海坐火车到杭州，次日在医学院报到后，先分配去附属第一医院。当三轮车到达医院门前，看到的竟是一幢黑漆墙门的老民房，这与他想象中的医院实在相差太远了。但工作半年后他的印象大为改观，因为他发现医院根基很深，每个科室都有资深的老教授，临床查房认真严谨，学术气氛也很浓，从而工作也有了信心。

当时浙江的神经内科尚在创建阶段。医学院开始按国家统一教学大纲进行神经精神病学的教学工作，设置教研室，连他在内，一共只有三个人，另两位是李志彬主任与张扬达医师。

起初还没有门诊与病房。他的主要任务是准备教材，包括讲义与挂图，以及寻找患者作为课间见习示教等工作，同时筹划开办门诊与病房。经过两年的努力，神经内科于 1956 年开始收治患者。这是浙江省内第一家神经科教学与临床的基地。教研室主任由李志彬担任。丁德云初来不久就当上了李志彬主任的助教。

1957 年，浙江医学院各附属医院进行了一次科系调整，神经科迁至附属第二医院，全部医师随之调动。此后，他再也没有离开过附属第二医院。

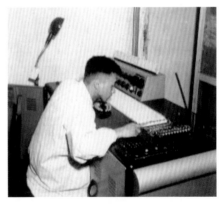

1957 年，丁德云调试浙江最早的脑电图仪，监测患者颅内压

当年技术手段远不及今天先进

与现在相比，当年的技术条件实在是太差了。医生要明确一个诊断，往往需要反复研究。

记得有个患脊椎肿瘤的患者要动手术，必须先确定肿瘤的具体位置。但在手术时，先前判断的部位却找不到肿瘤。经现场会诊讨论，根据患者体征，推断病变应当发生在上面一节脊椎，结果真的找到了肿瘤。

现在患者有问题，可以用 CT 或核磁共振等影像检查，病因通常能够一目了然。而当时，医生之间对同一病症看法不同却很难证实，只有依靠比较原始的办法：像气脑造影，把脑室里的液体抽出来，注入空气，然后用 X 光拍片；还有血管造影，把造影剂注入血管，同时采用 X 光拍片。这个过程对患者来说是很痛苦的，但由于不是直接显示，诊断率并不高。

正是因为技术条件差，激发了丁德云把更多的精力放在学习和业务上，注重经验的积累。他在记录与整理病历上特别用心，教学时能够很方便地找到个案。

但他也有尴尬的时候。有时候，上课时会碰到学生提的问题回答不出来，他就课后拼命翻书。那时，国内的资料很少，又很难见到国外原版的书籍，而杂志也通常要一年过后才能看到印刷本。尽管知识更新速度很慢，但他还是利用一切方法加强学习，也经常与外地的同学和同行交流。那时，医生的宿舍就在医院边上，也不分上班下班，有需要紧急处理的患者，总是随叫随到。他们的教学与诊疗水平就是在这样的情况下慢慢提高的。

1984 年，丁德云调入浙江医科大学任副校长。任职期间，他筹建了临床药理研究所并任所长。附属第二医院被批为全国首批 14 个临床药理基地之一。他参与完成了"注射用鼠和人源神经生长因子"和"人尿激肽原酶注射剂"的临床研究。如今这些药物都已通过国家审评，被批准生产并上市。

这些年来，除了专注于医学教学和医疗实践，丁德云还不断进入人生新领域。他曾被选为中国民主促进会浙江省委员会的主委，后来还当过浙江省政协副主席。他经常组织政协或民进成员成立医疗队下乡为农民服务。

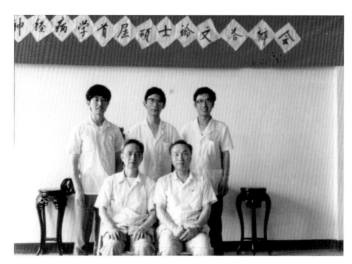

1991年，首届研究生毕业留影（前排右为丁德云）

退休后，曾有很长一段时间，他仍坚持每周在附属第二医院与另一医院各看半天专家门诊，由此享受工作的快乐、充实人生的意义。

能否给医生设立专门的保险制度

回顾平生，丁德云最开心的是看着经过自己医治的患者渐渐好转，甚至起死回生，有许多患者甚至成为朋友、后天亲人。有句老话叫"救人一命，胜造七级浮屠"，他感受到这样的职业价值和快乐。

求仁得仁，他已了无遗憾。但是，针对当下，他却有一事挂在心头。

当下，对医院、医生的议论，成为社会的热点，看病难、看病贵，社会多有抱怨。面对这种现状，他很希望大家能好好想一下：为什么国外许多人回到国内来动手术？因为国内便宜；看病难，国外就不难吗？美国医保就诊也得排几个月的队。所以，要完全解决看病的难与贵，是很不容易的。

但是，正是在这样的大环境下，他意识到：这些年来，国内医院的硬件设施发展迅速，进口了各类高科技检查仪器。可再先进的仪器也有局限，如果再发生什么意外，情况会更复杂，第一责任人自然是主治的医生。医生现在的压力也太大了。

其实，现在医生看病也是真的不容易。很多疾病属于自愈性疾病。如果医生说患者的毛病看不好，病情可能会加重，就有可能真的无法治愈。因为某些原因，患者不信任医生，医生也因为医患关系紧张而首先要考虑保护自己，以至于稍微有点风险的治疗方案就不敢用了，有些药也不敢开了。

这些年来，丁德云常常要帮助朋友做决断，譬如脑外伤，通常手术效果很好，但是是手术就有风险，有的患者不信任医生就难免迟疑。他一般都劝前来征求意见的患者动手术，即使只有 10% 的希望，也要搏一搏。

丁德云说："在国外，医生是绝对权威，做什么检查，用什么方案，患者都服从，国内的医生没有这种权威，往往影响治疗效果。"

对于媒体报道对医患关系的影响，丁德云有自己的看法，他觉得有些报道存在失实与夸大。譬如最近见诸报端的一个案例，某个大便解不出来的孩子去医院求诊，医生说要动手术，后来孩子去小医院用了几支开塞露就排便了，文章就推断第一个医生小题大做，另有企图。其实这个孩子的病叫巨结肠，必须动手术才能解决问题，第一个医院的处理是正确的。

看问题得看整体，得用辩证的眼光。要完全解决看病难与贵的问题，很不容易。所以医疗改革得切合实际，要逐步推进，不要一开始就做出太高的承诺，否则会造成新的问题。

那么，如何更好地处理眼前形势呢？他认为，一些国家的经验是可以借鉴的，如给医生设立专门的保险制度，就可以避免医患之间的直接冲突。

时代在变，但处世不变；生活样貌在变，但天道人心不变。我们出生在一个伟大的国家，现在又迎来了一个美好的新时代。丁德云为自己通过努力，能够实现梦想感到很幸运。他衷心祝愿新时代下，我们浙江大学医学院、我们附属第二医院的年轻人能够在传承中更好地去追梦！让我们不要辜负了这个伟大的新时代！

整理：严红枫　方　序　章轶明

审校：丁德云

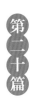

第二十篇

丁岳梁 | 让烧伤的肌肤重生

丁岳梁，1931 年 9 月 1 日生，主任医师，1955 年从浙江医科大学毕业，附属第二医院烧伤科创始人。曾任国家自然科学基金临床医学创伤评审组成员，中华烧伤外科学会委员、常委，浙江医学会理事，浙江烧伤（整形）外科学会主委、顾问，国际烧伤学会会员，利比亚国立烧伤整形外科中心医院外籍专家。发表论文 40 余篇，其中一篇被美国 *Year Book of Surgery*（《外科年鉴》）摘录。参与编写专著 10 部，多篇论著得奖。2013 年被浙江医学会授予终身成就奖与资深专家会员奖。

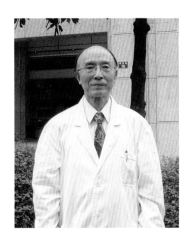

丁岳梁教授

63 年前，附属第二医院老书记邓云和老院长余文光，把丁岳梁从普外科调出，让他创建烧伤科。对于一个参加工作没几年的年轻人来说，这是多么大的信任、多么大的平台和多么大的机会。他觉得自己太幸运了！他对此万分珍惜。

一张白纸上创建烧伤科

丁岳梁是上海人，父亲、母亲、哥哥都是教师，只有他一人从医。

1948 年，丁岳梁高中毕业时，先考进沪江大学学商科。新中国成立后，他想学医，又重新参加华东地区招生考试，考入了浙江医学院。他至今还保存着当年的准考证。这片纸是他人生转折时期最重要的物件。

进了浙江医学院并不意味着就能顺利毕业。他们班后来不少人因各种原因辍学。开学时有 71 个人，毕业时只剩 43 个人。

1955 年，丁岳梁毕业后分配到附属第二医院。那时医院还没有烧伤科，只有普外科、内科、骨科、胸外科和泌尿外科。

1958 年，上海广慈医院（后改为"瑞金医院"）成功抢救了一位烧伤总面积达 89% 的钢铁工人。以那时的环境、设备和技术条件，要救活如此重度烧伤的患者，实非易事。当时此事轰动了全国。

广慈医院医生前来杭州做报告。丁岳梁跟着附属第二医院领导去听了。报告会不久，时任附属第二医院党委书记邓云、院长余文光研究决定，把丁岳梁从原来的普外科调出，专门成立一个烧伤救治组。

当时条件很简陋，人手不足，除了丁岳梁之外，还有三四个护士。忙不过来时，就从外科调来医生。即便如此，当年收治了 34 例烧伤患者，取得了非常好的成绩。到 1960 年共收治烧伤患者 126 位。

附属第二医院烧伤科是从 20 世纪 80 年代中期开始，环境才逐渐改善，逐渐先进起来的。

烧伤患者要特别注意避免皮肤感染，还要有一个适宜温度的保障。当时的病房里也装上了冷热两用的空调，这还是上海研制出来的第一批产品；当时床位也有 15 张了，还有了翻身床。再后来，做手术用的器械，比如三用轧皮机、鼓式取皮机等也都已经具备了，跟国外医院基础设施基本一致了。

附属第二医院烧伤科的每平方厘米的空间，都倾注了丁岳梁和他的同事们的心血，充满了欢乐和艰辛。

医学教授还要教杀猪

工作上，丁岳梁一直严慈并举。在做整形手术时，他严格按照步骤来执行。他也会放手让年轻的医生去做手术，但是，会在旁边一直观看，有时他们不小心忽略了某一个步骤，他会及时提醒，帮助他们最终完成手术。

大家都说他太劳心劳力了。其实，还有比这更劳心劳力的呢。

70 年代，他们与浙江医科大学协作，制作用苦味酸试剂固定的切痂嵌皮术后的创面切片，还发现了猪皮与自体皮混合生长的重要规律。

以前一台植皮手术往往要花上一天工夫。前一天先让工人买头猪放在办公室的阳台上；第二天早上6点，医生到单位开始杀猪，然后往猪皮下充气，使整张猪皮鼓胀起来，再进行剃毛、切割、削薄、消毒等多道工序，一直忙碌到10点多；然后对患者进行切痂、移植等手术，下午4点钟左右结束。

现在医院可以直接购入猪皮或人体皮肤，减少了很多麻烦，一台手术所花时间也常控制在一两个小时，为患者争取到了更多救治时间。

谁会想到几十年前，一位教授竟然还要手把手教学生怎样杀猪。其实，那时让人难以想象的事情实在是太多了。当时医院实行医、护、工大协作，医生手术后还要抬患者回病房，每日还要挑、冲开水等。所以，丁岳梁也因此落下病根，30多岁就多腰节、颈椎椎间盘突出。

浙二烧伤科走向全国

当时治疗大面积烧伤患者，丁岳梁团队经常采用的是自异体皮混合移植的办法。但是异体皮不易及时获得，保存方法又较复杂。

从1973年开始，他们采用猪皮和自体皮混合移植法：待患者切痂止血后，将消毒后进行劈薄并切孔备用的猪皮按创面裁剪覆盖。

术后2～3天，猪皮与创面紧贴。再次手术，滚轴刀切取适量自体薄皮，用轧皮机切成一板板小皮片（一般为0.3厘米×0.3厘米或0.4厘米×0.4厘米）。手术时将此小皮片嵌入移植至猪皮孔内。

自体皮移植后，约3天转深红色至逐渐扩大，先占满猪皮开孔。猪皮干枯、脱落后可见自体皮全部或部分覆盖创面，后者再次补植自体皮。

他们首次对深度烧伤创面切除后采用自体皮与猪皮混合移植，一系列的病理切片发现猪皮毛囊上皮细胞繁殖扩展良好，存活至少122天，驳斥了许多国家认为猪皮（异种皮）不能存活，只能作为生物敷料的错误观点。（发表在英国 *Burns* 杂志1983年7月第9卷第6期）

用这种方法，当时他们成功救治了许多人。

80年代初，一位在杭州钢铁厂工作的男青年，因为冬天去浴室洗澡时跌进了滚烫的热水池而导致100%面积烫伤，尤其是双下肢烫伤等级为深二度、三度烫伤，经部分创面植皮后顺利康复。

　　还有一位东风酿造厂的女工，不慎掉进热酱油池中，救上来时，惨不忍睹。经诊断，100% 面积烫伤，三度烫伤面积达 74%。联系到上海瑞金医院，得知有液氮保存的异体皮源，丁岳梁他们便和厂方立即同赴上海取皮。由于患者掉进酱缸后，头顶部位受的伤相对比较浅，而头皮又是全身皮肤中较厚的部位，皮脂腺汗腺也丰富。从头顶部位取皮，一次取下的量不够用，一般 5 天后再取一次。这样前前后后，总共有十五六次，包括痊愈后两腋疤痕松懈植皮整形手术。当时效果挺好，患者很快恢复正常的生活和工作。他们至今保存着当时治疗的照片。27 年随访结果是病人生活正常。这一病例疗治情况发表在英国 Burns 杂志上。

　　1981 年 6 月，上海瑞金医院召开首届国际烧伤学术讨论会。丁岳梁荣幸地参加大会，交流了《自体皮和猪皮混合移植于三度烧伤创面的临床和组织学观察》（Clinical and Histological Observation on the Application of Intermingled Autograft and Porcine Skin in Third Degree Burns）一文，受到好评。

　　1981 年底召开全省烧伤整形外科学术交流会，由丁岳梁传达了上海国际学术会议情况。会后，成立浙江省烧伤、整形外科学组（全国烧伤、整形学组于 1983 年才成立），由他和傅沛养分别担任正、副主委。

　　自此，丁岳梁在烧伤诊疗方面不断深入研究，取得了许多有益探索和成果，在国内外期刊发表许多论文，多篇学术论文参加国内外重要学术会议，并引来多批烧伤代表团来华、来杭交流。1977 年，埃及烧伤专家访问附属第二医院；1980 年 10 月，美国麻省总医院康斯特布尔（Constable）教授为团长的代表团来院参观和学术交流。1983 年，以巴克斯特（Baxter）教授为团长的国际烧伤协会代表团来附属第二医院烧伤科进行学术交流与考察。

　　1989 年，丁岳梁应邀出席布拉格（捷克）第三届欧洲烧伤大会。1993 年到 1994 年期间，利比亚的黎波里国家烧伤整形外科中心医院通过我国卫生部邀请他指导该院救治工作，手术救治 100 例重度烧伤患者，还到该国的中央医院会诊，出席该国主办的国际学术会议，并为其培养了一批烧伤人才。

清夜扪心的亏欠和祝愿

　　回首往事，真是让人唏嘘，感慨不已。

　　附属第二医院烧伤科从无到有，经过半个多世纪的奋斗发展到今天，一

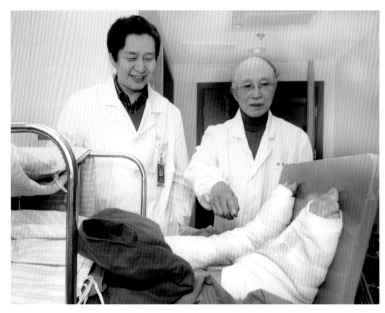

丁岳梁教授（右）与韩春茂主任（现任附属第二医院烧伤科主任）在病区查房

路走来，筚路蓝缕，实在不易。作为医院烧伤科的创始人、负责人和曾经的学科带头人，作为历史的亲历者、时代的见证者，丁岳梁怎能不唏嘘感慨！

但是，他更唏嘘感慨的是几十年来，亏欠夫人和孩子实在是太多太多了。

他的夫人孙文松是附属第二医院的药剂师。几十年来，她感叹最多的就是 5 个字："老丁太忙了！"

怎么能不忙？那时，他养成习惯：不管多忙，每天下午 4～5 点必须到病房了解重症患者病情及体温和化验报告，尤其是细菌培养、药敏报告，以决定是否要立即更换抗生素，并开出次晨的化验项目……记忆里，他似乎从没有准时下过班，赶回家吃过一顿热饭，也好像从没有和家人温馨地好好相聚一次。他只感觉有做不完的事情，干不完的工作。虽然他从来没有抱怨过、叫苦过，但是他的夫人、孩子们呢？唉……

在很长的一段时间里，全省烧伤科的医生寥寥无几，所以，他经常要全省各地到处跑。那时没有高速公路，路况极差，开车去一个地方，往往来回要 10 来个小时。家人们总是提心吊胆，担心他的安全。

丁岳梁 68 岁退休后，还义务为科室的专家门诊服务约 10 年，但他的老伴从来没有埋怨过。

他和老伴同龄，都是 1931 年生，已经是钻石婚了。记得是过了金婚后，他开始"知错就改"，陪同老伴参加了省老年大学一些兴趣班的学习，加入了英语研究会学口语，参加了电脑提高班，还陪老伴参加了老干部局交谊舞协和歌咏班。

但是，清夜扪心，他感慨：点亮我心灯的还是附属第二医院、附属第二医院的烧伤科。何事能千秋？事业炳千秋！他衷心祝愿附属第二医院烧伤科持续领先国际水平，走在世界前列，仁心仁术，再铸辉煌！

> 整理：严红枫　方　序　章轶明
> 审校：丁岳梁　韩春茂

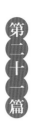

郑树｜鲜活的记忆

郑树，1931 年 9 月 14 日生，肿瘤学专家，浙江大学教授、博士生导师，原浙江医科大学校长，浙江省第八届人大常委会副主任。历任中国抗癌协会副理事长、第八届中华医学会常务理事、全国大肠癌专业委员会名誉主委、中华医学会咨询委员会委员、国际大肠癌外科医生协会副主席等职。共获省部级以上奖励 38 项，其中以第一完成人获国家科技进步奖二等奖和三等奖各 1 项，省部级科技进步奖一等奖 3 项。先后发表论文 900 余篇，他引 1500 余次。主编/副主编著作和教材 15 部、参编 20 部，授权专利 24 项。

郑树："温故而知新，敦厚以崇礼"。这次"口述历史"不仅仅是在挖掘医学院深厚的文化底蕴，也是在"抢救"历史。浇灌后人，其泽也远。

我与浙二缘起 80 年前

91 岁的郑树，拿起自己 1955 年毕业于浙江医学院的照片，不禁感叹韶华易逝，青春不再。

80 多年前，她四五岁时，当小学校长的父亲带着她来到广济医院，也就是附属第二医院的前身。具体事，她忘记了。但让她从小记住的是"医生很了不起"，以至于她从小想当医生，从那时开始结缘附属第二医院。

郑树 1949 年考进国立浙江大学医学院，成为新中国第一批大学生。校长是竺可桢。当时是学校自主考试招生，已经办了两届，学制六年。

纯英文的课堂、刻苦地复习和校对笔记、老师们严谨的治学态度、医学院综合性的课程安排……讲起求学中的许多经历，她仍记忆犹新。

素质教育的启示在于，金字塔要高的话，底子一定宽。作为一所综合性大学，国立浙江大学向来以多学科交叉融合为人才培养目标，而在此就读的她也深深受益。当时工科、理科、医科都在一起学习，这对她思维方式的影响很大，让她甚至学会使用"工程字"这种独特的语言。

3 年后，她在老浙大后面的田家园进行预科和临床的学习。田家园和医院很近，可以经常去医院观摩。这对医学院学生的培养能起到很好的潜移默化的影响。所以，她后来一直建议医学院的临床学习最好要靠近医院，这些都是她们那个年代保留下来的可贵经验。

安安静静做医生

1955 年 2 月，正赶上附属第二医院组建肿瘤外科，郑树就来到了这里。1958 年初，她被派到上海市立镭锭医院（现复旦大学肿瘤医院）学习，学成后又回到附属第二医院肿瘤科。

其时"文革"大串联开始了，医院人手少，切片化验都得自己做。没有想到，这倒让她练就了看片的绝活。

下乡时，有位 50 岁左右的女性患者，子宫大如篮球，上面布满粗大的血管，被诊断为巨大子宫肌瘤，当地医生认为需手术切除。但最后被郑树发现体内有黄体存在，判定是个胎儿。如果误诊为子宫肌瘤则会使这位病人永远失去做母亲的机会。黄体是每一个医学院的学生都学习过的生理知识，可这些课堂上的知识在实际中该如何应用，则是每个从医者都要考虑的问题。

医生为患者考虑，患者也会用他们的方式回报医生。记得有一位永康来的中年妇女找郑树，拿了一包东西要给她，她推搡了半天推不掉，打开一看，是双布鞋。这位妇女的女儿患先天性肠粘连，发病时痛得要命。每次郑树去看女孩的时候，因为怕开刀，女孩都装不痛。因为当时无影像学的帮助，她只能偷偷躲到女孩的床后，观察她怎么痛，根据发作时的症状与体征进行判断。然后，她给女孩动手术治好了病。

这时，郑树才想起，在给女孩看病时，女孩妈妈曾蹲下，用手在她的脚边比划，原来是要给她做鞋啊。现在想起来，她仍觉得温馨不已。

1970 年，有一个年仅 20 岁的小姑娘，检查出来有大量腹水，转了多家医院没法治。他们建议：这病，也许只有郑树能治。

经过钡餐造影显示，肠子都被压迫到了左上腹，情况不容乐观。手术进腹后发现肚子里都是腹水，如何缓慢将其引流出去，避免横膈突然下降，减压影响心肺功能成为一个棘手问题。手术室护士长想到一个办法，用床单左右交叉裹住患者的肋部，两端绑上沙袋，放一点水，床单就收紧一圈，逐渐增大引流压力。那一肚子的腹水，放了整整一个小时，接起来足足两个铅桶。放尽腹水后，郑树将满肚子的菜花样肿瘤做了摘除，小姑娘的大肚子终于平坦了。手术结束的时候，她在小姑娘腹腔里留置了管子，做化疗灌注，控制残留的肿瘤细胞。8天后，她接到上级任务，要下乡去。走之前，她给小姑娘拆了肚子上的缝线，又向接班医师交待了注意事项，才敢离去。

6个月后，郑树下乡回来，在门诊碰到小姑娘的父亲，才知道她肿瘤又复发了，而且肿块压迫到了膀胱和直肠，使得她大小便都非常困难。几乎所有的医生都认为不可再手术，郑树也很头痛。考虑再三，和家属商议后，决定先为其实施经动脉插管化疗术。经过一个多月的插管化疗后，肿瘤虽然没有消失，却明显缩小，从原来的脐水平降到了脐耻之间。但是这时候，她发现小姑娘的左脚趾头有点发白，估计是小动脉发生了栓塞。她给她停了插管化疗，决定为小姑娘做第二次手术。考虑肿瘤的侵犯性，她请了泌尿外科主任帮忙，准备同时切掉膀胱和直肠。小姑娘当时很轻，瘦得只剩一副皮包骨头，是她抱着小姑娘进入三楼手术室的。结果开腹后发现肿瘤很圆，腹膜包裹在外面。郑树就在包被肿块的腹膜下进行剥离，然后像剥椰子肉一样把肿块完整地剥了下来。等在手术室外的小姑娘父亲看到她不到一个小时就出来了，以为手术无法进行，伤心地晕了过去，之后才知道不仅肿块完整地切除，还保住了膀胱和直肠，保住生命的同时保住了生活质量。

从医半个多世纪，郑树这辈子还有一件很有成就感的事情：20世纪70年代末期，嘉善、海宁地区的大肠癌发病率很高。她带领团队，连续跟踪海宁地区4067人20多年，对高危人群进行干预，使该地区直肠癌死亡率下降17.56%，发病率下降31.4%。这是多年来全国范围内癌症两率下降唯一的例子。

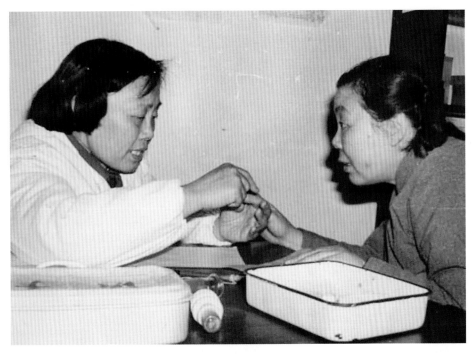

郑树教授为患者看诊

我的 12 年校长经历

1984—1996 年，郑树任浙江医科大学校长。

她刚任校长时，坦率地说，当时校园硬件设施很差，校舍破败。只有完善的硬件设施，才能为办学提供有力保障。她和领导班子很快敲定了第一要务：建房子。中共浙江省委扩大会议、国家计划委员会、国内外基金会，都留下了他们为此奔走、洽谈的身影。

在筹建医院时，郑树把"四个一流"——一流的管理、一流的设备、一流的水平、一流的人才作为标准。中国医学科学院浙江分院和附属邵逸夫医院的建立都是成功的尝试。她当时还提出了"教学、科研两条腿走路"的目标。为了提升学校的实力，她提出建议：三分之一的时间用于科研，三分之二的时间用于临床教学。她每年都会申请课题，申请国家自然科学基金，在校园里带动大家一起进行科研实践。

实现医学院全方位、宽领域的发展同样是郑树所重视的一环。1986 年恢复公共卫生系，1999年恢复药学院。当时，她认为公共卫生不仅不能缺，而且是非常需要的。回想起来，现在有很多基础的研究都是在公共卫生系里面做的。

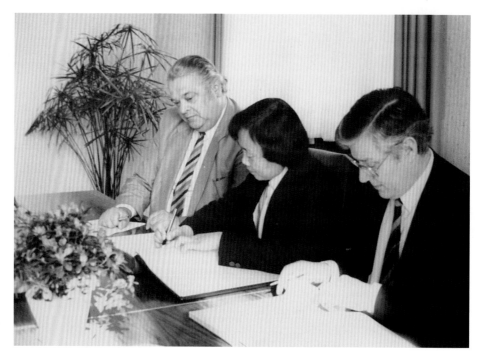

郑树校长和德国高校签订校际合作协议

立足国内，放眼国际，有人评价她为浙江大学医学院的发展奠定了坚实的基础。其实，对这段历史，她一直保持淡然的心态。坦诚说，她自己根本没想到要去做什么校长。她一直认为做校长就是和做人一样。做校长后最大的不同就是不停地争取经费，为学校争取建设经费，为科研项目、申请科研项目争取科研经费。

当然，作为校长，她也希望学生们对科学产生不断追求、探究的好奇心，要想办法解决不懂的东西，要坚持学习和思考：既有问题与问题之间的思考，也有问题与实践联系的思考。除此之外，"无德不医"，她始终要求学校把立德树人视作立身之本。

影响我一生的两位恩师

在郑树从医的生涯里，有两个人对她影响至深：一位是上海市立镭锭医院的顾绥岳教授。1956年底，上海市立镭锭医院举办肿瘤病理学习班，她去报名，这让她遇到了一生中对自己影响最大的顾绥岳教授。他教会了她怎么做学问，怎么做人。

另一位是1982年12月去世的附属第二医院老院长余文光。她曾不知天高地厚、冒昧地纠正老院长的一个差错。万万没想到，老院长不但毫不计较，竟然在临终前，还寄信召她回来当院长。

余院长是外科专家，从广济医院留任下来，对医院很忠诚，技术也高超。她和老院长的最出格的一次交道居然是纠错。

当时老院长给一位患者动手术，切除了肠和膀胱之间的肿块。她肉眼检查标本后，对刚做完手术、已经很累的余院长脱口说道："这不是肿块，只是炎症引起的肠粘连块。"让大家都尴尬不已。

这事，让她至今后悔不已。为什么那时候说？为什么不注意场合？为什么这么莽撞？真是太不懂事了。

但是，爱护年轻人的老院长一点没"记仇"。1982年，老院长在去世前，也就是她刚结束在美国一年的学习之时，给她写信，让她赶快回来，接他的班，做院长。

老院长离开我们已经快40年了，她一直怀念他。附属第二医院为他立了铜像。每次回到医院，她都会到余老的铜像面前静静地站一下。他是真正的学者、长者、好院长……

整理：严红枫 方 序 章轶明

审校：郑 树 董 琦

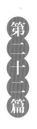

何英惵 ｜ 解除肛肠疾病的"耆宿元老"

何英惵，1931 年 9 月 24 日生，1955 年毕业于浙江医学院，附属第一医院终身教授，创建附属第一医院肛肠外科及浙江医学会肛肠外科学组，曾任中国和浙江省中西医结合学会肛肠分会副主任委员，《中国肛肠病杂志》《浙江医学》编委，著有《痔、肛瘘与肛裂》等医学科普专著。

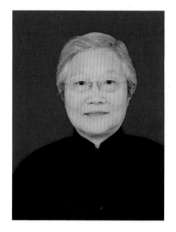

何英惵教授

立志从医　严谨笃行

何英惵教授 1931 年出生在上海，家中长辈们有很多医生朋友，医术高超，态度和善。何教授幼时生病，母亲带她去看医生，仔细检查后，医生给她开了些口服药，她吃下去之后病情日渐好转。这让何英惵教授惊奇不已，感到医生本事真大，暗暗下定决心自己长大后也要做医生。

1950 年经过全国统考，何英惵教授进入浙江大学医学院就读，同届有 50 余人，院长是王季午教授。时隔半个世纪，整个校院的情况依然清晰地印在何英惵教授的记忆里。当时校院大门开在大学路东侧，入口左手边是注册处，也是现存的"求是书院"所在地。

1952 年院系调整，浙江大学医学院与浙江省立医学院合并为浙江医学院，校长为洪式闾教授。合并后，浙江大学医学院部分全集中到法院路校舍。

浙江大学有高水平的文、理、工等学院，为医学院学生的全面发展创造了得天独厚的条件。他们在修习基础医学课程之前，先在理学院专门学习数学、物理、化学、生物等课程并参与实习，这为他们之后的医疗、科研及教学工作打下了扎实的基础。"王季午教授讲医学概论时，曾讲到'基础课服从临床课，临床课服从实际需要'，千真万确。"这句话至今仍被何英懋教授奉为座右铭。

1955 年毕业后，何英懋教授被分配在附属第二医院（原广济医院）普通外科，普通外科分为上、下两层楼，她被安排在二楼工作。医院注重对新人的培养，各种细节问题要求严格。有一次她写一张病程进行录时，忘记填入住院号，当时的科主任黄德赡医生悄悄拉住她的工作服，将她从一张桌子拉到另一张桌子前，点了点住院号空白处，这让何英懋教授深感惭愧，从此培养锻炼出何教授严谨细致的工作作风。

仁心仁术　不辞辛劳

1957 年，浙江医学院科系调整，原普通外科二楼搬至浙江医学院附属第一医院，何英懋教授随科室一并前往。1963 年，何英懋教授调至痔科工作。1984 年，痔科撤销，改建为肛肠外科，何英懋担任首任肛肠外科主任。

肛肠外科的工作是为患者的肛门、直肠与结肠服务，又脏又累。有位患者晨起排便后，肛门疼痛不止，精神不振，何英懋教授为他进行细致检查，确认为"肛裂"，给他做了注射疗法。疼痛缓解后，这位患者高兴地拿了处方下楼配药，一到两周后再来复查时，创面已经基本愈合，患者十分感激。何英懋教授微微一笑，谦逊地说这是医生应尽的责任和义务。类似的临床治疗对她来说已是常态。还有一位患者腹部坠胀一周，前来就医。何英懋教授通过指检发现，有硬块粪便堵在患者肛门口，她耐心地用手指慢慢地剜出来，放到医用弯盘里，让家属去厕所里倒掉，将弯盘洗净并放在地上。完了之后何教授再开具治疗单，安排患者到楼下导尿灌肠室做低压生理盐水灌肠。病痛解决后，患者开心地笑了，她又苦口婆心地指导患者以后如何改变陋习，养成良好的卫生习惯。

工作虽苦，何英惠教授却从患者被治愈后的快乐中感受到了一位医生临床的"甜"。这是因为何英惠教授认为医生本身最重要的是"医德"。这种思想来自她的外公从小对她的家庭教育——"孔子曰：'修身、齐家、治国、平天下'，对医生来讲，修身就是医生的医德。"秉持着这种奉献精神，她不仅在临床上兢兢业业，对患者关怀备至，还积极参与到医疗扶贫的工作中。何英惠教授多次带着医学生们去基层卫生院进行帮扶工作，足迹遍布衢州龙游、杭州余杭、丽水遂昌、余姚四明山等地和老少边穷地区。在深入基层卫生院的日子中，何英惠教授给学生们授课，带他们参与临床实习，和同学们

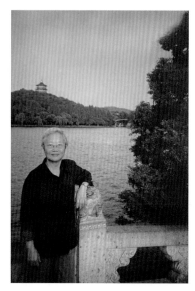

何英惠教授在西湖边

同吃、同住、同劳动，不仅为乡亲们治病送药，还提高了当地医生的医疗水平，培养出了一批优秀的医学人才。

出于对医学事业的执着追求，何英惠教授不仅在临床和教学工作上精益求精，在推动学科建设上也费尽心力。担任附属第一医院肛肠外科主任后，何英惠教授于1985年牵头成立浙江省外科学分会肛肠外科学组并任组长，学组每2年举办一次学术活动，推动了浙江各地医生的学术交流，开阔了大家的眼界，丰富了大家的临床治疗经验。

逝者如斯，不舍昼夜。如今浙江大学医学院附属第一医院的肛肠外科不断发展壮大，肛肠外科学组也在建立后的2年内扩展为肛肠外科分会。何英惠教授虽已不在临床一线，但仍关注学科发展和人才建设。如今的医学事业正是需要人才勇攀高峰的时候，何英惠教授希望年轻医生要从临床出发，多学习，多实践，多思考，多交流，为推动医学高质量发展贡献自己的力量。

整理：附属第一医院党政综合办公室

审校：何英惠

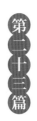

胡迪生 | 我与浙大医学院的故事

胡迪生，1932年2月生，教授，1955年浙江医学院公共卫生学系毕业，留校任教。历任浙江医科大学预防医学与劳动卫生职业病学教研室副主任、主任，公共卫生系副主任、主任，兼任中华预防医学会理事、浙江省预防医学会常务理事、浙江省劳动卫生职业病学会副主任委员、浙江省职业病诊断鉴定委员会副秘书长、浙江省职业中毒诊断鉴定组组长及《中华劳动卫生职业病杂志》等杂志编委。曾负责浙江医科大学公共卫生学系重建；为浙江省劳动卫生职业病学重点学科及博士点创建人之一，工业毒理与职业中毒学科带头人；长期主持浙江省职业中毒疑难病例的会诊与鉴定，多次承担突发性公共卫生中毒事件的应急救援与抢救治疗。1981年获"全国职业病普查先进个人"称号。

缘起浙大公卫

胡迪生于20世纪50年代进入浙江医学院求学。正值医学院分系，公共卫生系矛盾最突出，学生面临学科了解不充足、情况不稳定、教学资源不充足等问题。当时公共卫生系的老师中只有一名教授，剩下的都是年轻的副教授。那时候的公卫课堂都没有教科书，只有老师们分享自己工作的经验及自己编写的讲义，即便这样，老师们儒雅的气质和丰富的学识对胡迪生等公共卫生系学子影响深远。

胡迪生表示能够回到母校任教也是一种缘分。那时毕业的学生大都分配

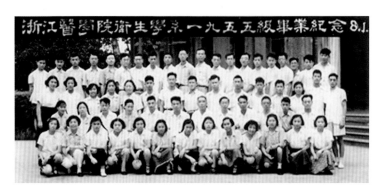

1960 年 8 月 1 日，浙江医学院卫生系 1955 级毕业照（二排右二为胡迪生教授）

到各个大学的医学院中，但 1955 级毕业的那一年，学校计划将毕业生们安排到东北工业发达、危害也相对较大的地方。毕业前夕，胡迪生被分配到浙江省文教部从事思想政治的工作。2 年后，胡迪生再次回到了母校公共卫生系任教，见证、改革和发展了浙江医学院的公共卫生系。

可以说，胡迪生的工作内容一直围绕着学校公共卫生学习的建设。工作初期，胡迪生就把重点放在编制教科书、改革教科书上，胡迪生的目的是让公共卫生系的学生打好基础，而基础不仅仅是学习基础医学，也要学习临床医学。公共卫生系虽然经历"三下四上"，但总体处于发展进步状态。1994 年10 月，浙江医科大学公共卫生学院成立，公共卫生系变院，其下设预防医学系、妇幼卫生系、卫生管理系、卫生检测中心。

公卫师生的使命

"作为老师，我觉得我们应该做一些实际的工作；作为学生，你们应该学习的是一些真实的本领。这些知识的积累也是一种珍贵的实践经验。"

杭州农药厂在 20 世纪 70 年代发生过一场爆炸，当时由于公卫人对临床知识的缺乏，胡迪生脑中第一反应就是：农药厂爆炸，一定会有机磷农药中毒，它与人体中胆碱酯酶结合，抑制胆碱酯酶水解乙酰胆碱，会出现瞳孔缩小、全身抽搐的症状。但胡迪生去到医院看时，发现患者的症状并不符合有机磷农药中毒的典型症状。进行检验分析之后，发现患者中毒的原因是农药厂逸出的气体三氯硫磷，而不是有机磷农药中毒。爆炸事件导致患者出现脑水肿的症状。经过治疗以后，患者们的症状都得到了缓解。通过这件事情，胡迪生认识到公共卫生系对临床医学知识的缺乏，之后便加强了公共卫生系与医院的联系。

胡迪生提到公共卫生系区别于临床医学和基础医学的很多特点，首先是公卫人不但需要拥有基础医学与临床医学的知识，同时还需要掌握一些卫生检验的知识和现场调查的能力；其次，公共卫生系真正的发展是基于这些年的现场调查与实践。

胡迪生表示，公共卫生系的同学遍布各个卫生防疫站（即现在的疾控中心），在各个岗位做着自己的贡献，他希望公共卫生系同学们能够把公共卫生作为一个真正的事业。公共卫生这个学科实际上是一个很精尖的专业。胡迪生用尘肺给我们举例，以前尘肺发病率高，现在得到了一定的控制，有时就好比铁路隧道里一定有粉尘，目前这样的现状是无法改变的，即使发病率降低，仍有人会患尘肺。尘肺的粉尘问题在于环境污染、工业问题，这些问

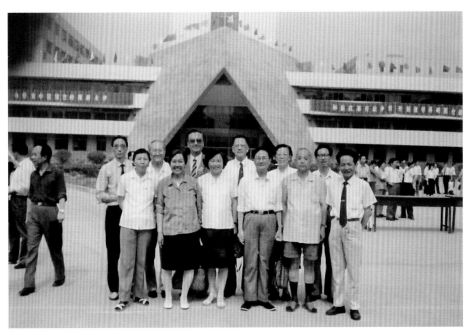

1992 年 6 月，浙江医科大学 80 周年校庆纪念日合影（后排右三为胡迪生教授）

题既古老又现代。基于这么一个总体结构，这个问题的解决不但需要国家的支持，还需要公卫人的努力。胡迪生希望以后的公卫人能够在老一辈工作的基础上继续走下去，努力将公共卫生发扬光大，做出更多的贡献，解决更多的时代遗留问题及新时代伴随而产生的新问题。

共建蓬勃发展的公卫未来

"总地来说，我们学校的公共卫生系仍是重点学科，有一定的地位与保证。公卫人离不开专业基础、检测基础、三维调查、临床基础，同学们应该在这些方面进行努力，继续发扬光大我们的公卫事业！"

1997年5月，通过浙江省政府重点学科建设项目的可行性论证，确定传染病学、肿瘤学、医学分子生物学、劳动卫生与职业病学、生物医学工程、外科学、药理学为重点学科。浙江省人民政府决定，从1997年起5年内投入6000万元人民币（学校自筹6000万元，共计1.2亿元），用于浙江医科大学的重点学科项目建设。2002年9月，胡教授作为劳动卫生职业病学重点学科及博士点创建人，他所负责的劳动卫生与环境卫生学被批准为浙江省第四批重点学科。伴随着几代人的努力，2009年，公共卫生系新获得批准建设浙江省重点学科2个：劳动卫生与环境卫生重点学科、社会医学与全科医学重点学科；2011年12月13日，劳动卫生与环境卫生学、社会医学与卫生事业管理等学科被推荐为浙江省重点学科。

对于公共卫生学院的发展，胡迪生认为学院既要引进人才，更要靠自己。经过这么多年的努力，浙江大学公共卫生学院培养了很多人才。公共卫生事业的发展曲折艰难，但是胡迪生建议中国要有长期的规划，才能够更好地发展公共卫生事业；胡迪生提倡相对放松的科研环境，让老师可以有时间去思考，真正地以一种愉快的心情去做一些有意义的事情。

整理：白　鹤　杨晨煜　徐晓杭

审校：胡迪生

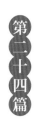
吕世亭 | 回望激情燃烧的岁月

吕世亭，1932 年 3 月 9 日生，山东文登人，1947 年加入中国共产党。曾任温州医学院党委书记、院长，浙江省卫生厅机关党委书记、副厅长，浙江医科大学党委书记、副校长，附属第二医院神经外科主任医师、特聘高级专家，浙江省医学会、浙江省抗癌协会、浙江省老卫协副会长，浙江省老教授协会会长，浙江省神经外科和浙江省神经肿瘤分会主任委员。教授，硕士生导师，发表和交流论文 50 余篇，多次获中国高教学会科研成果奖、浙江省科技大会奖、浙江省科技进步奖优秀奖。

吕世亭："也许没有哪代人会像我们这代人的命运这样，与国家、时代的发展联系得如此紧密。斗转星移，沧海桑田。回忆往事，真是有太多的经历，太多的画面、太多的瞬间，让我热血沸腾、心潮澎湃！"

我从战火中走来

他说，他是从战火纷飞的战场上走过来的，是革命的激情和对医学的热爱，让他认定了这辈子要走的路。

吕世亭小时候很瘦，身体也不是很好，所以对能给人治病的医生特别尊重。这也让他从小向往做医生。当八路军东海军分区卫生所在他家乡招兵时，15 岁的吕世亭就参了军，成了八路军的一名卫生兵。

吕世亭的医疗知识是从零开始的。他们卫生所所长叫汤吉珊。汤所长常常是边行军，边抢救，边给他们讲课，不仅讲医学知识，也讲革命理想、做人道理。汤所长是他医学、人生的启蒙老师。

解放战争开始，吕世亭转入了野战军医院，参加了淮海战役、渡江战役等。他也从一名卫生兵成长为助理军医。战争年代，医疗物资之奇缺是今天的医生难以想象的。那时医护人员用筷子代替镊子；把砖头加热，包上湿毛巾当热敷，敷在伤处；纱布很珍贵，用完的纱布洗干净消毒，晾干后接着用。条件虽很艰苦，但他们都满怀激情。那真是激情燃烧的岁月！

1949年5月，杭州解放的第5天，吕世亭来到杭州，在部队医院继续从医。当时就住在少年宫和南山路附近的两处寺庙里，铺上稻草就是床。1954年，他转业到了温州，在温州市委组织部和乐清市委宣传部做组织干部工作，其中还有一年调至路桥机场卫生所任所长。由于他表现优秀，组织推荐他参加考试，他被录取到浙江医学院读书。

1963年，吕世亭毕业时被分配到附属第二医院神经外科工作。附属第二医院的神经外科是由朱焱、陶祥洛两位德高望重的教授在1957年创立的。朱教授原来是骨科医生，但他觉得当时神经外科缺乏医生，脑肿瘤、脑创伤患者无处医治，于是和陶教授一起创立了神经外科。附属第二医院也就成了当时全省医院中唯一一家有神经外科的医院。

15年后，1972年，40岁的吕世亭成为了附属第二医院神经外科的负责人。当他回忆起朱焱、陶祥洛这两位做人低调、正派、热爱专业、医术也很高超的老师时，始终深怀由衷的敬意。

"钻颅探查"和"冷冻摘除脑瘤"

相比于现在，他们那个时代的医疗条件实在是太简陋了。给患者做开颅手术，连患者的头发都要自己动手剃。那时候，没有CT、磁共振，动手术全凭医生的临床经验，看患者的体征，检查瞳孔散大的情况，判断是否硬膜外血肿。

当时，他们采用的叫"钻颅探查"技术，就是根据经验判断，打孔进去手术。有时候，从一边开颅进去，手术成功后颅压仍然很高，结果发现对面也有血肿。于是，再从对侧开颅，然后这面的压力才下降了，搏动就舒服了。临床上，由于经常碰到这样的情况，所以他们很小心、耐心，会很仔细地找原因，从来不敢粗枝大叶、马马虎虎。

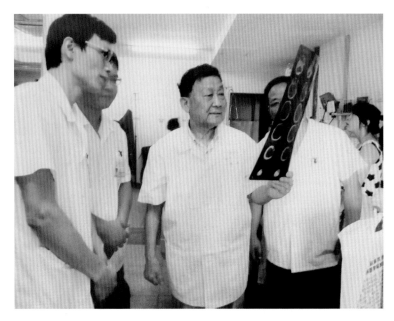

吕世亭教授在病区查房

　　那个年代，他们真的都很纯粹，动手术一分报酬都没有。附属第二医院神经外科要负责全省各地医院急、会诊。做完手术后，哪怕后半夜他们还要赶回来，常常是在当地吃一碗面就回来继续值班。

　　由于经常连夜赶路，几乎神经外科团队里的所有医生都在外出急诊时出过车祸，吕世亭曾因车祸发生脑震荡、头皮裂伤。但不管条件多艰苦，只要患者有需要，他们就立刻出发。

　　尽管那时门诊、手术很忙碌，但是学术科研并没有落下。他和陶祥洛、甘海鹏等医生还一道钻研出"冷冻手术"——对于脑瘤，研究用冷冻的办法为患者进行手术。这个"冷冻摘除脑瘤"的手术，还获得了当年浙江省科技大会二等奖。

　　"文革"期间，吕世亭正值壮年。作为附属第二医院神经外科的主要负责人兼党支部书记，他很欣慰的是，尽管那个时期很混乱，但神经外科始终非常团结，工作非常愉快。近些年来，在医院领导的带领下和张建民、陈高主任为首的团队共同努力下，附属第二医院神经外科综合实力始终位列全国第一方阵。

什么时候我最有成就感

"患者与服务对象至上",是附属第二医院的院训。吕世亭深感它对医院的影响。无论在什么样的情况下,作为医务工作者都必须"医者仁心"。

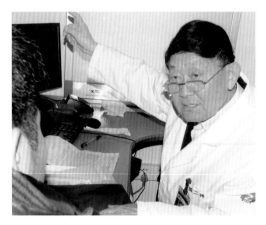

吕世亭教授为患者看诊

记得 2014 年 3 月,有一天他在医院名医馆里看门诊。有一个从嵊州赶来的小张,火急火燎地拿出他父亲在其他医院拍摄的脑部 CT,说慕名专程来找吕世亭,请他对片子诊断一下。

看片子,他父亲脑部有一个大约 3 厘米的肿瘤。小张介绍说,父亲的意识已经不清楚了。

吕世亭问:"你父亲为什么没有进行开刀治疗?是他自己有顾虑,还是你母亲有顾虑?"

小张说:"是母亲怕有后遗症,所以一直拖着,父亲没做开颅手术。"

他对小张说:"这个肿瘤完全可以开刀。可以把病灶切除,再做病理切片,来确定肿瘤性质。再看是否要采用化疗、放疗等治疗手段。你父亲这个肿瘤的位置比较浅,才 66 岁,这个年纪应该开。"

因为小张是外地来杭求医的。吕世亭把自己的私人电话抄在小纸条上交给他,让他们尽快决定下来。如果决定了,可以直接联系他。

这个很有孝心的小伙子当时感动得几乎哽咽,他没有想到,一位名医竟然会将私人电话号码留给他。

吕世亭记得还有一位萧山的女性患者，两年前骑着电动车出门，不小心被轿车撞倒，头部受到撞击，住了 38 天的院。住院时，根据脑部 CT 显示已经痊愈。可是这两年来，她总是会头痛，有时候痛起来就想呕吐，但又呕不出来。为这个头疼病，她没少求医问药，但一直也没有好转。

吕世亭详细听了这位患者的病情描述后，便用双手摸她的头部。他问患者："是这里疼吗？是不是压起来疼？是不是像针刺一样？"

患者连连点头说："就是这里，对！就像针刺一样！"

他告诉患者：你这是枕大神经挫伤，所以会像针刺一样痛。不要担心，打一两针封闭针就会好的。

看她的神情有些恐惧，吕世亭耐心地安慰她说，打封闭针不会有任何后遗症的。患者非常感动。

这样的情景，从医几十年来，他经常会碰到。怀揣良医热情，肩负仁心使命。能悬壶济世，这是他最开心、最有成就感的时刻。

感慨之余的真诚祝愿

悬壶济世的幸福感和成就感，让吕世亭无论在哪里，在哪个岗位上，从没有荒废业务。他和许多自己救治过的患者也成为了好朋友。所以，对现在经常发生的医患纠纷，他坦率地说，是有点想不通、看不过去的。

过去，老百姓对医生非常尊重，医生也是勤勤恳恳，所以纠纷很少碰到。大家互相之间的感情也好。那时候老百姓收入不高，有时候，为表达感谢之情，患者或者家属会送来一些鸡蛋等土特产。他自己就记得手术结束时，在手术室外，常有患者的亲人眼睛里含着泪，握着医生的手表示感谢，有时候，甚至有人激动地下跪。

吕世亭记得曾经有一个德清的小男孩，脑积水非常严重，家人送来的时候已经快不行了。当时他紧急给男孩动手术。现在男孩子已经 40 岁了，基本没有什么后遗症，还成家立业，有了儿子。后来，男孩的母亲会经常打电话给吕世亭，并带儿子、孙子一起来看他。

还有一个来自义乌的小男孩，得了脑肿瘤。吕世亭给他动了手术。如今，这个小男孩已经大学毕业，参加工作多年。但男孩还是坚持每年来找他复查一次。有一次，男孩给他带来一包义乌的红糖，虽然是小小心意，但是他一直记得。

当然，现在医患关系紧张，原因很复杂。但是，无论如何，都要坚持仁心仁术。医生把患者当亲人，患者也就会把医生当亲人。况且，患者从医生那里得到救治，医生从患者那里得到经验，这是一个互相需要、互相联动、互相成就的关系。做医生，只要多换位思考，多从患者的角度去考虑问题，真正做到"患者与服务对象至上"，当下医患间紧张的关系就一定会得到缓解。

整理：严红枫　方　序　章轶明

审校：吕世亭

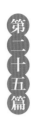

陈端 ｜为医从政，无愧我心

陈端，女，1932年6月8日生，福建省福州市人，主任医师，兼职教授，1956年毕业于浙江医学院，1957年起在附属第二医院内科工作，1964年调入心血管病研究室，从事高血压、冠心病调查及防治研究，发表论文82篇，参与编写医学著作7册。1984年1月，调任浙江医科大学科研处任处长兼浙江医学会秘书长，担任浙江医学会心电学会及《心电学杂志》第二任主委主编。1984年，当选为杭州市副市长。获得过浙江省卫生厅浙江省振兴中医奖状、浙江医学会终身成就奖及资深专家会员、杭州老年大学建校突出贡献奖、浙江医学会内科学终身成就奖。1980年，经赵易教授介绍，加入九三学社。历任九三学社浙江省委常委、副主委、副主委兼秘书长，第八、第九、第十届九三学社中央委员。先后担任杭州市政协第六届副主席，第八届全国政协委员，浙江省政协第八届常委、副秘书长，杭州市关心下一代工作委员会副主任。

作为医疗战线上的老兵，陈端一直在党的教育培养中健康成长。从学生到从医从教，再到从政参政议政……特别是中国共产党领导的多党合作制度的发展，让她丰富的人生经历充满价值。

难忘学医为医时的三件事

新中国成立时，陈端正读高一。1951年，她高中毕业，选择读医科。1956年，从浙江医学院医学系内本科毕业，到附属第二医院内科工作。1959

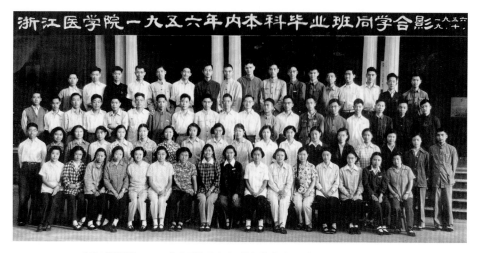

浙江医学院 1956 年医学系内本科毕业生合影（二排右七为陈端）

年，被分到心血管病专业。1964 年调入心血管病研究室。

这个时间段内，有三件事令她难忘，大受其益：

第一，在读医 5 年期间，当时大学生享受全免费待遇，书不用花钱，上课讲义由学校统一编印、分发到手。住学校内双层铺，12 人一间房间，三餐饮食及水电使用全由学校免费供应。上午四节课，课间还提供每人两只馒头、一碗豆浆，而且一定要吃。

第二，在做住院医师时，附属第二医院实行住院制，只要是住院医师都要住在医院内集体宿舍。一日三餐在医院食堂用餐，工作就在门急诊及病房，做到随叫随到。他们接受统一培养计划，实行双轨制，既做医师又做老师带教实习医师，要会做、会讲、会写，全面发展。既要关注患者的诊疗，更要关爱患者，成长为有仁心仁术的医师。

第三，1964 年，她调入心血管病研究室，从事高血压、冠心病调查及防治研究，常到最基层人群中去。1974 年，由北京阜外医学心血管病研究所所长吴英恺教授发起并主持了全国范围内不同职业人群的高血压、冠心病普查，由各省分工，分担任务。浙江负责调查舟山渔民。经过近 10 年的努力，他们发现出海渔民危险因素多，而冠心病、高血压等患病率较全国其他地区人群低。他们测定发现海产鱼类多不饱和脂肪酸含量丰富，提示出海渔民主食鱼类是重要保护因素。

意想不到的从政

本欲久久长长当医生，没想到时代却把陈端推上了领导岗位。1984 年 12 月通过推荐、人民代表大会选举，她当选为杭州市副市长。

这巨大的变化，当时让她真有点犹豫，顾虑重重。这时，她的老师赵易教授对她说："医师教授多，但能当市长的人少。还是要服从组织需要，哪个岗位都可以为人民服务。当副市长，也许可以做出更多的贡献。"他的话，给陈端很大的启发和鼓励，让她明白：从现在开始，应该多思考自己肩上的担子和责任，如何更好地察民情、办实事，竭尽公仆之责，悉心勤政为民。"衙门福田大"，要为百姓干实事，多种福田。

上任第一件麻烦事

"上有天堂，下有苏杭"，让陈端没有想到，上任遇到的第一件事是杭州居然有 6 万多精神类疾病患者散居民间，其中市区就有 1 万多人。每年有不少的患者肇事，闹得家庭都不得安宁，成为一大社会问题。

面对上任后的这第一件麻烦事，陈端担任了杭州市精神卫生领导小组组长，多次召集民政、公安、卫生部门，反反复复探讨有关具体的可行办法。经过大家共同努力，终于形成市、区、街道三级网络管理，探索出一套较为完整的治疗和管理办法。

他们的关键措施是在 5 个城区、34 个街道相继成立街道工疗站，实行"三疗一教育"（工疗、药疗、娱疗和教育），使患者病情得到明显控制并好转，生活劳动能力都有所提高，有的甚至进入福利工厂转为正式职工。

这些过去家里的"累赘"，现在不但能自食其力，甚至还能赚点钱回家，他们的父母都感动得流泪。更使这些家长难以置信的是，杭州还举办了由精神病康复者参加的运动会和文娱表演。这些被"爱"唤醒的心灵，多少年来第一次展示了自己健康的力量，唱出了自己健康的感情。这让陈端尝到了从政的乐趣，看到了为政的价值。

当副市长收到的第一封来信

陈端当副市长后，收到的第一封信访件是杭州市教师进修学院寄来的。

信中反映：该校有位 70 岁的退休日语教师，年老卧床不起，家里住房非常困难，生活十分不便，要求帮助改善。

她见信后，感到很是不安，便决定亲自去看看。她和杭州市卫生局一位副局长、杭州市第一人民医院院长一起来到了老教师的家中，见到老教师脑梗瘫痪，驼背近 90 度的妻子和女儿也都是疾病缠身，一家住二层楼的角楼，楼梯又窄又陡，摇摇晃晃，生活确实非常艰难。

他们当即商量，先请杭州市第一人民医院设置一个家庭病房，为老人优惠治疗。然后，再向上反映。经过多方努力，杭州市委书记、市长有了批示，房管部门安排一处底层住房，终于让老教师一家搬进了宽敞的新房。闻讯的那一天，她像自己搬新房一样无比开心。

创办老年大学　振兴市中医院

1985 年，杭州市创办了老年大学。这在省内、国内都算是比较早的。陈端是第一任校长。

成立之初，工作班子绝大多数都是来自各个部门的离退休老干部、老同志。他们熟知老年人的特点和需求，所以，每次参加校务会议，她都会认真听取大家意见、建议，鼓励大家畅所欲言、集思广益，这极大地帮助了学校的发展。

虽然当时最大的困难是凤起路老年活动中心太小，教室不够，不能满足更多老同志上学的要求。但是创校一年，杭州市老年大学还是显示出无比的优越性：定期举办学员作品展览，选送优秀作品参加全国老年大学书画展，大力开展老年教育问题调研并撰写文章，参加全国学术研讨会……老有所学、老有所乐、学有收获、学有成效，老年大学深受广大老同志欢迎和喜爱。

杭州市中医院，是杭州唯一的一所中医院。为了振兴中医，支持杭州市中医院的建设，作为当时分管医疗口的副市长，陈端体会到了市委市政府关心重视的程度之高，采取措施的力度之大，介入的部门之广，协调会议之多，经历时间之长，都是超乎寻常的。

从里弄诊所异地新建医院开始，制定医院发展规划；召开杭州市振兴中医会议，成立杭州市振兴中医基金；支持中医院作为市里医疗卫生改革试点单位，给予有关优惠政策，力争把杭州市中医院列入全国支持杏林计划建设。

1991年9月，在成都召开的全国中医院建设工作会议上，陈端代表杭州市政府与卫生部中医局签订责任书。回来后，她立即协调各相关部门狠抓落实。经过大家的共同努力，1994年，杭州市中医院终于通过国家验收，成为浙江省首家国家级三甲中医院和示范中医院。

陈端得奖的一篇文章《要自信自强当好女市长》被收录在1993年出版的第一辑《中国女市长》一书中。

1997年，九三学社浙江省委会换届，陈端再次当选浙江省委副主委并兼任秘书长。同一年，杭州市政协换届，她从岗位退出，任杭州市关心下一代工作委员会副主任。

日月如梭，光阴似箭。人的一生是短暂的。2012年，杭州市关心下一代工作委员会换届，她才全退了，当时已经80岁。但是，她的退休生活仍然丰富多彩。2019年，她发表了一篇文章《人民政协是个大学校，以政协工作代教，以政协工作促学，以政协工作育人》，以此纪念新中国成立70周年和人民政协成立70周年。

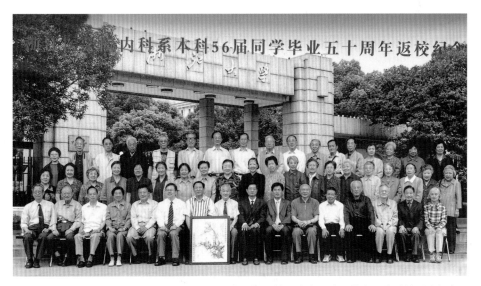

浙江医学院医学系内本科56届同学毕业50周年返校纪念合影（一排左四为陈端副市长）

并非多余的感叹和祝愿

作为老浙二人，陈端看到面对突如其来的新冠肺炎疫情，附属第二医院的许多医务人员不畏风险，挺身而出，自愿请战，用血肉之躯为人民筑起一道防护墙，涌现出许多感人的事迹，充分诠释了家国天下的豪情与担当时，非常欣慰，也非常自豪。

但是，作为老医务工作者，也曾担任过管理医疗战线的领导，看到当下医疗纠纷频发，她如芒在背，禁不住去思考，想透过众多个案纷繁复杂的表现，去探寻医患矛盾产生的根源。

她发现医学人文精神的缺乏恰是关键的症结所在。这种缺乏，体现在部分医务人员的工作中，与个人修养、职业操守有关，也与社会教育缺失、理念错位、医疗体制机制的不尽完善有关。

因而，这不仅是一个医学问题、教育问题，也是一个社会问题。她希望我们医务工作者、我们整个社会对此高度重视。世界在变，但医者仁心不变；生活面貌在变，但天道人心不变！

整理：严红枫　方　序　章轶明

审校：陈　端

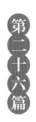

第二十六篇

叶丁生 | 人工心脏瓣膜的开拓者

叶丁生，1932 年 8 月 5 日生，附属第一医院心胸外科主任医师、教授，1955 年毕业于浙江医学院。1983 年，任附属第一医院心胸外科主任，曾任中华医学会心胸外科学会委员，浙江心胸外科学会第二、第三届主任委员，浙江省抗癌学会肺癌专业副主任委员。至今已在省级及全国性杂志发表论文数十篇，获浙江省科技进步奖二等奖、浙江省胸心外科学分会事业突出贡献奖，享受国务院终身特殊津贴。

初出茅庐　踏进胸外科大门

叶丁生教授 1932 年出生于上海，1949 年在上海高中毕业后，报考了浙江医学院。1955 年，叶丁生教授从医学院毕业后去了附属第一医院，被分配在普外科轮转。在 2 年左右的学习过程中，他发现外科术后的患者血常规中的嗜酸性粒细胞的变化和病情的转归有一定的联系，这一现象引起了他进一步研究的强烈兴趣。功夫不负有心人，机缘巧合下，医院党委研究决定将叶丁生教授分配到胸外科病房，就这样，叶丁生教授在附属第一医院胸外科一干就是 50 年。

叶丁生教授还记得，当时附属第一医院胸外科已经独立成科，病房一共有两层楼，40 余张床位，科室里的上级医生是石华玉、孙长麟和吴定凯。那时主要做肺叶切除手术，因为来医院看病的多数是肺结核、支气管扩张、肺脓疡和肺癌等病患。作为住院医师，叶丁生教授也曾做过几例胃代食道手术。

那段时间,石华玉老师的大胆创新给叶丁生教授留下了深刻印象。20 世纪 50 年代,医疗仪器和设备相对简陋,石华玉设想了一种叫"心脏镜"的手术,原理是打开胸腔后用试管直接插入左心房,通过试管来观察二尖瓣的病变情况。在当时没有超声、没有介入、没有体外循环的背景下,"他的这种大胆设想体现了老一辈医务工作者开拓进取的毅力",叶丁生教授如是说道。尽管由于"文革"的干扰,这一设想并没有得到实践,但是石华玉老师做的一些动脉导管未闭、二尖瓣分离等手术,使附属第一医院成为国内最先开展心脏手术的医疗单位之一。

公派出国　促进交流与互鉴

70 年代末,高等教育部制订公派出国计划,输送一批年轻人前往国外学习先进技术。在这样的背景下,经过层层选拔,叶丁生教授争取到公派机会,在 1980 年作为访问学者前往南斯拉夫。

80 年代,铁托领导的南斯拉夫与中国关系友好,叶丁生教授在异国他乡可以上台手术。已经积累了一定临床经验的叶丁生教授有次和当地医生一起查房时,看到患者发生包裹性积液,他马上判断出了包裹性积液的发生位置,并提出可以穿刺。当时包裹性积液的穿刺定位相当困难,当地医生又没有什么经验,叶丁生教授凭借着在国内丰富的临床积累完成了这个手术,并积极帮助当地医院弥补这一短板,推动了中国医学与国外医学的交流互鉴、共进共享。

在南斯拉夫访学期间,叶丁生教授有幸遇到了苏黎世大学医院的图里纳教授,热情地邀请他去瑞士做访问学者,他得以有机会到世界顶尖医疗机构继续学习。到了苏黎世大学医院心血管外科后,叶丁生教授马上加入手术组,在实际操作中获益良多,技术水平大幅提升。与此同时,叶丁生教授不放弃任何机会,积极与国外学者、高校建立合作关系,促进双方交流与发展,为附属第一医院心胸外科奠定了长久发展的基础,埋下了持续进步的种子。

厚积薄发　成就心胸外科辉煌

叶丁生教授感慨道,他一生中有两件事情最值得骄傲,一是自主研发生

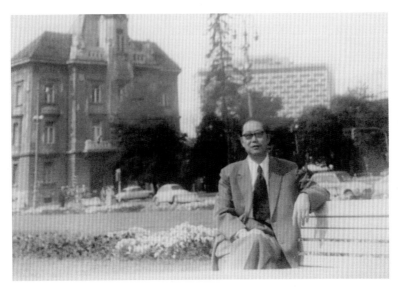

1981 年，叶丁生教授在瑞士苏黎世大学的留影

物瓣膜，二是与 HOPE 基金会合作。

　　叶丁生教授的事业起步正是从自主研发心脏生物瓣膜开始的。叶丁生教授从中国医学科学院阜外医院研究生毕业回杭，正好遭遇"文革"高潮。当时工作条件非常艰苦，但是叶丁生教授和他所在的心胸外科团队还是进行了心脏方面的探索，在浙江省率先开展了主动脉缩窄、胸主动脉瘤、法洛氏四联症根治术、心脏瓣膜置换术等一系列高难度手术。1976 年"文革"结束，医院有意向发展心胸外科。当时心脏瓣膜病患很多，但是条件限制没有进口的瓣膜，医院决定着手开始自主研发生物瓣膜，并将这一重任交给了叶丁生教授。

　　"我感到肩上的担子很重，每天加班加点看文献。"当时国内还没有研发生物瓣膜的先例，叶丁生教授和他的科研团队最初是按照国外期刊上的图片来设计瓣膜模型的。因为瓣膜需要加工精细的瓣环做支架，瓣叶需要无毒材料制作，叶丁生教授多次跑到杭州钟表厂、杭州六一纺织厂寻求合适的材料。纯手工制作好瓣膜后，由于工艺上的不足，不能直接在人身上使用，叶丁生教授就在狗身上做实验，每天睡在动物实验室观察换瓣后的情况，据此不断进行设计和材料上的修改。经过几轮修改后，动物实验获得成功，叶丁生教授及其团队开始了进一步的临床探索。1978 年，他主刀进行了国内第

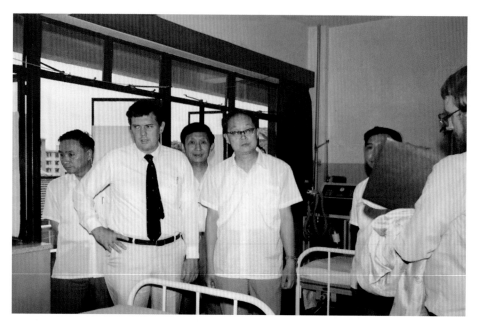

1986 年，美国 HOPE 基金会来附属第一医院考察（前排左二为叶丁生）

一例手工生物瓣的换瓣手术，手术获得成功，这一喜人成就使叶丁生教授于 1980 年荣膺浙江省科技进步二等奖。

与美国 HOPE 基金会的合作，则是对叶丁生教授及其团队和科室发展至关重要的一步。美国 HOPE 基金会的全称叫 Project HOPE（世界健康基金会，Health Opportunity for People Everywhere）。经时任浙江医科大学校长郑树的牵线搭桥，美方提出要先对医院的心胸外科进行考察。叶丁生教授感觉到这是千载难逢的机会，便动员科室做了大量工作，包括整理科室成立以来的资料，加班加点增加手术量，等等。经过严格的考察，美国 HOPE 基金会最终把合作基地落户在附属第一医院。在 HOPE 基金会的支持下，1987 年，叶丁生教授一行四人前往美国麻省总医院交流学习，国外先进的手术技术和管理经验让叶丁生教授深受震撼、大开眼界。历经 3 个月回国后，叶丁生教授带领科室骨干力量着手创建心脏外科监护室，在全省率先开展左右心导管、心脏大血管造影等检查，并开始对体外循环进行摸索，在陈自力、施丽萍等年轻医生的共同努力下，体外循环技术逐渐成熟，心胸外科迎来了一个迅速发展的阶段。

经过叶丁生教授团队的努力开拓，附属第一医院心胸外科团队从 80 年代后期开始崭露头角，无论是手术数量和质量在省内都遥遥领先，居于国内前列。1983 年，美国夏威夷心血管代表团访问附属第一医院。叶丁生教授团队在全省率先开展了冠脉造影及冠脉搭桥手术 5 例，均获成功，成绩鼓舞了他和团队开展更高难度的冠脉手术。各项技术在附属第一医院取得成功后，1990 年起，叶丁生教授及其团队开始将经验推广到其他地市医院，推动了浙江省整个心胸外科事业的进步和发展。

老骥伏枥，志在千里。1998 年，叶丁生教授正式从附属第一医院光荣退休，但依旧能看到他奋战在临床一线的坚实身影。

整理：附属第一医院党政综合办公室

审校：叶丁生

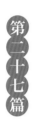

第二十七篇

余心如 | 病理学科的"诊断权威"

余心如，1932年10月28日生，附属第一医院教授、主任医师。1955年毕业于中国医科大学医学系外科专业。1957年任职于浙江医学院病理教研室，1989年1月起担任附属第一医院病理科主任，曾任浙江省医学会病理学会委员、浙江省卫生厅病理质控顾问及省会诊专家小组成员等职。荣获浙江省科技成果二等奖、浙江省教育厅科技进步二等奖等多项成果奖。1993年，获国务院特殊津贴。2013年，被聘为附属第一医院终身教授。

教书育人　一丝不苟

一代人的命运总是与时代紧密相连。余心如教授1932年出生于杭州，她的童年和学生时代先后在上海、贵阳、重庆、南京和苏州度过。颠沛流离的生活和求学经历，使她养成了坚韧独立的性格特点。余心如教授在中学期间成绩排名年级第一，她的数学和物理特别好，希望成为像居里夫人那样的科学家，考取上海交通大学电机系是她的人生梦想，也是对自己未来人生的圆满规划。但是在动荡的时局下，父亲突然失业，家里失去经济来源，使她不得不重新考虑自己的人生选择。1950年，远在沈阳的中国医科大学来上海招生，可以为学生免除学费和部分生活费。这对余心如教授来说，不啻是一个天大的喜讯，她毫不犹豫地报名参加，只身前往沈阳继续求学，从此走上了医学之路。

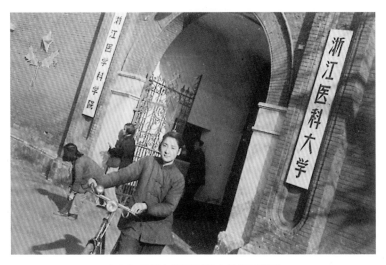

余心如教授在浙江医科大学门口留影

1955 年，从中国医科大学外科系毕业后，余心如教授就职于中国医科大学附属第一医院担任外科住院医师，受到当时科主任的影响，她除了进一步提升自己在外科治疗方面的专业技能外，开始接触病理学的相关知识，希望从中更全面地了解和掌握新的知识。1957 年，余心如教授跟随同是学医的丈夫回到杭州，就职于浙江医学院（后更名为浙江医科大学），这样一干就是几十年。工作期间，余心如教授欣然接受了组织上的安排，不再从事外科临床治疗，而是专心致志地在病理学教研室工作。

"人家说教课最容易炒冷饭，而我的每一次备课都是热炒。"余心如教授牢记立德树人的使命，在教学上倾注了大量的心血。她上课前会做大量的准备工作，去图书馆查阅相关方面的最新文献，了解最新进展是她的必修科目。为了提高教学质量，余心如教授事先会写好详细的讲稿，并在私底下多次计时演练复述，以确保在有限的时间内将每个知识点最完整、清晰地传授给学生。在浙江医科大学病理教研室的 30 年间，余心如教授广受学生好评，培养出众多优秀的医学后辈，他们当前大多是省内各大医院学科的带头人。为表彰她对国家高等教育事业做出的突出贡献，余心如教授 1993 年起享受国务院颁发的政府特殊津贴。

人才培养　奠基发展

附属第一医院病理科的前身是浙江医科大学病理教研室，1949 年，时任病理科教研室主任陈履告教授在附属第一医院田家园成立了浙江省第一个外科病理诊断室，并由病理教研室老师以短期轮转的方式从事病理诊断。为适应医院发展需要，1963 年，余心如教授被选派赴上海肿瘤医院病理科进修，师从我国著名的外科病理诊断专家顾绥岳教授，回校后专门负责外科诊断室的诊断工作。自此，浙江医科大学病理科教研室外科病理诊断从"短期轮转"变为"专人负责"，医院病理诊断开始走向正轨。

时光荏苒。1982 年，50 岁的余心如教授获 WHO 奖学金赴美国哥伦比亚大学和新墨西哥州立大学做访问学者，为医院病理科发展带回新方法、新理念。其中包括率先在浙江省内将免疫组化技术应用于临床诊断，并通过病理学年会及培训班的形式向全省病理科介绍推广这一技术。为进一步满足临床科室病理诊断的需求，1989 年 1 月，医院正式成立病理科，由教研室余心如教授担任病理科主任。

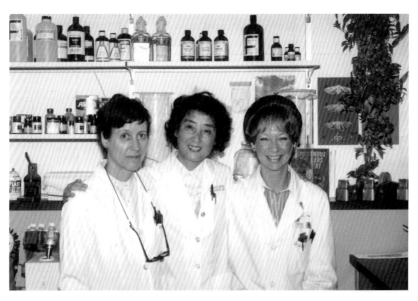

1982 年，余心如教授（中）在美国哥伦比亚大学做访问学者

虽然从教学转向临床，但教研室出身的余心如教授深知人才培养的重要性，加之科室刚成立时的医生多是一些专业基础较为薄弱的年轻人，余心如教授便花费大量心血在年轻医生的培养上。从大体标本的肉眼判断、取材，显微镜下如何观察分析病变，以及如何描述病变做出确切的诊断，余心如教授都是手把手地进行指导。在她的带领下，医院病理科逐渐壮大，形成一个较优秀的团队，在全国名列前茅。

科室各方面发展迅速，医院病理科更是吸引了省内外各级医院的关注，加之浙江医科大学病理教研室在全省乃至全国享有较高声誉，当时全省至少有 50% 的病理医师首选到附属第一医院进修，规培的人数也是最多的，为全省乃至全国的病理科发展做出了极大贡献。

凭借扎实的专业及相关基础知识和丰富的临床经验，余心如教授在省内外具有颇高的知名度，曾任全国病理工作者学会诊组成员、浙江省抗癌协会顾问等，并于 2015 年被授予"中国病理事业突出贡献专家"称号。

严谨细致　换位思考

病理医师的职责是在疾病诊治过程中对疾病性质做出最终的明确诊断，余心如教授多次提醒掌握"生死大权"的病理医生在做出每一例的病理诊断前，必须对患者的情况及病变性质进行全面的分析。余心如教授是这样坚持的，也是这样做的。

有一次，一位被诊断为直肠腺癌的男性患者带着一张病理切片找到余心如教授，希望她能再做诊断。余心如教授通过显微镜观察，在患者活检的肠黏膜组织切片中看到了癌组织。但再端详，总觉得切片中所见到的组织图像与一般的肠癌有些不一样，便大胆推测癌组织很可能不是原发于结肠的肿瘤。余心如教授便进一步详细地询问患者的病史及主要症状，同时又对该切片进行了免疫组化标记。结果癌组织呈 PSA 阳性表达。完全可以肯定，患者的肠壁肿块是前列腺癌侵犯肠壁所致，而非原发性的直肠腺癌。由于余教授正确的诊断，患者肛门得以保留，避免了一次严重的医疗差错。

"换位思考"是余心如教授经常挂在嘴边的一条从医信念。她认为医生要考虑病人的生活质量和长远健康，做出有针对性的、恰当的、客体化的治疗方案。比如有次，余心如教授诊断一位患者为淋巴结转移性黏液表皮样癌，患者难以接受下颌骨切除，便又找到余心如教授。按常规来说，病理医生只负责诊断，治疗方案是临床医师的事，病理医生做出了诊断，就尽到了责任。但是面对他祈求的目光，余心如教授又开始了一轮严密的检查和分析，并有依据地推测淋巴结中的上皮细胞巢可能不是肿瘤转移，而是异位的上皮。与患者坦诚这一想法后，余心如教授建议暂时不做手术，密切随诊，但这样的处理有一定的风险，如果患者同意承担风险，可以向口腔科医师提出她的建议。患者经过斟酌接受了这一建议，一直未发现淋巴结肿大，目前已经结婚生子。

在余心如教授看来，如果医生为了减少医患纠纷的风险就采取比较消极的做法，用模棱两可的词句描述诊断结果，甚至向患者罗列多种治疗方案，说明各种方案的优劣，叫患者自己去进行选择。这样虽然可能保护了自身的安全，但却违背了"治病救人"的职责。医生只要本着对患者负责的精神，设身处地地为患者着想，学会"换位思考"，为患者分忧，有许多不必要的医患纠纷是可以避免的。

迄今为止，在临床的各类诊断技术中，病理诊断仍是最具有权威性的结论性诊断。因此，有人称病理医师是"医生的医师"，也有人把病理医师比喻为医学的"法官"。余心如教授也用实际行动展示了一名优秀病理医师应有的品质。

整理：附属第一医院党政综合办公室

审校：余心如

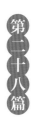

彭淑牖 | 只为与梦执手

彭淑牖，1932年11月7日生，从医67年，获省部级科技一等奖4次、国家科技发明二等奖1次、国家科技二等奖2次，获何梁何利科技进步奖1项和国际肝胆胰协会中国分会杰出贡献奖；获国家专利17项；发表论文766篇，SCI收录76篇；主编手术音像教材7部，主编和参编著作31本，3部英文著作由Springer（施普林格出版社）出版，其中一本为独立著作，属国际首部专著；另有一部由AME出版。国际会议特邀报告90余次。2004年，被美国外科学院授予荣誉院士；2006年，被英国皇家外科学院授予荣誉院士；2009年，被欧洲外科学院授予荣誉院士；2015年，被法国外科学院授予荣誉院士。

彭淑牖："人生只有一次，但是生活生命的形态却有千百种。人的一生中真正属于我们自己的时光很少。'生如夏花之绚烂，死如秋叶之静美'。珍惜梦想，我努力过了、奋斗过了。我已经把阳光请进生命！我想，我已可以从容容地看花开花谢、人来人往。"

萌发向困扰世界医学70年的难题发起挑战

1932年，彭淑牖出生于广东梅县一个医学世家。他的父亲彭致达是梅城名医，三位叔叔在当地也均是名医。受家庭熏陶，他们兄弟姐妹五人均对医学有浓厚的兴趣，后来都成为医生，而且各有成就。

1949年，彭淑牖从梅州中学毕业，考入南京医学院，1952年转入浙江医学院。1953年，刚到附属第二医院做实习医生，就目睹了中国第一例胰腺癌切除手术。主刀者余文光老师切除病灶部分后，将小肠和胰腺直接缝合在一起，维持身体的正常运行，切除手术很成功。然而，可怕的事情发生了：患者出现了胰肠吻合口漏。原本胰液应该进入肠道，与肠液混合在一起，成为具有强烈腐蚀性的消化液，而现在它从肠道和胰腺缝合的地方漏出来，进入到腹腔里了。

这意味着什么？对缺乏肠黏膜保护的腹腔，它就相当于硫酸，流到哪里烂到哪里。患者会因血管壁被腐蚀而大出血死亡。

这时，他才知道：1935年美国进行了世界上第一例胰腺癌切除手术。但胰肠吻合口漏的问题一直没有解决。这是困扰了世界医学长达70年的难题。这激发他从1995年开始，几乎放弃了一直擅长的肝癌切除手术，决心向它发出挑战！

从"缝"到"绑" 世界医坛刮起"彭旋风"

开始，彭淑牖也在"缝"字上下功夫，可很快就发现此路不通：因为要避免空隙，就要增加缝合密度。而增加缝合密度，就增加了针孔。这互相矛盾。

当他终于"转了个弯"时，一个"绑"字刹那间促使他大胆设想：能不能不用缝合的方法把两个器官接起来？这样就没有针孔问题了。

胰腺是"实心"的，像软软的肉，而肠子是空心的，就像有衬里的西装袖子，有好几层。从没做过裁缝的他，开始在动物身上尝试各种新的"捆绑"方法：缝合时，先把"袖子"卷起一截，然后把"肉"塞进"袖口"，与"袖子"的"衬里"缝起来。再把"袖子"翻回来时，这样外表那一层就没有针孔了。这时衬里还有些针孔会渗漏，他再在针孔下端，把翻过来的"袖子"和"肉"用线绑在一起。

1995年12月27日，他在浙江萧山县医院第一次使用了这种方法，术后没有发生胰肠吻合口漏。随后，他又在附属第二医院等医院施行了300例胰腺癌手术，也无一例发生胰肠吻合口漏。这种方法迅速在全国推广开来。

成功了！

从"缝"变成"绑"，一字之差，攻克了世界性的医学难题。美国著名外

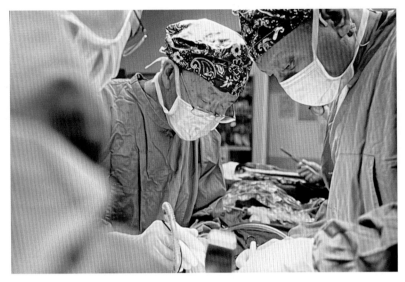

彭淑牖教授（中）为患者做手术

科教授克莱克评价：这项技术和创造，在世界外科史上具有划时代意义。

1999 年，他走出国门，向世界推广这项技术。几年时间，美国、英国、德国等国家的各大医院纷纷邀请他去讲学或手术。当时有人形容：世界医坛刮起了"彭旋风"。

美国霍普金斯医院的凯迈隆教授做过 1500 多例胰十二指肠切除术，在该领域绝无仅有，是世界顶尖的专家。他的手术已臻完美，但胰肠吻合口漏问题发生率却仍达到 20%。这个难题一直困惑着他。

2003 年 3 月，彭淑牖在美国肝胆胰外科年会上的报告引起了凯迈隆的注意。彭淑牖发明的捆绑式胰腺吻合术使他震惊。他邀请彭淑牖去给他们进行指导，并派得力助手沃夫冈到中国向彭淑牖学习最正宗的手术，美国的霍普金斯医院随之也开始进行这种方法的手术和研究。

"刮吸法"和"神刀"改写了世界医学外科史

每个人的生命中都会有一些难忘的时刻。而这些难忘的时刻，有时候会对人产生深刻的影响。

20 多年前的一天，一位年轻特警被送到附属第二医院，病情严重，必须马上手术。作为外科主任，彭淑牖走上手术台。

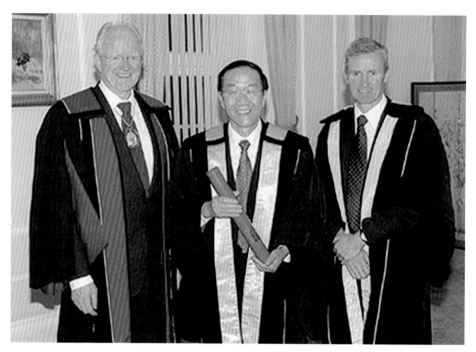

英国皇家外科学院荣誉院士彭淑牖（中）

　　患者的腹腔打开了，但马上又被缝上——肝尾叶癌，这在世界外科领域属于手术禁区。

　　肝癌被公认为癌中之王。死亡率高的原因是手术切除率低，而切除率低的原因是肝脏里胆管、门静脉、肝动脉和肝静脉互相交错并深埋其中，要把血管如蛛网密布的肝脏一切两半，手术难度实在是太大了。所以，肝癌手术有很多禁区。

　　当时，巨大的无奈让彭淑牖难受不已。但也从那一刻起，他在心中暗暗发誓：一定要突破这手术禁区！一定要找既能切除肝组织，又不伤及血管的办法！

　　"思想仅仅是漫漫长夜中的一个闪光，但这闪光意味着所有一切。"这是亨利·庞加莱说的。受超声刀震碎肝组织的启发，彭淑牖提出了一个大胆的设想：能否采用刮耙的方法，将肝组织刮碎？

　　在一次次手术中，他因陋就简，用圆珠笔杆、听诊器金属管做成耙样，在肝组织上刮耙。肝组织一层层被剥落，果然，一条条血管显露出来了。成功了！"刮吸手术解剖法"——横空出世！

紧接着，他又思考：肝组织刮下来马上要用吸引器吸走，遇到小血管要更换器械进行电凝，传统外科手术中手术刀、止血钳、镊子有几十把，能否将这些功能集中在一起？

一次次地探索、琢磨，他终于实现将手术台上的电切、电凝、吸引、剥离这四大功能的"七刀八剪"凝聚成一把刀。终于，多功能手术解剖器的"神刀"也诞生了。手术者只要手持一把刀就能完成除缝合以外的所有操作。

他的发明，使被列为禁区的疑难手术变成常规手术，手术时间缩短40%，出血量减少50%，许多被判死刑的患者得以起死回生。

在一次全国肝胆外科学术会议暨中国国际肝胆外科论坛上，彭淑牖作为嘉宾受邀现场进行"刮吸手术解剖法"的专题讲座和示范。他用他发明的手术刀为一位肝癌晚期患者施行切除手术。

时而切开肝组织，时而电凝出血点，时而吸走肝创面上的血水……手术中的"推""剥""切""凝""吸"等操作，一气呵成。

当肿瘤被干净利落地切除，淋巴等软组织碎屑也被彻底扫清时，现场观摩的人说他干净利落得简直就是艺术表演！

美国外科教授克莱克·霍夫曼（H.Clark.Hoffman）对他做出了这样的评价："彭淑牖，这个手术器械是继200年前镊钳发明以来外科器械最伟大的发明，在外科史上具有划时代的意义。"

2001年，"刮吸手术解剖法的建立与多功能手术解剖器的研制"项目，获国家技术发明二等奖。这是浙江省医学界当时获得的最高等级的科学大奖；第二年，在世界新发明新技术展示会上，荣获医学类唯一的一等奖。

2004年，该器械通过认证，作为中国人的自主创新产品，进入美国医疗器械市场。

"牖"字已昭示了我的人生

多年来，彭淑牖每天中午都是在办公室吃盒饭的，因为这可以给他省下不少时间。饭盒一推，马上伏案工作。他的很多论文就是在中午吃饭时间段内完成的。

他每天很早到办公室，开的是一辆老版桑塔纳。有人认为这车太差了，不符合他现在的身份。但他从不在乎，因为车就是用来代步的工具。

他一直住着一套80多平方米的老房子。有人说他太不善待自己了。他说他们老两口住得够宽敞的了，太大了，反而搞卫生太浪费时间。

作为一名外科医生，他最大的享受是从他手术台上走下的患者能康复出院。他还有个梦想，就是能够像吴孟超先生那样，90岁时还能站在手术台前。面对需要他的患者，他无法控制自己不为他做手术。

有位60岁的农妇杨红，肝上长了个脸盆大的血管瘤。由于肝血管丰富，而且还连接着胆管等重要管道，被认作手术禁区，当时，她跑遍国内许多大医院求医，都被婉言拒绝了。血管瘤一天天膨胀，整整7年，她像个怀孕八九个月的孕妇，不仅行动不便，还疼痛难熬。

一个偶然的机会，杨红抱着一线希望找到彭淑牖。这么大的血管瘤，他也是首次看见。她的肝脏血管瘤占据了整个中上腹部，而且连接着许多重要血管，手术随时可能引起肝功能衰竭或大血管破裂，会死在手术台上。

但是，望着杨红渴望求助的眼神，他毅然接下了这台手术，运用刮吸法断肝术，经过6个小时的手术，终于将体积为45厘米×35厘米的血管瘤顺利切除。

杨红流着泪说，彭淑牖教授给了她第二次生命。他静静地微笑着目送她健康出院。这是他最欣慰、最幸福的时刻！

"牖"，在古汉语里是"窗户"的意思。他的名字已昭示了他一生的奋斗目标——努力多挽救一些患者，为生命多开一扇窗。

静水流深，他需要的是这样的享受！物质的享受是短暂的，唯精神享受永恒！

整理：严红枫　方　序　章轶明

审校：彭淑牖

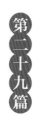

江淑贞 | 满怀热忱，与口腔共成长

江淑贞，1933年9月4日生，中共党员，福建省莆田县人，浙江大学医学院副教授、主任医师、硕士生导师，1956年毕业于四川医学院口腔医学系。曾任中华口腔医学会浙江分会常委、口腔医学杂志编委、中国冷冻外科学会浙江分会副理事。1984—1988年任浙江医科大学口腔系副主任，是口腔系创始人之一。长期从事口腔医疗、教育、科研工作，擅长牙周病、冷冻外科等领域，先后参与编写《疾病防治学》《五官科学》《手术图解》《冷冻医疗》等教材。

以人为本，关怀患者健康

谈及接触口腔的初衷，江淑贞说："十五六岁时我的大牙得了龋病，整夜痛得睡不着，只能喝井水止痛，也怕见牙医。考大学时，就选择了四川医学院的口腔系，想要研究牙齿那么坚硬怎么会有龋洞，也想让更多的人了解口腔。"这个简单而纯粹的初衷，伴随了江淑贞的一生。

1956年，江淑贞毕业后被分配到附属第二医院口腔科。当时科室里只有三个医生，一把铁椅子，一个不能升降的治疗椅，一台脚踏机，一个护士和两个技工。"附属第二医院口腔科创建于1947年。当时条件很艰苦，磨牙是要靠手工来磨的，时间长了，很多人都得了肩周炎，也有人吃不消放弃了。"凭着对口腔事业的一腔热情，江淑贞坚定地踏上口腔医学的探索成长之路，一干就是整整46年。

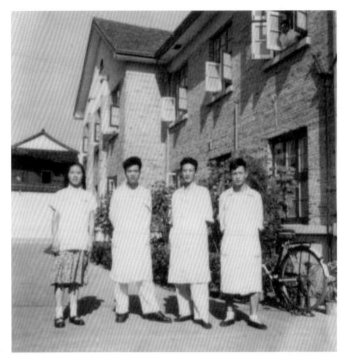

1958年，江淑贞（左一）在附属第二医院口腔门诊部与三位进修生合影

白天临床接诊，晚上加紧学习，在平凡而繁忙的临床工作中，江淑贞积极开展医疗改革和创新。

20世纪50年代中期，江淑贞率先在浙江省内创办了牙周病专科门诊，并开展了大量牙周病诊治工作，包括龈下刮治、松动牙固定术、牙龈翻瓣术等。尤其对侵袭性牙周炎采用了中西医结合的治疗方法，并获得了良好的治疗效果，由此奠定了浙大牙周病专科在省内外的学术地位。

到了70年代初，江淑贞成为国内首先采用冷冻切除法治疗牙龈增生的专家之一，同时开展了咬合创伤与牙周病的发病关系研究，并自创发明了"MOF–Ⅰ型微机牙合力测定系统"，其相应的研究成果分别获得浙江省医疗设备发明奖四等奖、浙江省自然科学奖优秀奖，为浙江牙周医学发展做出了贡献。牙合力测定仪还在1987年浙江省暨杭州市首届科学发明展览会荣获"玉瓶奖"。

1972年，在她的推动下，杭州市成立冷冻治疗小组，研究液氮冷冻

（–196℃）疗法在口腔颌面外科多种疾病中的应用。1985年，应国际冷冻外科学会主席隅田幸男的邀请，江淑贞赴日本东京参加首届亚太地区冷冻外科学术会议，此次会议共有来自五大洲16个国家的50余名代表参加。在开幕式上，江淑贞做了"冷冻动物实验和516例冷冻治疗的体会"的报告，获得与会者高度评价，为国家和浙大口腔增添了光彩。

凭借着独创性的科研贡献，江淑贞入选了《20世纪中国医学首创者大辞典》《浙江古今人物大辞典》《中国专家大辞典》等。

随后，她担任了附属第二医院口腔科第五任科主任。1994年附属邵逸夫医院牙科开诊，江淑贞受邀作为学科带头人，担任科主任，着力于开展各种新诊疗技术，改善医疗服务水平。在江淑贞的带领下，门诊就诊量从最初的1000人次，仅用一年时间就达到了6000人次，患者就诊量居全院科室之首。

初心如磐，助推建立浙大口腔

参与工作后，面对口腔疾病患者数量众多、残根残冠现象突出、医生数量严重紧缺的情况，江淑贞萌生了创办口腔医学系和口腔医院的愿望。接诊患者愈多，这种愿望就愈加强烈。于是，江淑贞多次向附属第二医院口腔科主任刘克恭提出要逐步改善"看病难"现状的建议。

在江淑贞看来，要建立口腔医学系，首先要解决师资问题。一方面，要从国内引进主治医生；另一方面，可以从学校选派多名医生，去上海第二医科大学口腔医学系（今上海交通大学口腔医学院）进行培养。在当时学校党委、浙江省卫生厅、附属第二医院口腔科的支持下，1959年浙江医学院医疗系遴选出10名学生，送到上海第二医科大学进修学习，到1961年底毕业回校，由此初步培养了口腔系所急需的师资人才。

然而，由于当时经济困难，加上"文化大革命"的影响，建系工作只能暂缓。在有关部门支持和兄弟院校帮助下，1976年5月30日，浙江医科大学口腔系终于成功创建。

口腔系创立的时候只有8名医生，摆在面前的是招生、教学和培养人才难题。口腔医学老一辈们为此到处奔波。没有教材？从四川医学院口腔医学系、上海第二医科大学借一批教材、教案和图册来，有时坐火车去上海第二医科大学上课。没有教师？从自己母校引进一批优秀毕业生来。没有实验室？跟学校总务处商量，把废弃的房间改造成实验室。在此期间，上海第二医院张锡泽教授、邱蔚六院士、黄宗仁教授和四川医学院王翰章教授、王大章教授、陈安玉教授等给予了大力援助。在简陋的条件下，口腔系的老师们带着对口腔医学的丰富经验和真诚热爱，众志成城，发愤图强，用一腔热血浇灌了一代又一代优秀的口腔医学人才。

1982年，浙江医科大学口腔门诊部开诊，口腔系从附属第二医院引进杨再敏、李茂信、金长寅、许耸等医生，另有沈祖立、陈民栋、邢秀莲、吕黎明、马兰芳等毕业生和外院医生，这都为口腔学生临床实习提供了优秀的师资力量。

门诊部规模小，诊疗水平有限，江淑贞借助医疗保健的机会，不断向省委领导倾诉求助建设一所口腔专科医院，1984年，在徐起超副省长的关心重视下，邵逸夫先生慷慨解囊，资助7000万元港币。江淑贞欣喜万分！可根据当时省内医疗条件水平，这笔钱最终决定用于建设现代化综合性医院（邵逸夫医院）。

江淑贞遗憾之余对此表示理解。1999年浙江大学医学院附属口腔医院（以下简称"附属口腔医院"）建立初期，缺少资深教师，江淑贞听闻后二话不说就到岗，"哪里需要，我就到哪里去"，第一时间开展业务指导和"传帮带"，整整历时3年，不辞辛劳地开展牙周病等疑难杂症的诊疗工作。

回忆过往，江淑贞感慨说："只有这一个愿望，能早日创建口腔系和口腔医院，我为实现了它而深感欣喜与自豪。"

心育桃李，致力于培养口腔人才

在江淑贞看来，教育是立身之本，也是强国之基。她始终秉持教书育人的理念，坚持临床与理论相结合，慷慨解囊，无私地将经验和技能传授给学生，重视学生学习的积极性，激发他们对专业的热爱，培养了一批又一批优秀口腔学子。

她不但全身心投入牙周病发病机制和牙周病临床综合治疗的研究工作，而且高度重视与国内外的学术交流。她在20世纪80年代就多次去往日本东京大学、香港大学牙学院进行交流学习，并邀请美国纽约大学、日本东京大学，以及香港大学、华西口腔医学院、上海交通大学（上海第二医科大学）的牙周病学专家前来进行学术讲座，及时掌握了解牙周病学研究新进展。

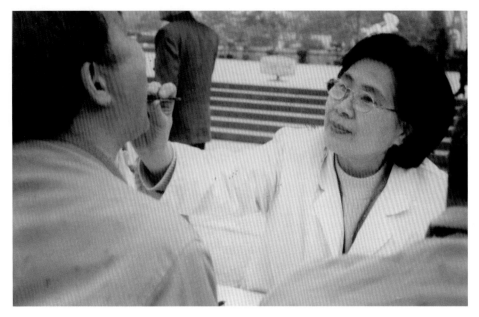

1995 年，五四运动纪念日，江淑贞在武林广场开展口腔义诊

为了让进修生们更快成长成才，江淑贞为他们制定了个性化的培养方案。另外，为了让年轻一代走出去开阔眼界、增长知识，江淑贞牵头，将口腔内科、口腔颌面外科及修复等科室的青年医生送往华西口腔医学院、北京大学口腔医学院、上海交通大学医学院附属第九人民医院等地进行口腔颌面外科、牙体病、黏膜病、牙周病学的专业进修。

对于热爱口腔医学的年轻人，她总是不遗余力地关注和栽培。陈莉丽是江淑贞的第一位硕士生。说到与陈莉丽之间的师生故事，江淑贞笑着说："记得在恢复高考后第一届的学生毕业座谈会上，陈莉丽同学跑到我面前说，'江老师，我要考您的研究生，专门研究牙周病学！'我说好呀。那时考研究生条件比较严格，需要临床工作满 3 年之后才有资格参加考试，每年也只有一个名额。1985 年，复习考试期间，陈莉丽的母亲不幸查出肺癌晚期，她精神压力很大，期间我非常关心她，不但安慰她，并一直给予她精神鼓励，最终她以口腔内科学专业总分第一名被浙江医科大学入取，圆了她读牙周病专业研究生的梦。"

　　江淑贞慧眼识才，陈莉丽研究生毕业后，成绩优异、表现突出，曾任附属第二医院口腔内科主任、口腔内科学教研室主任，中华口腔医学会牙周病专业委员会副主任委员，浙江省口腔医学会牙周病学专业委员会主任，在牙周病学的科研工作中获得浙江省政府科技进步奖二等奖1项、三等奖2项，还获得国务院政府特殊津贴、浙江省"151"人才、全国先进女职工等荣誉。如今，她接过江淑贞老师的接力棒，也培养出了50余名牙周病专业研究生。

　　用心育桃李，竭诚多奉献，这就是江淑贞40年从医从教生涯最真实的写照。

整理：程子健　叶亨妮

审校：江淑贞

姜槐｜科研之路，求是精神

　　姜槐，1933 年 10 月生，教授。1955 年毕业于浙江医学院公共卫生系，1958 年北京医学院劳动卫生研究生毕业。历任浙江医科大学微波研究室主任、环境与健康科学研究所副所长等职，长期从事电磁波卫生学和生物电磁学的研究，是我国该学科的带头人。成功研制高频电磁场卫生学测定仪，填补了国内空白。曾牵头全国 18 个单位的专家，制定出《微波辐射暂行卫生标准》，后改名为《作业场所微波辐射卫生标准》，由卫生部批准为国家标准（编号：GB10436—89）。曾获全国先进科技工作者荣誉称号，获国家环保局环境保护科技进步二等奖、中国高校科学技术奖二等奖、浙江省科技进步奖二等奖等多项科研成果奖。

命中注定，结缘高频电磁场

　　20 世纪 50 年达，受其父亲影响，姜槐考入浙江医学院。入院学习一年后需要分系，当时的公共卫生专业是冷门专业，作为中共党员，姜槐认为既然国家需要，她就带头报名，于是她在浙江医学院完成了公卫系的 4 年学业。1955 年毕业后，姜槐被推荐到北京医学院与苏联联合培养，研究方向是劳动卫生学。

　　1958 年北京医学院毕业后，姜槐回到浙江医学院工作。1961 年，姜槐带同学去工厂实习时，厂里领导向他们求助，告知厂中两名职工在操作从国外引进的设备后依次出现嗜睡、失眠症状，且有一人有性功能减退的情况。

经测量，车间里无异味、有毒气体和粉尘。由于该机器采用高频淬火处理工艺，姜槐提出可能是高频电流周围形成的高频电磁场的作用。查阅文献后发现一篇俄文文献指出高频电磁场可能引起神经衰弱。姜槐向苏联的导师求教未果，又向浙江广播电台的技术人员、省机关的工作人员请教无线电的测量原理，尝试自备各种工具制作测量高频电磁场的仪器。然屡试屡败，却又屡败屡试。在浙江大学一位老教授的指点下，姜槐拿着改良后的测量仪去工厂车间测量，测出了高强度磁场。然后逐步排查出场强最大的地方，并采用金属屏蔽的方式成功降低了场强。

姜槐首次发现高频电磁场对作业工人的身体健康有不良影响和危害，为开展高频劳动卫生学调研和防护创造了条件。正值 20 世纪 60 年代，全国各地都在发展生产，或多或少都有碰到类似的问题。而我国高频电磁场防护方面是空白的，故而姜槐先后前往北京、上海、沈阳、哈尔滨等地讲课、下厂，帮助人们更好地认识电磁场，并做好个人防护。

1964 年，姜槐受邀参加全国的劳动卫生和职业病大会并做报告介绍高频电磁场的有关知识。1972 年，姜槐团队研制成功近区高频电磁场卫生学测定仪，可以分别测定电场和磁场的强度、辐射范围等有关参数，填补了国内空白。此后，姜槐主持全国高频微波对人体健康影响及其防护的研究，为确定我国微波辐射卫生标准提供了科学依据。

委以重任，制定国家标准

1974 年，姜槐收到了国家第四机械工业部（简称"四机部"）的来信，委托其发展微波技术，制定我国工业系统中微波的安全标准。由四机部拨付科研经费，姜槐牵头，联合北京医学院等全国 18 个单位的专家，在完成微波的急性、亚急性、慢性动物实验的基础上，开展针对微波作业人员的健康检查和作业现场的微波测定，制定出《微波辐射暂行卫生标准》（1989 年改名为《作业场所微波辐射卫生标准》，由卫生部批准为国家标准，编号：GB10436—89）。其成果《高频、微波对人体健康影响及其防护的研究》获 1978 年全国科学大会奖。

1982 年，浙江医科大学微波研究室制定《环境电波卫生标准》，于 1987 年由卫生部批准为国家标准（编号：GB1975—88），获卫生部"七五"期间国家标准优秀奖。

国际交流，拓宽视野

1997 年 10 月，浙江省科学技术委员会、计划经济委员会和财政厅批复组建浙江省生物电磁学重点研究实验室，姜槐出任实验室主任。该实验室是国内从事低强度环境电磁场卫生学研究的主要单位，牵头起草了《家用微波炉电磁辐射暴露限制和测量方法》，并主导《环境电磁波卫生标准》的修订工作。当时实验室承担国家自然科学基金的部分项目，并且拿到重点项目，在国内外生物电磁学方面的专业杂志发表论文。当时浙大医学院的论文和国际上的交流比较少，陈宜张院长关注到了本院研究生们的投稿，并进行鼓励。

2000 年和 2003 年在中国召开国际电磁场相关的研讨会，姜槐出任副主席。2001—2004 年，姜槐与世界卫生组织（WHO）合作，研究 900 MHz GSM Wireless Communication Signals：Evaluation of Cocarcinogenic Potential on DMBA-Induced Tumours in Rats（900 兆赫 GSM 无线通信信号：评估其在 DMBA 诱导大鼠肿瘤中的促癌潜力）。

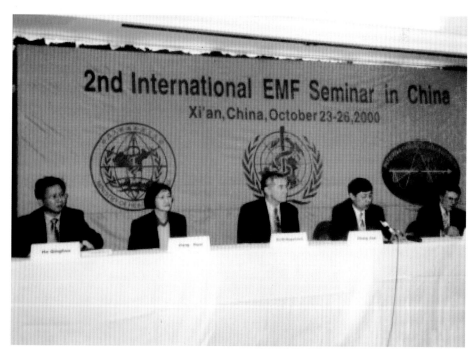

2000 年，在西安召开第二届电磁辐射与健康国际研讨会（左二为姜槐教授）

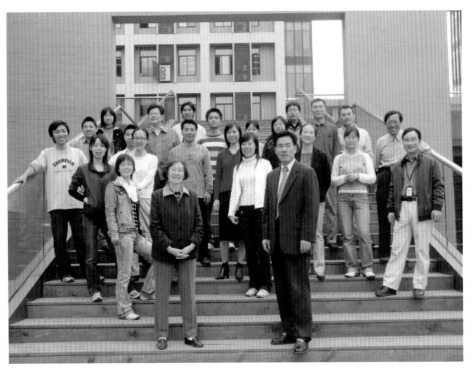

公共卫生学院环境医学系师生合影（前排左一为姜槐教授）

姜槐认为，现在的学生是非常幸福的一代人，拥有的条件远比当年要优渥，同时他们肩上的担子也很重，要珍惜这个时间，虚心求教。还有一点很重要，学习不仅是为了个人的发展前途，更要为了人类社会的发展、国家的强大而奋斗，把自己的利益跟国家利益融合在一起。

整理：魏小鸣　郭一鑫　张航睿

审校：姜　槐

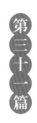

第三十一篇

杨明达 | 秉学者恒心，行医者仁术

杨明达，1933年12月15日生，中共党员，上海人，主任医师、教授、硕士研究生导师。1957年毕业于上海第二医学院（今上海交通大学医学院）口腔系并入职浙江医学院附属第二医院口腔科，是浙江医科大学口腔医学系主要创建人之一，历任浙江医科大学口腔系主任、教研室主任，享受国务院政府特殊津贴。擅长口腔颌面部炎症、外伤、肿瘤、缺损畸形修复，对"顺序释放抗癌药物微囊栓塞舌动脉治疗舌癌"研究颇有贡献。曾任中华医学会口腔学会浙江省分会会长、浙江口腔医学会主任委员、《口腔医学杂志》副主编等。

西子湖畔，上海学子扎根口腔

杨明达出生于上海重庆南路上的一个普通家庭。他的家毗邻上海第二医学院和出版家邹韬奋故居。1953年从震旦附中毕业，杨明达面临填报志愿的困惑。"当时迷恋着上海，想多一些时光留在上海，既要离家近一些，又能时间长一些。最后考虑离家最近的上海第二医学院。"杨明达回忆说。

"为什么会选择口腔专业呢？因为当时上海第二医学院医疗系仅是专科，口腔专业是本科，四年制的，当然首选口腔系。就这样阴差阳错地进了上海第二医学院口腔系，也因此改变了我的人生。"

杨明达祖籍是宁波，1957年毕业时被分配到宁波华美医院，到浙江省卫生厅报到时又被改派到舟山，杨明达不大乐意，因为未婚妻在杭州。经过几轮沟通，在附属第二医院口腔科主任刘克恭的帮助下，杨明达顺利留在了杭州，从此与浙大口腔结下了不解之缘。

"1957 年，附属第二医院口腔科是综合口腔科，只有 8 名医生、3 名技师和 1 名护士。医生中还有 2 名是跟我一起毕业分配来的同学。人虽然不多，但我们科室的名气还是比较响的。浙江医学院创办口腔系后，口腔科随之分成口腔内科、口腔颌面外科、口腔修复科、口腔正畸科。我属于口腔颌面外科。从 1957 年至今，已经整整 65 年了，我一直在附属第二医院口腔科工作，可以说年华、精力都用在了口腔专业上，这是我的职业，我爱它。"杨明达说。

心系患者，练就过硬技术

全心全意为患者服务的这根弦，杨明达一刻也没有松懈过。刚到附属第二医院的时候，当时主任主攻口腔修复，对口腔颌面外科并不精通，而且由于多种因素，杨明达也没有机会去进修，一直靠自己勤学苦练，基本是"自学成才"。1957—1966 年，直到结婚之前，所有的休息天，除了偶尔去爬爬山之外，杨明达基本都是在图书馆度过的，看了许多关于口腔专业的文章，有 5 万多张读书卡片。用他自己的话说，是"大学毕业后寒窗苦读 10 年"。

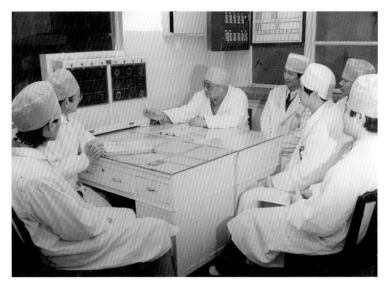

杨明达（左三）分析病例

上海第二医学院 1956 年首例下颌肿瘤切除且立即植骨成功后，附属第二医院在 1958 年即开展此类手术，当时由口腔科、骨科、肿瘤科、外科共同完成手术，杨明达也参与了。在浙江医学院解剖学章明教授的指导下，杨明达还顺利完成双侧下颌骨缺损施行游离带血管的髂骨移植术，突破性地开展了国内首例报道实施的双侧下颌骨全缺损用异体冷冻下颌骨移植。

杨明达有一个习惯，每次手术前总要做充分的准备。他以前的值班室床底放着一只缸，缸里装着一个用福尔马林溶液处理过的医用头颅。每逢第二天要开刀，他就会拿出头颅仔细比划，相当于再练习一遍，这颗"头颅老兄"为杨明达手术的准确率做出了重要贡献。后来开展显微外科手术、缝血管，他也会在开刀前一天用大白鼠练习血管吻合，多练之后，力保手不抖，再上手术台。医术不看不学不练就不会进步，杨明达深知这一点，但光靠自己琢磨，有些事也想不明白，于是每每有母校老师到杭州出差，杨明达就会"死皮赖脸"地跑去"偷拳头"，能学多少是多少。

"这和我们医生手上的技术活儿不无关系，我们都是手工活儿，是硬碰硬的技术。"杨明达在附属第二医院口腔科工作的 56 年里，没有发生过一起医疗纠纷，其间他的付出和努力不言而喻。

20 世纪 60 年代，杨明达多次随医疗队下乡，去过上虞、永康、硖石等地，其中在永康一待就是 10 个月。临时的医疗诊所设在当地人家家里，厅堂当门诊，厢房做病房。"当时永康之穷全省闻名，全家只有一条裤子，谁出门谁穿，大冬天没有夹衣棉衣可穿，就穿一件单衣，胸前抱个烫炉子，这些不是笑话，都是真事。"杨明达说，"过着这样的生活怎么还看得起病？所以我们一到，患者们都蜂拥而至，因为医疗队几乎是不收钱的。"

医疗队一共 7 名医生，但一天门诊数量有 1400 个！杨明达一个人就要看 200 多个。一些简单手术，比如倒睫手术、扁桃体手术，一天就能做十几场。"还记得有一个腮腺肿瘤患者，术中突然停电，后来只好在手电筒光下完成。"杨明达说，"尽管如此，那个时候大概是因为年轻，也感觉不到累。"

赓续奋斗，见证口腔发展壮大

60 年代初，浙江医科大学开始筹划建立口腔医学系。然而由于当时经济社会和群众的健康普及仍处于发展困难时期，在"调整、巩固、充实、提高"

的国家大政策下，缩减了许多发展项目，成立口腔医学系的计划被暂缓实行。然而成立口腔系，是所有浙医大口腔人的心愿。

"1962—1976年，随着医学发展形势的好转，为了更好地发展浙江省口腔医学事业，我们花了很大力量来建口腔系。我们附属第二医院口腔科里的8名医生、3名技师、1名护士一起参与创办，戏称为'十二罗汉'。其中最积极的是吴求亮。经过申请筹建、经费筹集、师资招录，克服重重困难，1976年，浙江医科大学正式设立了口腔医学专业，并于同年开始招生。"杨明达回忆说。

口腔医学专业刚设立时，教师队伍总共就8人（刘克恭、杨明达、吴求亮、吴葆萱、郭慧芬、江淑贞、何明灼、杨再敏）。除了江淑贞，其余都跟上海第二医学院有缘。后来，连启星、陈绍宝、彭德馨、孙才钧等老师相继加盟，逐步壮大了口腔医学系的师资力量。

谈及当年的学生，杨明达说："第一届学生有20个，都是我们手把手招进来的。当时用的是上海第二医学院的教材和教案，有时还需要坐火车去上海第二医学院听课。还记得当时俞光岩是班长，黄吉娜是副班长，两人的功课都非常好。"

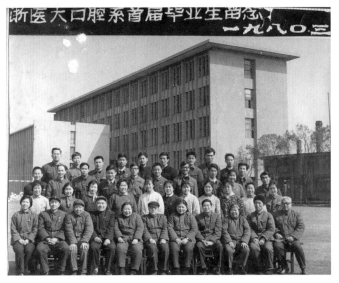

浙江医科大学口腔系首届毕业生留念（一排右一为杨明达）

"以前条件有限，学生要去附属第二医院、杭州市第一人民医院、台州医院、金华市立医院、宁波市第二医院等实习。我们决定自己办一个。"80年代初，为改善示教条件，进一步提高口腔医学系的临床教学和科研水平，浙江医科大学口腔医学系向学校申请，在校内临街的13幢宿舍一楼3间平房内添置2张牙椅，以作口腔医学系学生临床教学示教之用。

随着就诊患者人数增多，并开始产生一定的经济收益，经过批准，1982年正式挂牌建立了浙江医科大学附属口腔门诊部。1983年，吴求亮与口腔医学系1977届留校毕业生刘建华、曹之强等人在附属第一医院创建口腔科。至此，附属口腔门诊部、附属第一医院口腔科、附属第二医院口腔科一并成为口腔医学系教师来源地和学生临床实习基地。

1984年，从刘克恭手里接过重担，杨明达成为浙江医科大学口腔系第二任系主任，一直到1993年，前后长达9年。20世纪八九十年代，他又兼任附属第二医院口腔科主任。在他的带领下，口腔医学发展进一步壮大，并大力推进口腔医院筹建日程，在他任职期间成功地获批创建口腔医院。

杨明达业余时间爱学外语。小学曾学过日文，后来学了法文、英文和俄文，成为医生后上夜校再次学了日语，后又学习了德文、西班牙、意大利文、葡萄牙文和韩文。"不求学以致用，只是很单纯的喜欢，也算弥补一点当年没有选外语作为第一专业的遗憾。"杨明达还非常喜欢书籍，家里藏书几千册，在建党百年之际，他作为一名老党员，特地捐赠上千册图书作为浙大口腔院史建设之用。

生命不息、奋斗不止。杨明达曾用诙谐的口吻总结他的一生："一生清苦，两袖清风，三五成婚，四十得女，五十上坐，六十下岗，七十多病，八十'健'在。50岁被任命为浙江医科大学口腔系主任，60岁下岗，70岁糖尿病加重，如今80多岁还健康长寿。这一辈子过得忙碌且平庸，但也一直坦坦荡荡、问心无愧。"

整理：蔡娴娴　薛文韬

审校：杨明达

153

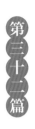
王竞｜眼科教授的"光明之路"

王竞，出生于 1937 年 1 月 30 日，附属第一医院教授、主任医师、博士生导师，国内著名眼底病学专家。1959 年毕业于浙江医学院。曾任附属第一医院院长、眼科中心主任、中华医学会眼科学会常务委员、浙江医学会常务理事、眼科学会主任委员、浙江省视光—光学学会理事长等。发表学术论文 80 余篇，主编及参编专著多部。1992 年，获国务院颁发的政府特殊津贴奖，曾获第一届全球华人眼科学术大会"中华眼科学会奖"。

转变认识　立志从医

王竞教授从小梦想长大后要做一名翱翔蓝天的飞行员，保家卫国。但事与愿违的是，1954 年高中毕业，学校推荐王竞教授报考留苏预备生和哈尔滨军事工程学院，却因政审没能通过，最后在家人的建议下填报了浙江医学院，去了一个自己并不了解也不感兴趣的专业就读。

但浙江医学院 5 年的学习和所见所闻，让王竞教授逐渐体会到学习医学的意义和价值所在，有两件事对他影响最深，让他一直铭记至今。一是 1955 年 4 月洪式闾院长的病逝。洪院长是我国著名的病理学家、寄生虫病专家、医学教育家，在国际医学界享有很高的声誉。王竞教授进校时，他是浙江省卫生厅厅长、浙江医学院院长，同时兼任浙江省卫生试验院院长，为预防、控制和消灭危害人民的寄生虫病经常深入农村和虫灾第一线进行防治研究。1955 年 4 月，洪院长积劳成疾，高血压脑溢血复发而病逝，年仅 61 岁。"这是我第一次接触和认识的医学界的专家，他的事迹和为人深深地感染和教育了我，让我认识到医学对人类、对社会和国家的重要性，认识到学习医学的意义和价值。"王竞教授决心要以洪院长为榜样，认真学习医学知识，做好人民生命健康的守门人。

与此同时，基层卫生院的工作经历也促使王竞教授思想认识上发生深刻转变。1958 年 11 月，正在上海第四人民医院实习的王竞教授被调去富阳创办富阳卫星医院，响应党"把医疗卫生工作的重点放到农村"的号召。一个风雨交加的夜晚，一对年轻农民夫妇抱着一个五六岁的小男孩冲进诊室，那天恰逢王竞教授值夜班，只见孩子脸色青紫，呼吸几乎停止。这时外科医生闻讯也已赶来，紧急准备后给孩子做了气管切开手术，王竞教授和外科医生尽了最大的努力，但终因延误太久，这位因白喉假膜阻塞气管导致严重窒息的小男孩最终没能抢救过来，小男孩父母悲痛欲绝的情景深深地印在王竞教授脑海中。还有一次，富阳码头的一条小船上有一位孕妇难产，王竞教授一行人赶到码头上船检查，发现是"臀先露"，孩子分娩出生时已苍白窒息。在卫星医院创办过程中，乡村百姓缺医少药和大病不能及时就医的现象，让王竞教授很难过，医生的强烈使命感和责任感督促他刻苦钻研医疗技术，更好地治病救人。在长期的临床实践中，王竞教授最终成长为一位心怀大义的良医。

钻研业务　精益求精

1959 年 8 月，王竞教授毕业后被分配到附属第一医院工作。学校实习时他对外科更感兴趣，希望能成为一名外科医生，但接到通知是到眼科报到，这让他稍感失落，但立志从医的信念促使他坚决服从院方的安排。

医院眼科非常重视对年轻医生的培养，王竞教授入职后，科室负责人立即指派有经验的医师指导和带领他熟悉眼科的医疗常规和诊治设备，指定阅读的专业书籍。经过数月的了解和观察，他对眼科的临床意义有了初步的认识：眼球虽小但结构复杂，犹如一台精巧的摄像机。人们对外界的感知 80% 以上是通过眼睛获得的，足见其重要性。眼球是一透明体，一旦病变必将导致视力损害，即使病变修复往往也会遗留视功能的障碍，防盲治盲是重中之重。

临床治疗中，王竞教授接触了大量眼病患者。在一双双痛苦不堪、饱含求助的眼睛里，他感到了身上沉甸甸的责任，也看到了作为一名眼科医生的价值所在。一次，王竞教授急诊值班时，接诊了一名双眼被硫酸颗粒严重损伤的搬运工，身体和经济压力下，该患者一度产生轻生行为。面对患者和家属的痛苦，王竞教授暗下决心必须要治好他。经过一段时间的精心治疗和心理疏导，最终患者视力得到慢慢的恢复，重新建立了对生活的信心，这件事也更加坚定了王竞教授做一名优秀眼科医生的决心。

要做一名优秀的眼科医生，光有决心不行。王竞教授还记得他收治的一例患者，是一位农民，双眼高度近视，右眼视网膜脱落。王竞教授给患者施行了手术，但术后脱落的视网膜并没有复位，原来是术前检查时遗漏了周边视网膜上的一个小裂孔，不得不进行第二次手术。这不仅给患者增加了痛苦，也给家庭增添了负担，但患者却毫无怨言，表现出对医生的充分信任。对此，王竞教授深感内疚，下决心要刻苦钻研业务，不断提升自己的医疗水平。

1973 年，王竞教授前往北京同仁医院进修，重点学习眼底疾病的诊治，为以后从事眼底病治疗打下了扎实的专业基础。1986 年，王竞教授等人举办五官科专科实习班，为各地培养眼耳鼻喉专科医生，先后组织了三期，毕业后这些学生大都成为当地五官科的骨干。1991 年，王竞教授担任附属第一医院党委书记和副院长、院长，兼任眼科主任，他大胆改革、积极创新，改善患者的就医环境，全面更新医技设备，医疗水平和质量有了进一步的提高，深得广大患者和社会的好评。由于王竞教授在眼科上的建树，1992—2004 年连续担任三届浙江省眼科学会主任委员和中华医学会眼科分会的委员、常务委员，为引领浙江省防盲治盲工作和推动全省各地眼科事业的发展做出了积极贡献。

严谨求实　引领发展

王竞教授刚踏入附属第一医院时，院内简陋的房舍和设施与他以往在上海时看到的大医院不可同日而语。但是朴素的外表下，医院"严谨求实"的精神代代相传，不管是郁知非教授查房时的严谨，张鸿典教授对病历书写的严格要求，姜辛曼教授对医疗差错事故的认真态度，凡此种种，都在潜移默化地教育年轻一代，培养王竞教授逐渐成长为一个合格称职的医生。

　　1991年起王竞担任医院党委书记和院长，他时刻提醒自己必须将医院"严谨求实"的优良传统传承下去。时值改革开放初期，"文革"期间遗留的一些负面影响还没有完全消除。为团结全院医护人员，激发工作热情，让医院能跟上形势发展，王竞院长制定了一系列改革措施和医疗业务发展的规划。在治理体系上，开展"廉洁行医"教育活动，在广泛征求意见的基础上修改完善奖金分配方案，调动全体员工的积极性，使其将精力投入到提高医疗技术水平和改善医疗服务态度上。在学科建设上，加大对优势项目（如肾脏移植）的支持力度，大力支持开展肝脏移植和骨髓移植的新项目，承担起浙江省血液中心和浙江省器官移植中心的领导任务等。在学术交流方面，与香港理工大学视光学系建立了良好的合作关系，开展了联合培养视光学博士研究生项目。在此期间，王竞院长还兼任第一临床医学院院长，为临床医学教育的发展做出贡献。

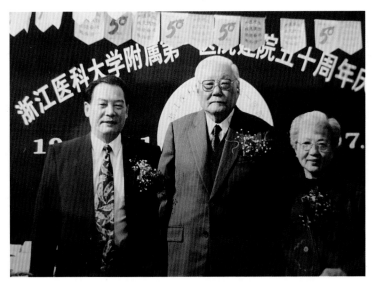

1997年，王竞院长（左）与郁知非教授（中）的合影

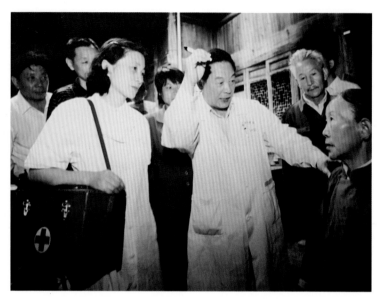

1998 年，王竞教授参加浙江省政协医卫组赴泰顺义诊

"20 世纪 50 年代医院的优良传统培养了我，我也愿意将所受到的教育和认知努力地去体现在我所承担的工作中。"在王竞教授的带领下，附属第一医院逐渐步入发展正轨，学科布局进一步优化，优势和特色日益凸显。附属第一医院从最初小小的"弄堂医院"嬗变为如今实力雄厚、规模空前的国家医学中心创建单位，王竞教授不仅是历史的见证者，更是一名优秀的引领者和攀登者。

整理：附属第一医院党政综合办公室

审校：王 竞

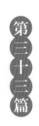

康曼丽 ｜ 年华似水容颜改，一成不变是"初心"

康曼丽，1937 年 2 月 7 日生，我国著名小儿心血管内科专家、教授、主任医师、博士生导师，毕业于浙江医学院医疗系。曾任浙江大学医学院附属儿童医院（以下简称"附属儿童医院"）院长、党委书记，中华医学会儿科学分会委员，浙江省医学会儿科学分会主任委员。作为小儿心血管内科专家，康曼丽在小儿心脏病、风湿性疾病诊治方面有较高的造诣，获得全国三八红旗手、全国医院优秀院长、浙江省医学会杰出贡献奖、浙江省医师终身荣誉奖等多项荣誉，享受国务院颁发的政府特殊津贴。

缘起浙医——心怀大爱，毅然投身儿科事业

1954 年，康曼丽考进浙江医学院医疗系就读。据她回忆，当时学校不大，学习和生活条件比较艰苦，住的是 6 人间高低铺，下面睡人上面放行李，房间很挤，桌子也很小，但那时候年轻，也就这么过来了。求学期间，让康曼丽印象深刻的是学校老师的教导。"尽管条件比较苦，但学校的老师水平很高，敬业负责，教我们怎么样做一名好医生，怎么样为人民服务，怎么样关爱患者。"老师的谆谆教诲带着她一步步进入医学殿堂，更将医者对生命的敬畏之心和对患者的仁爱之心深深植入了康曼丽心中，让她找到了毕生的使命和未来努力的方向。

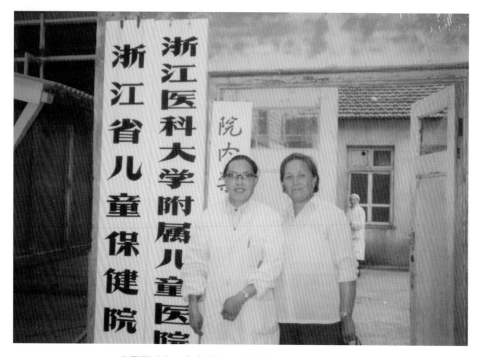

康曼丽（左一）在浙江医科大学附属儿童医院工作

临近毕业时，浙江医学院设立儿科专业，学员从本年毕业生中抽，共 30 人。康曼丽服从组织安排去了附属儿童医院。从此，守护儿童健康，就成了康曼丽从医的初心和一生奋斗的目标。

情系患者——甘于奉献，矢志不渝践行初心

1959 年，康曼丽从浙江医学院医疗系毕业后便来到了附属儿童医院。那时整个国家经济困难，附属儿童医院也处于起步阶段，尽管挂着省级医院的招牌，但实际上人才匮乏，医务人员工作量很大。于是，康曼丽白天看门诊，晚上要值夜班，一个人负责三个楼层的患者。那时候通信不发达，没有值班电话、值班手机，医院就在中间楼层的楼梯口安装了两个电灯泡。左边灯泡亮了，她就上楼去看患者；右边灯泡亮了，她就下楼去看患者。数不清楚多少个夜晚，她就在二楼的楼梯口不断关注"指示灯"的变化，有时候刚处理完三楼的患者，刚到二楼，就看到另一个灯亮了，又得马不停蹄赶去一楼处理。一个晚上楼上楼下来回跑，跑得满头大汗，直到下班。尽管早上交

班的时候总是精疲力碌，但这样紧张而忙碌的工作让她始终觉得快乐和满足。康曼丽认为，儿科患者的病情变化迅速，需要医生经常询问和巡视患者的情况，而且儿科患者的年龄都很小，甚至不会说话，需要医生更多的关心和照顾，所以儿科医生一定要有更强的细心、耐心和责任心。几十年过去了，那楼梯口的灯光一直在她心里，激励着她不忘守护儿童健康的初心。

在勤勉工作的同时，康曼丽始终对患儿怀着一颗仁爱之心，努力做一个"有温度"的儿科医生，时时处处、设身处地为患儿着想。康曼丽坐诊有个温暖的细节流传甚广。她在为患儿听诊的时候，因为担心听诊器太凉，小患者会感觉不舒服，所以总是先用掌心捂热听诊器，等到暖和之后，才轻轻贴近孩子的胸口听诊。即使后来成为全国知名儿科专家，她也一直保持着这个好习惯。尽管只是一个小细节，但却让不少孩子的父母铭记了一生。当时有一个从湖州赶来看病的家长看到后直接感动得流泪了，哭着说道："您是把我们的孩子当作自己的孩子一样啊！"医者父母心，康曼丽这一个小小的举动不仅焐热了听诊器，更焐热了患儿和家长的心，逐渐抚平了孩子生病带来的焦虑。

医学是生命的科学，康曼丽始终不忘敬畏生命的教诲，不忘守护儿童健康的初心，全心全意、体贴入微地关爱每一位患者，在行业内和广大家长心中拥有极高的口碑，从业以来荣获了全国三八红旗手、全国医院优秀院长、全国计划生育协会先进个人、全国有突出贡献的儿童少年工作者、浙江省医师终身荣誉奖、浙江省杰出贡献奖等多项荣誉，并被授予"热爱儿童"荣誉奖章。

使命在肩——勇攀高峰，率先开创小儿心血管内科

20世纪七八十年代，附属儿童医院只有儿内科、儿外科、麻醉科，许多儿童专科疾病无法诊治。康曼丽在工作中接触到很多小儿心血管疾病患者，因为当时条件所限，她只能一次次建议患者去上海就诊。路途远了，经济负担重了，家长脸上痛苦失望的表情让康曼丽心如刀绞。后来医院派她到上海新华医院进修心内科专业，康曼丽感到机会非常难得，便一头扎进了新技术的学习与操作中，如饥似渴，十分忘我。尽管她是上海人，但她一心想着把技术学到手，学习期内坚持吃住在医院，很少回家。心导管检查有放射线，

但为了尽快掌握检查与操作技术，康曼丽化身"拼命三娘"，每星期在心导管室学习三四天，同行们都说她根本不顾自己的身体了。

进修结束后，医院根据需要决定创办心导管室，康曼丽和同事们在短时间内克服种种困难把心导管技术开展起来。"心导管做起来，诊断初步明确以后外科就可以开刀了。"在康曼丽及其团队的努力下，小儿心脏病诊治水平得到显著提升，很多危重患者从死亡边缘得到新生，无数家庭也重新燃起了希望。康曼丽回忆道："我印象很深的一件事，以前有个小孩感染很重，接近死亡了，但经我们全力抢救后，他慢慢康复了。后来他父母请我参加孩子的婚礼，第一杯酒就敬给我，说：'康医生救了我孩子，给了我孩子第二次生命，没有你就没有我小孩今天的结婚场面。'我当时听了也很感动，很欣慰。"

在几十年的努力下，康曼丽成长为全国著名的心内科专家，她积极开展临床研究，曾获浙江省科技进步奖三等奖、优秀奖，浙江省卫生厅科技成果奖三等奖，发表论文20余篇，以副主编身份编写专著2部。经过多年的发展，附属儿童医院小儿心血管内科已经成为浙江省医学重点学科、浙江省小

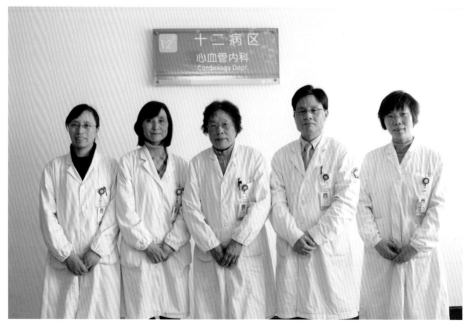

小儿心血管内科团队合影（中为康曼丽）

儿心血管疾病防治中心，学科实力处于全国先进水平。

　　无论是当初义无反顾选择儿科，创建心血管内科，还是后来挑起附属儿童医院一院之长的重任，康曼丽从没有一天松懈，而支撑这一切的是她守护儿童健康这颗永不变色的初心。康曼丽说："我很感谢浙江医学院和附属儿童医院对我的培养，当时我们老师教导我们要全心全意为患者服务，这个我印象还是很深的，所以我也就向他们学习。"浙江医学院的学习生涯将医者大爱的种子植入了康曼丽的心中，她不忘初心、牢记使命，用毕生的心血在儿科这片土地上辛勤耕耘，并绽放出了美丽的花朵，结出了丰硕的果实。回首往昔，康曼丽始终牢记年轻时候从医的"初心"，并希望医学院以后继续加强医德教育，引导学生树立全心全意为患者服务的信念。

整理：方思齐　蒋烨琛
审校：康曼丽

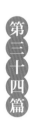
吴求亮 | 春华秋实，矢志丹心许口腔

吴求亮，1937年2月10日生，福建福清人，主任医师、教授、博士生导师，附属第一医院终身教授，享受国务院政府特殊津贴。1960年毕业于浙江医科大学医学系，同年就职于附属第二医院，1982年调入附属第一医院并着手筹建口腔科。历任浙江医科大学口腔系口腔外科教研室主任、口腔医学系主任、附属第一医院口腔科主任。曾任国际口腔颌面外科医师学会（IAOMS）理事、中华口腔医学会理事（浙江省副主委）、全国口腔颌面外科专业委员会理事（浙江省主委）、中国抗癌协会头颈肿瘤外科委员会理事（浙江省主委）、中国修复重建外科学会理事（浙江省主委）。主编《现代颅颌面整形外科》《实用颅颌面成形外科》《微量元素与生物健康》，参编《整形外科学》等12部书籍；担任《口腔医学进展》杂志主编，并任全国16本医学杂志编委，发表论文120余篇；22项科研成果获省（部）级科技进步奖和浙江省医学科技进步奖。

结缘浙大，从阡陌到西子湖

1937年2月，吴求亮出生于福建省福清市，从小学习勤奋、成绩拔尖。因为被一本英文课本上描述浙江医学院（浙江医科大学前身）位于美丽的西子湖畔的内容所深深吸引，他在高考时毅然放弃了国家保送其他大学的机会，选择了就读浙江医学院。

大学 5 年期间，吴求亮笃志不倦，广师求益。其中蔡堡、余文光、王季午、刘克恭等老师给他留下了深刻的印象，至今记忆犹新。为了让学生能更细致全面地理解和掌握知识内容，老师们不仅采用中英双语授课，还图文并茂，自制教具。老师们勤勉认真的工作态度和对学生循循善诱的教学方式，让年轻的吴求亮受益终身。"老师们的名字我都记得，上课的笔记本我都留着。我工作以后取得的成绩，与大学期间老师们的榜样力量对我的影响是分不开的。"回忆大学往事，他内心依然对良师益友们充满敬仰和怀念之情。

因为各方面表现出色，吴求亮在大学期间加入了中国共产党。毕业前，校领导和年级老师希望他能留校工作，就这样，毕业后他留校并被分配到附属第二医院口腔科工作，那里是他一辈子从事口腔医学工作的起点。

情定口腔，参与创建口腔系

毕业留校后，吴求亮和几个同学被校领导分派了准备创办口腔系的工作。起初他心里并不大乐意，作为医学系毕业生，他更喜欢大外科、大内科，对于去口腔科，他心里有点不平衡，但是想到自己是年轻党员，要听党的话！也正是这个简单质朴的想法，让吴求亮和口腔从此结下了不解之缘。

20 世纪 50 年代，浙江医学院曾经申请改名为浙江医科大学。根据国家对升级为医科大学的要求，浙江医学院决定在原先医疗系的基础上，着手创办眼科系、卫生系、口腔系等，并选用优秀毕业生参与创系工作。

为了让大家全面理解和掌握口腔医学专业知识，学校专门委派吴求亮和近 10 名优秀同学到中国口腔医学的开拓者之一——上海第二医学院附属广慈医院（现上海交通大学医学院附属瑞金医院）进修学习。那两年里，吴求亮系统全面地学习和掌握了从口腔内科、口腔外科到口腔矫正的专业知识，对口腔医学有了全面透彻的认识。正如他自己说的："在上海期间，我们在张锡泽教授、张涤生教授和邱蔚六教授的指导下学习和开展临床工作，大开眼界，对口腔医学有了深刻的理解。"这时候的他已经完全热爱上了口腔医学。结束了在上海两年收获颇丰的学习和进修后，他准备好回到自己的岗位上去大干一场了。回来后，吴求亮就全身心投入到工作中去，口腔内、外科和矫正他都涉及。遗憾的是，当时国家正处于三年困难时期，浙江医科大学创办口腔系之事被暂时搁置了。

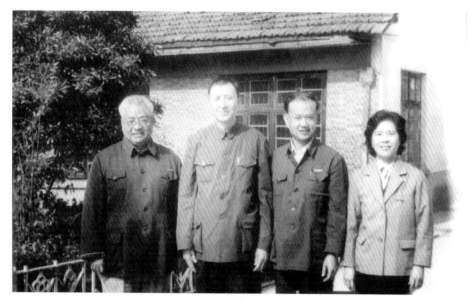

浙江医科大学第一届口腔系领导合影（左起：杨明达、刘克恭、吴求亮、江淑贞）

直到 1976 年，创办口腔系的工作又被学校提上议事日程。但这时候学校内部对创办"口腔系"还是"大五官系"存在不同意见。对于这种情况，吴求亮据理力争，他陪同部分学校领导去四川华西医科大学口腔系参观考察，前辈王大章教授和王翰章教授热情接待了他们，详细介绍了创办口腔系的重要性和可行性。在回程的路上，吴求亮终于争取到了一同考察的学校领导对创办口腔系的支持和承诺。自此学校内部就创办口腔系的意见终于达成了一致。

在学校各部门和兄弟院校的鼎力支持下，浙江医科大学口腔系终于在1976 年正式成立了。浙江口腔医学也在全国确立了自己应有的学术地位。同年口腔系开始招生，之后很快确立了五年制。随着办学条件、师资力量越来越强，2002 年改为七年制招生，贯通本科、硕士、博士连读机制。

普惠民生，参与创建附属第一医院口腔科

附属第一医院牙科成立于 1948 年，由著名口腔医学专家肖卓然教授担任科主任，这是浙江省最早建立的口腔科。1952 年，学校进行系科调整，牙科迁移到附属第二医院。1982 年，因医疗和教学的需要，经浙江省卫生厅批

准，附属第一医院复办口腔科，吴求亮从附属第二医院调入附属第一医院，着手筹建口腔科。

他回忆道，"附属第一医院口腔科的创办几乎是白手起家，期间杨松森、邓云、李兰娟、黄怀德、王竞、刘克恭等领导和前辈给予了大力支持，还有浙江省卫生厅的经费支持，众人拾柴火焰高，建科的场地、器材设备陆续到了位"。1983 年 4 月 1 日，附属第一医院口腔科正式开诊，当时设牙椅 8 张，口腔病房暂设在空军杭州医院。1984 年，附属第一医院 3 号楼建成时成立口腔病房，设 20 张病床，由吴求亮担任科主任，兼任教研室主任。

实现夙愿，创办浙大口腔医院

建口腔医院是吴求亮一生中引以为豪的又一件大事，他用了一句话概括："我是用尽全力去创办口腔医院的。"寥寥数语却饱含曲折艰辛。当接到校领导委托建院的任务后，他专门跑去北京找卫生部计划财务处，整整等了 3 天才见到有关领导。说起当时场景，吴求亮难掩心中的激动："我见到他就直奔主题，说沿海地区各个省份都有了自己的口腔医院，福建省、江西省、安徽省都已经有了，为什么反而经济相对发达的浙江省没有？领导终于被打动了，同意创办浙江省口腔医院。"

赶回浙江的吴求亮马上找到浙江省卫生厅。听了他的汇报后，张承烈厅长当场拍板批准了 100 万元预算。但同时省卫生厅的条件是"资金我们出，建口腔医院的地皮得你们自己解决"。当时浙江医科大学邻近西湖，地皮寸土寸金，要拿出一块地来建口腔医院可不容易。但吴求亮没有气馁，硬着头皮到处寻求帮助。功夫不负有心人，经过多轮沟通，在浙江医科大学吕世亭书记、郑树校长、章锁江副校长的支持下，最终商定：把原本浙江医科大学打算在延安路上建的游泳池填掉，拿这块地皮来建口腔医院！

1996 年 6 月，浙江医科大学附属口腔医院（以下简称"附属口腔医院"）医疗大楼顺利开工。1999 年，附属口腔医院（浙江省口腔医院）落成开诊。吴求亮终于实现了他的夙愿。

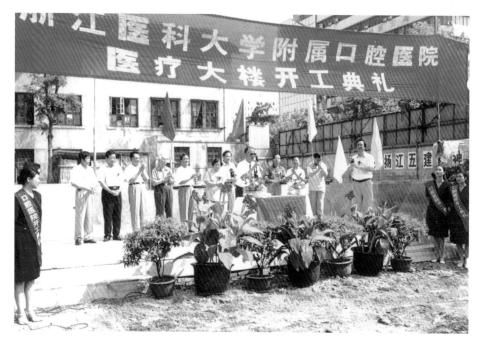

浙江医科大学附属口腔医院开工典礼

如今湖滨街头熙熙攘攘，浙江医科大学早已不复存在，但这个建在游泳池上的附属口腔医院，成为浙大学子感悟浙江医科大学历史积淀的唯一纪念。

春风化雨，医教协同桃李香

作为医生，多年来吴求亮擅长口腔颌面肿瘤的诊治和畸形、缺损的修复，开展肿瘤颅颌面联合根治术和带血管游离髂骨肌复合皮瓣微血管吻合移植术，在国内率先开展异体下颌骨移植和口腔恶性肿瘤与微量元素、NK细胞等相关性研究。其编导的电影科教片《异体下颌骨移植》获华东医学电化教育一等奖。

作为教师，他要求学生们医教研全面发展，他认为口腔医学发展的关键在于培养年轻人。他在临床和科研上都严格要求学生们，要求他们要在国内外专业期刊上发表文章，为此他创办了《口腔医学进展》杂志，鼓励年轻人通过互相交流共同成长和进步。谈及学生，吴求亮说道："我们的学生都很优秀，浙江省的学生有两个特点，一是聪明，二是勤奋，所以都有一番自己的成就。俞光岩、章锦才、金力坚、宋伯铮、沈国芳等优秀专家就是我们自己培养的学生。"

谷志远教授是吴求亮的学生，他在恭贺老师70诞辰的信中饱含深情地写道："如果说我在工作中还是做了一些事，那很大部分是吴老师的功劳，没有吴老师的支持和帮助，我是不可能完成的。"李兰娟和郑树森院士也曾欣然为吴求亮题词：春华秋实，桃李芬芳。

回忆往事，吴求亮感慨地说："这一辈子为了口腔事业，我做了三件事情，一是创办口腔系，二是创办附属第一医院口腔科，三是创办了附属口腔医院，这三件事，都是我尽心尽力来做的。很高兴，三件事我最后都做成功了。"

整理：杨海萍　胡　灿
审校：吴求亮

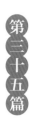

第三十五篇

石一复 | 医学人生60年，不变初心是赤诚

石一复，1937年12月29日生，教授、主任医师、博士生导师。擅长妇科肿瘤、妇科疾病、妇科手术及内窥镜诊治。组织和参加辅助生育技术（礼物婴儿和试管婴儿）的攻关，填补了浙江省内空白。1961年毕业于浙江医科大学，1984—1997年担任附属妇产科医院院长。1978年被评为浙江省先进科技工作者，1987年获评浙江省有突出贡献中青年科技工作者，1989年获评全国优秀教师，1991年起享受国务院政府特殊津贴，1995年获评浙江省医德医风高尚医务工作者，1996年获评全国妇幼卫生先进工作者，2012年获中国医师协会首届"中国妇产科医师奖"。先后获部级、省级、厅级科技成果奖50余项，发表学术论文1000多篇，出版专业著作（主编或参编）70余部，发表医学科普作品600余篇。

走进石一复的家中，映入眼帘的就是满眼的书和奖状。

位于附属妇产科医院附近不足90平米的房子，就是石一复和夫人的住处。虽然已经85岁高龄了，石一复仍然笔耕不辍，发论文、写科普、出书，都在他最近的计划里。"医者"的职业信念，从读大学那年开始，就始终伴随着他。

没有教具的学生　教科书般的手术

1956年，石一复高中毕业，以第一志愿考入浙江医学院。5年后，他成为浙江医科大学的第二届毕业生。那时候的浙江医科大学，还带着时代的印记。

　　那时候的医学生，是连教具都要自己解决的。大学二年级的解剖课，石一复和同学们到松木场每人去挖来一套尸体的骨头，把它清洗干净，每人一个木箱放在宿舍床底下，作为上解剖课和平时复习时候的教材。"我们解剖学好以后，留给下一届，就这么一届一届地传下去。"尽管学习条件艰苦，但同学们有强烈的好学之心，也有名师教授，为石一复的医学事业打下了坚实基础。

　　毕业之时，石一复却遇到了让他"为难"的事情——学校组织分配，让他做一名妇产科医生。在那个年代，男妇产科医生还是会面临一些尴尬的情况。"特别是在门诊，一个人不要男医生看，其他人跟着都不要看。"但是石一复没有打退堂鼓，而是用自己精湛的医术、严肃的态度、高尚的医德，逐渐获得了患者的信任。"到后来做好了以后，大家还主动找来了。"如今观念转变，很多人甚至还要主动找男医生来看了——60多年的行医生涯，石一复始终保持着像"石头"一样的"干净"和"坚韧"。

　　20世纪80年代，他率先开展手术直播，一边操作一边讲解，学生在教室、会议室同步观摩学习，手术过程被刻录成碟片，全国发行。同行像"粉丝追星"一样，四处收购他的手术碟片，几乎每家医院妇产科都有一套。

　　1994年，香港大学医学院附属玛丽医院的医生到内地考察，看了他"子宫广泛切除"的手术录像，特别邀请他到香港交流两周，安排了5场手术表演，香港大学医学院院长马钟可玑教授也和学生们一起观看。

　　医院每天早上8点上班，石一复担任院长期间总是7点15分就到医院，先利用早到的45分钟看看重点患者；中午不休息，趁着午休的时间跟副院长、科室带头人碰面，商量医院事务，或者和研究生讨论课题，给老患者复诊；节假日，哪怕是大年初一，他也会抽时间到医院看看，在病房转上一圈才踏实……

　　虽然没有成为当年毕业时最想成为的普通外科医生，但是在妇产科一样也可以"动刀枪"。石一复干一行爱一行、干好一行，在妇产科领域取得了骄人的业绩。

　　石一复曾被誉为"浙江妇产科一把刀"，还和朗景和院士、李孟达教授并称为"妇产科三剑客"，分别是华东、华北和华南妇产科的领军人物。

不爱应酬的院长　多点开花的专家

石一复的主攻方向是恶性滋养细胞肿瘤，潜心研究"三联序贯化学治疗恶性滋养细胞肿瘤"。40年来，石一复围绕该疾病开展了项目子课题数十个，进行了深入研究，发表了150多篇学术文章——而他发表的妇产科专业论文，总计已经有1000余篇。

在卵巢肿瘤方面，石一复也有存活情况非常好的病例：按照他的治疗方法，晚期肿瘤治疗后存活20年以上的病患至少有20人，最长的活了48年，到96岁才因为心血管疾病而非卵巢肿瘤死亡。除了存活率延长以外，石一复还做了全国卵巢肿瘤的分型、地区分布等工作，为卵巢恶性肿瘤的医治起到重要作用。

90年代初，全球医学界掀起试管婴儿的浪潮。石一复顶住多方压力，牵头筹建了试管婴儿攻关小组，不到半年时间，"礼物婴儿"和"试管婴儿"双获成功，填补了浙江省空白，走在了全国前列。后来，他把这项工作移交给生殖医学团队，也相继产生众多成果，其中还有一个不断努力，最终成为中国科学院院士的生殖专家——黄荷凤。

1984年，石一复被任命为院长，一当就是14年。至今，医院还流传着老院长的许多"传说"：他的办公室从来不放茶叶，不管谁来了，只有一杯白开水招待；他几乎不用医院的车子，已故的原夫人患癌期间用过几次车，他把钱一笔笔算好送还到财务科；1988年，他一年拒绝掉的红包总数就有一万元以上；除了上班没有任何应酬，外边人请客

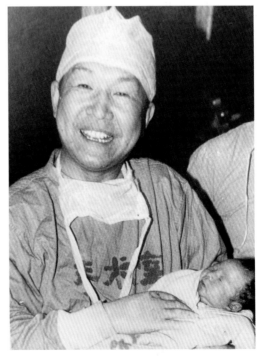

1995年，浙江省第一例"礼物婴儿"在附属妇产科医院出生

吃饭从来不去，从没请上级单位的领导吃过一顿饭……

尽管这样"不近人情"，但是他对待患者和同事又是细致入微。1995年，石一复获评浙江省医德医风高尚医务工作者（全省共6位），在他所获得的数不胜数的奖项当中，这是他尤为珍惜的一个。

卸任行政职务后，他没有停止钻研业务。60岁以后主编出版的书籍就有30多部，其中不少还是国内妇产科领域的第一部专著。石一复的工作有效提升了附属妇产科医院、浙大医学院及浙江大学的辨识度和知名度，扩大了浙江妇产科学在业内的影响力。

耄耋之年的年岁　笔耕不辍的赤诚

石一复爱写医学文章，不仅是写给专业期刊，也写给更广大的普通读者。

1980年，石一复在《大众医学》杂志上发表了第一篇科普文章《从骆驼避孕谈到节育环》之后，就成为了一名笔耕不辍的科普作家，前后撰写的科普文章有600多篇。

"科普的材料来源呢，就是平时跟患者、家属接触中，他们迷惑的、不了解的和需要了解的知识，所以我的科普是结合医疗教学科研。"正因如此，石一复撰写的科普不仅可以用于普通老百姓学习健康知识，也可以在带学生查房、讨论的时候用。而作为"老师"角色的石一复也是成绩斐然：全国优秀教师、浙大优秀博士生导师等奖项自不必说，在他的努力下，浙大医学院顺利成为妇产科学的博士学位授权点，他是这个博士点的首位博士生导师。

"因为以前（浙江医科大学）妇产科只有硕士点，没有博士点，我开的这个博士点在全国大学医学院校当中，排到第八、第九位，也是比较前面的。"而这第一位博士生郑伟，如今也已经是著名的教授。

在石一复培养的75名博士、硕士研究生里，如今在附属妇产科医院承担中流砥柱的人才也有不少。比如新生儿科的吴明远主任医师，在极低体重早产儿救治、新生儿窒息复苏等方面，不断创新技术，挽救了无数新生命。

尽管石一复说自己已经是85岁的"老头子"，但他没有脱离他深爱的医学。他每年都要出版一两本书。他最近关注的问题是"一老一小"。

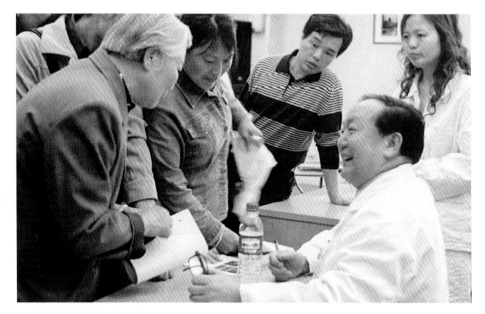

石一复在义诊活动中接受群众咨询

"面向21世纪，根据我们的国情和国内的情况，要重视"一老一小"。"老"就是老年，老年妇女人口数基本上占老年一半。"小"就是儿童和青少年，这里也差不多男女各一半。针对儿童及青少年妇科的问题，我也写了3本关于小儿及青少年妇科学的专著。"石一复最近又刚刊出了《四述重视设立小儿及青少年妇科学学科建设的述评》，希望各级重视。

"小的是承前启后啊，以后的发展都要靠小的来继承的。小儿妇科不是成人的缩微，也不是妇科跟儿科的简单拼接，它是有特点的。"

石一复认为，作为"双一流"高校的医学院，浙江大学医学院也应重视一老一小的健康问题。目前的医学生培养方案中，已经涉及老年妇科、老年内科、老年心血管、老年眼科等方面，与儿童相关的内容也要有所补充和加强。

"只有基础扎实了，以后无论是临床工作，还是科研教学，才能够更好地发展，人民健康才有更好的保障。"

有着60多年的医学人生，说起自己热爱的这份事业时，石一复的眼中依然有光，如同少年般赤诚。

整理：程　林　孙美燕

审校：石一复　吴弘萍

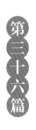
水泉祥｜宝剑锋从磨砺出，梅花香自苦寒来

　　水泉祥，1938 年 3 月 5 日生，小儿神经科专家、主任医师、博士生导师，1964 年毕业于浙江医科大学，曾任浙江医科大学组织部部长，浙江医科大学党委副书记、副校长，附属儿童医院党委书记、副院长，浙江省医学会儿科学会副主任委员。水泉祥长期致力于小儿神经专业临床、教学和研究工作，擅长小儿癫痫、脑瘫、多发性抽动症等疾病的诊治，被中华医学会儿科学分会授予"中国儿科医生终身成就奖"荣誉称号。

学在医大——志存高远，扎实练好基本功

　　水泉祥从中学起就立志要做一名医生。1959 年，水泉祥怀揣着对医学的热爱与向往，如愿考进了浙江医学院，开始了他漫漫的学医之路。

　　短绠难汲深井之水，浅水难负载重之舟。水泉祥深知，医学是一门专业性极强的学科，学医生涯充满困难和挑战，要想实现成为一名优秀医生的梦想，就必须认真学习、增长才干。求学期间，水泉祥刻苦地学习医学知识。他说："当时学校教育抓得很严，强调三基教育，即基本理论、基本知识、基本技能，功课很多，尽管比较苦，但既然选择了医学这个专业，我就一定要竭尽全力去学好。"因此，在浙江医学院 5 年的学习中，尽管课业任务重、压力大，但水泉祥依然凭借着自己的坚持和毅力取得了优异的成绩。

　　除了个人的努力，浙江医学院老师的言传身教也让水泉祥获益良多，至今印象深刻。据他回忆，在读书的时候，老师常常教导他们基础不牢、地动

山摇，学医一定要扎扎实实打好基础，将来才能游刃有余地做好临床工作。"当时在学校里基础课程的学习非常重要，老师水平很高，在施教过程当中相当认真，第四年去医院里见习的时候，包括怎么样询问和书写病史、查体、观察病情，老师教得很细致，我们学得也很认真，生怕错过任何一个细节。"水泉祥说。在老师的教导下，年轻的水泉祥耳濡目染，慢慢克服了急躁冒进的心理，一步一个脚印地踏踏实实走好学习的每一步，练就了一身过硬的基本功，为后来临床工作打好基础。正是在这种扎实学风的熏陶下，浙江医科大学为国家医疗卫生事业培育了大量优秀的人才，受到社会广泛赞誉。水泉祥在接受采访时骄傲地说："当时浙江医科大学毕业出去的学生都是很受欢迎的，有些单位甚至指定要我们的学生，就因为我们的学生基础扎实、信得过。"

对于医生来说，书本知识很重要，临床实操更加重要。在学习解剖的时候，水泉祥一开始和所有人一样害怕触摸尸体，但要熟悉人体结构是做医生的基本功，必须要迈出第一步。他想起老师的教诲，鼓起勇气去解剖实验室，仔细观察、寻找和触摸，对人体各部位、脏器进行了明确记忆、精准定位，并在这个过程中成功克服了恐惧的情绪。"那个年代一般医院没有CT，心电图、B超这些设备也没普及，所以对医生的医学功底要求很高，看病就只有体温计、听诊器、血压计和X光机，还有医生望、触、叩、听的基本功，而这些实践的经历也为后来临床工作打下了扎实的基础。"水泉祥说。

深耕儿科——关爱儿童，率先开创新专业

从浙江医科大学毕业后，水泉祥服从组织分配来到附属儿童医院，并在省内开创了小儿神经专业，也为浙大医学儿科板块的发展做出了贡献。

在水泉祥从业的近50年里，让他最难忘的是小儿神经专业的发展历程。20世纪60年代初，爱国卫生运动兴起，又遭遇"乙脑"（流行性乙型脑炎）流行，当时传染病院收治不了，大量患儿滞留无法转院。由于病房不够，医院领导果断腾出行政用房用作临时病房。水泉祥和同事们勇挑重担、迎难而上，圆满完成了患者救治工作。水泉祥刚参加工作时，院里会诊最多的就是神经科相关疾病，但由于没有从事小儿神经专业的医生，每当遇到瘫痪、抽搐的患者，就得请综合性医院神经科医生前来会诊。基于临床迫切需求，

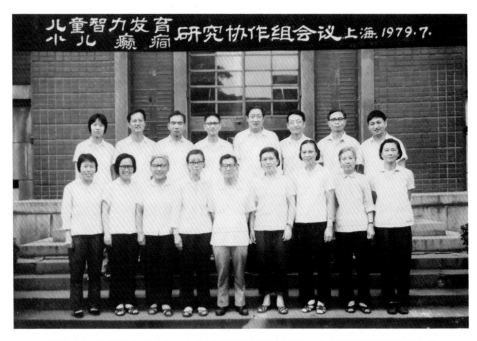

1979 年，水泉祥（二排右一）参加全国儿童智力发育、小儿癫痫研究协作组会议

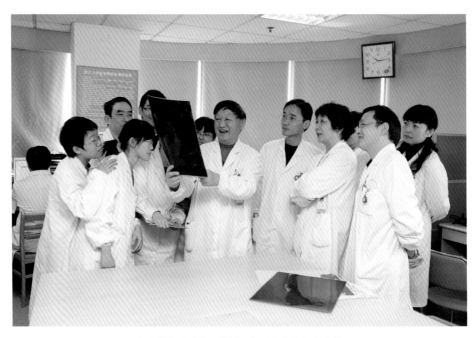

水泉祥在病房指导神经科团队成员查房读片

1974 年，水泉祥向医院领导提出到附属第二医院神经内科进修一年。在此期间，他专攻神经系统疾病的基本知识和诊治技能，并将神经内科的基本知识结合儿科特点，回院后专项开展小儿神经系统疾病诊治，在浙江省内率先开启了小儿神经专业临床工作的新篇章。1979 年，他参加了"全国儿童智力发育、小儿癫痫研究协作组"，并在杭州成功组织召开了第三次协作组会议，之后主持、参与各级课题 5 项，获浙江省科技进步奖二等奖、三等奖和优秀奖各 1 项，发表论文 30 余篇，SCI 收录 4 篇，以主编、副主编身份编写专著 3 部、参编 4 部。在他的牵头带领下，附属儿童医院成立小儿神经内科专业组，1993 年又设立神经专科病房。如今，小儿神经内科团队不断发展壮大，医疗、教学、科研各方面在全国同专科中保持第一方阵。

儿童虽小，但各系统脏器均会患病，需要齐全的亚专科作为支撑保障。小儿神经科的成功设置和快速发展为附属儿童医院亚专科体系建设提供了成功的范例。从 20 世纪 80 年代开始，参考包括小儿神经科等专科成功设置的经验，附属儿童医院派遣大量医护人员外出进修各临床专科，之后成立了各临床专业组，医护人员专业素质和水平得到显著提升，附属儿童医院也开始从专科医院向综合性儿童医院发展，为其实现跨越式发展奠定了坚实的基础。

反哺母校——履新医大，行政业务两手抓

1985 年底，水泉祥调入浙江医科大学任组织部部长，后担任浙江医科大学党委副书记、副校长。初次进浙江医科大学是作为学生来学习，时隔 20 余年，以学校领导班子成员的新角色再次回归母校，水泉下定决心要为母校多做一点事情，"组织上安排我回浙江医科大学工作，是对我的信任，我在这个工作岗位上一定要有责任、有担当"。水泉祥表示，作为"双肩挑"的干部，特别要注意处理好党政工作与业务工作的关系，当时学校周一不安排会议，就是为了让大家可以各自回原单位去搞业务。水泉祥自己便以普通一员的身份参与原单位、原科室的业务工作，做到关心而不多干预。

水泉祥任期内分管学生思政、组织、工会等多项工作，他十分关心和爱护年轻干部，重视年轻干部的培养和发展。由于政策和导向，当时很多优秀医学生从事党政工作，却面临技术职务晋升的困难。他建议学校党委今后多

在综合性大学文科毕业生中选用学生从事思政和党政管理工作，这样既能改善思政老师和党政干部的结构，又能让行政管理岗位上的医学生重新回到业务岗位大显身手。学校党委讨论后很快采纳了这个建议。之后，学校引进了不少优秀文科毕业生，而医学专业毕业的行政管理人员回到临床一线工作，也满足了他们业务发展的需求。如今，行政、医学人员在各自的岗位上发光发热，不少人也成为了各自领域的领导和专家。

水泉祥退休后，喜欢书画，特别爱画梅和竹。他说，梅和竹是古代的四君子，高风亮节，他们的风骨值得我们好好学习。"'宝剑锋从磨砺出，梅花香自苦寒来'告诫我们，只有经过艰苦磨砺才能够得到成功。'节高骨亦坚，凌空更虚心'，竹子往往在山谷里面或者贫瘠的土地上生长，而且越往上长越是空心，告诫我们，要有骨气，也要谦虚，站得越高，反而越要虚心，我想做人也应该像梅和竹这样子。"以画表心，以心写画，水泉祥也是以梅和竹的精神风貌和高尚品质来严格要求自己，无论是在学习、工作还是生活中，都不畏艰难、积极向上，同时也谦逊谨慎、朴素淡泊，只求问心无愧。

整理：方思齐　蒋烨琛
审校：水泉祥

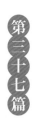

第三十七篇

林茂芳 ｜ 坚守初心的济世良医

　　林茂芳，1938 年 7 月 21 日生，1960 年毕业于浙江医科大学，附属第一医院终身教授，博士生导师，享受国务院政府特殊津贴。曾任附属第一医院血液科主任、血液病研究所所长，中华医学会血液学分会委员，中国抗癌协会血液肿瘤专业委员会常务副主任委员，浙江省医学血液病分会主任委员，省抗癌协会血液淋巴专业委员会主任委员。曾获国家科学大会奖、国家科技进步奖、浙江省血液病学事业终身成就奖，参编《临床内科学》《实用血液病学》《华夏内科学》《现代临床血液病学》《血液病诊断疗效标准》等 10 余部著作。在国际、国内著名学术刊物以第一作者或通讯作者身份发表论文约 440 篇。

一心从医　无怨无悔

　　林茂芳教授出生于福建省福州市的一个杏林世家。祖父是福州当地一所西式医院的第一位中国院长，母亲的朋友大多来自医学界，耳濡目染，林茂芳从小就对医生这个职业很熟悉。她小时候曾得过小儿肺炎，病情严重，当时盘尼西林刚刚问世，极其珍贵，靠着注射盘尼西林，林茂芳的病情得以治愈。因为这段经历，加之周围献身医学的长辈们治病救人的精神给她的影响，林茂芳认定医生是一个有意义、有价值、受人尊敬的职业。

　　1956 年，林茂芳以年级第一的成绩高中毕业，并参加当年的高考，医学是她唯一的志愿。这让周围的同学十分惊讶，因为当时理工类是最热门的专业，甚至有同学当面问："林茂芳，你是不是走错考场了？"但是林茂芳打定了主意，立志要做一名能救死扶伤的医生。最终，她顺利被浙江医学院录取，开启了自己的医学之路。

当时的交通还不发达，林茂芳的上学之路十分不易。她从福州乘船，经一夜到南平，再坐绿皮火车到达杭州，当时火车里的座位是一排排条凳，林茂芳就是这样一路舟车劳顿抵达目的地的。当时的浙江医学院校舍陈旧，校区面积小，条件艰苦。一间寝室上下铺睡十几个学生，所有学生的行李统一存放在一间屋子中，由校工看管。学校食堂里每人每个月伙食费是 15 元，就餐时 8 个人一张桌子，饭菜是固定的。林茂芳并未将这些放在心上，"上学的时候心里的念头很单纯，来这里就是读书的"。她更关注课堂上老师传授的知识。林茂芳的遗传学是由我国著名生物学教授蔡堡负责教授，当时生物学主流学说是达尔文的进化论，但蔡堡教授却在课堂上介绍摩尔根学说，这件事给她留下了深刻印象。

严谨求实　医者本心

1960 年，浙江医学院与其他几所院校合并成立浙江医科大学，林茂芳脱颖而出，于同年 4 月提前毕业，被学校选中赴上海医学院参加为期一年的卫生部高级生物化学班学习。她进入李亮教授组织的生化教研组后，做荧光素的提取研究。李亮教授对待教学和科研十分严格，林茂芳进入教研组后，李教授没有立刻让她开展研究，而是让她从清洗实验室玻璃瓶开始。李亮教授对她的要求是清洗后，玻璃瓶倒挂状态下，玻璃壁上没有水滴痕迹。当时清洗玻璃瓶的方法是毛刷蘸取肥皂水刷洗，达到李亮教授的要求不是易事。林茂芳刷了一个月的瓶子，才获得李亮教授的认可。说起这段经历，林茂芳明白李教授的良苦用心——"如果一个玻璃瓶都洗不干净，后面的实验能做好吗？"正是这种严格要求，使得林茂芳将"严谨求实"的科研精神牢记心中并一直延续在自己的工作实践中。

林茂芳调到附属第一医院后，从事内分泌相关的研究工作。当时浙江省没有内分泌学科的研究机构，负责筹建的内科专家童钟杭教授招募林茂芳、钟光恕、余文谱三名年轻医生和一名技术员从零开始，建立了实验室。实验室成立初期缺乏实验数据，林茂芳就去养老院、幼儿园、寺庙等各种地点采

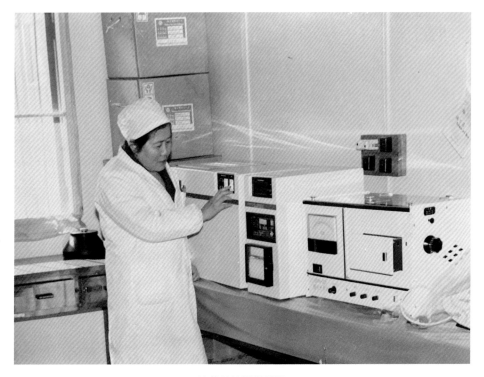

林茂芳教授做科研

集不同年龄人的小便标本，以建立数据库。在科研工作之余，林茂芳也会主动去门诊参与临床工作，并进入内科成为住院医师。

1970年初，林茂芳从内科轮转到白血病肿瘤组工作，经郁知非教授推荐，工宣队同意后，她留在组内工作。这是林茂芳教授从事血液病工作的开端。

"郁知非教授是我从事血液病专业的引领者、导师和直接领导者。"在林茂芳教授的记忆中，郁知非教授治学严谨，诲人不倦。在临床上，严把医疗质量，亲阅每份入院病历，提出诊断和治疗的修正意见；在教学上，亲自指导学生临床实践，启发学生独立思考。在这种氛围的熏陶下，林茂芳教授形成了严于律己、不畏艰辛、寻求真理的工作作风，这种工作作风推动她在工作中不断精进。

在郁知非教授的指导和带领下，林茂芳教授参与与浙江省中医研究所合作的科研项目，研究中医药配合化疗辨证施治白血病患者。她收集资料，进

行数据统计分析，并撰写研究成果初稿，由郁知非教授审定上报。最终形成
《中西医结合辅以免疫治疗急性白血病》，获得 1978 年卫生部科学大会奖。

1984 年，附属第一医院成立血液科专科病房，林茂芳教授任副主任，
1992 年升任血液科主任。1987 年，中国科学院浙江分院血液病研究所成立，
林茂芳教授任副所长，1992 年升任所长。同时面对繁重的临床工作和科研工
作，林茂芳教授保持着旺盛的好奇心和敏锐的观察力，"作为一个医生，每
个病例都是你的研究对象"，在为患者诊治时，她会关注患者的情况是否有
特殊之处，并着手研究。同时，林茂芳教授还保持着对病例特点进行总结分
析的习惯，既保证了诊治的连贯性，又有助于推动临床发展。

把科研做在临床一线，短短的一句话却隐藏着林茂芳教授数十年如一日
的付出。在没有计算机的年代，为了科研工作的严谨性，她拉着推车去病案
室借病历。分析完一批推回病案室，再借下一批。就这样一趟一趟地来回，
她累计分析了 900 多份病历。但是林茂芳教授不觉得辛苦，"想想能够治好
病，我就觉得很幸福"。

在长期的坚持下，林茂芳教授带领团队开创性探索并确立了高三尖杉酯
碱治疗急性白血病的合理方案和剂量，提高了急性白血病的缓解率，该项研
究共获得国家、省部级科技进步奖 5 项。她还主持引进浙江省第一台血细胞
分离机，为尽快投入使用，她翻译了厚厚的一本英文操作规程，亲自上机操
作，并在摸索清楚后将使用方法教给科内的年轻医生。通过运用血细胞分离
机，林茂芳教授与医院输血科严力行主任合作开展并推广成分输血，这是一
项重大改革，达到了当时国际先进水平，她因此获评"输血先进工作者"。

林茂芳教授通过严谨的科研计划，证明中性粒细胞碱性磷酸酶（NAP）
检测有助于对恶性组织细胞病的鉴别，这是一项前所未有的新发现。研究成
果获得浙江省科技进步奖二等奖，并被《内科学》等 5 本书籍引用，相关论
文发表于《中华医学杂志》（英文版）。

同时，林茂芳积极参与医院筹建卫生部临床药物试验基地。她通过全国
药物专家组公开面审后，于 1998 年被任命为该机构（附属第一医院）首任
主任。

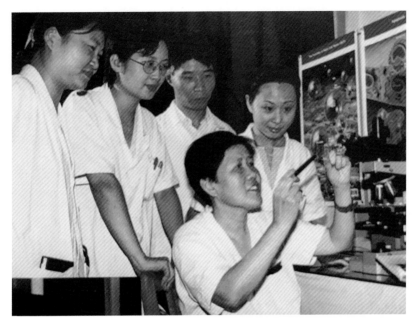

林茂芳教授指导学生

悉心执教　桃李天下

在教育学生方面，林茂芳教授继承了前辈的优良传统，从严执教，用心育人。林教授告诫学生，医生治的不是单纯的病，而是"人"的病，要重视个体差异性。人是一个复杂的机体，同一种病在不同人身上会表现出不同症状。"医学背景是如何在信息不完备、不精准的情况下科学地做出完美的诊断，不能单纯依靠仪器检查的结果"，她要求学生要了解详细的病史，仔细观察和检查患者的体征，综合分析患者的情况。同时，要把医德放在首位。"医生这个职业是治病救人的，患者已经够痛苦了，我们要做的是解决他们的痛苦，医生的幸福感也是来源于解救患者"，秉持着这一信念，林茂芳教导学生要从患者的角度出发，把患者的利益放在第一位。

爱之深，教之严，管之细。林茂芳热爱医学教育，把每个学生都当成自己的孩子，将最新的知识全部传授给学生，从不藏私。指导学生时，"严格"被林茂芳摆在首位。在修改学生所写的论文时，无论是全日制还是在职读书，林茂芳都会和他们面对面地讨论每一个细节的修改及改动原因，以便学生加深理解，有时她甚至会修改到半夜。在这样的学术训练下，林茂芳的很多学生都已经是各个医院的骨干力量。

"未来是属于那些为正在受苦的人类贡献最多的人"，巴斯德的这句话是林茂芳想送给青年医生的寄语，同时也是她的人生写照。她的医者生涯，继承了老一代专家的优良作风和丰富经验，贡献了自己的医者仁心和才华力量。她希望年轻一代的医学生和医学从业者，要传承医学精华，更要勇于创新，接续奋斗，勇攀高峰，为治愈人类疾病不断努力。

整理：附属第一医院党政综合办公室

审校：林茂芳

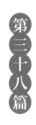

章锁江 │ 奋斗的青春，医路皆风景

章锁江，1938 年 8 月生，1955 年考入浙江医学院医疗系本科（五年制），1960 年毕业于浙江医科大学，是改名为浙江医科大学后的第一届毕业生，毕业后留在病理学教研室任教。1984 年，被任命为浙江医科大学教务处副处长，1991—1998 年任浙江医科大学副校长，分管教学工作，2001 年从浙江大学医学院退休。

医学院特色

医学院非常重视本科教学，聘请名师、名医、名教授参加教学第一线。回忆当年读书时，上课的都是当时在全国有影响的名师、名医。化学课是储镐教授（全国化学教材主编），生物学和组织胚胎学是蔡堡教授（全国生物学教材主编），人体解剖学是王维松教授，病理学是陈履告教授，药理学是俞德章教授，内科学是郁知非、楼福庆教授，外科学是钱礼、余文光、石华玉教授。这些知名教授上课不但重点突出，还风趣幽默，讲些临床工作或国外求学的趣事，逗得同学们满堂大笑。那时同学们都十分崇拜这些老师，有的甚至学老师讲话腔调，有的连发型也学老师，如"石华玉发型"。

另外，医学院实践教学也抓得很紧。章锁江当年读书时，实验课很多，而且每次实验课，老师都要提问或小测验，都要认真写实验报告，理论课与实验课比重几乎 1：1。临床课阶段，老师都带他们见习，在病床边，边看边听医师讲解，尤其在毕业前，会安排一年的毕业实习时间，整天在医院跟着医生、护士值班、看病、参加手术。为了保证实习质量，还规定每个同学必须至少看多少病人、多少病种，参加多少手术。

医学生除了学习专业知识，最重要的还应把人民的生命健康视为个人发展的最大责任。医乃仁术，医学院对医德之重视，可以从不同发展时期的校训看出，"健康所系，生命相托……"每年毕业的学生都要开展医学生誓言的宣誓活动。章锁江说："记得我们读书时，许多人都赞扬我们学风好，说医学院的学生真了不起，地处繁华的延安路和西湖边，晚上图书馆与大教室都坐满学生，都在静静地读书。"

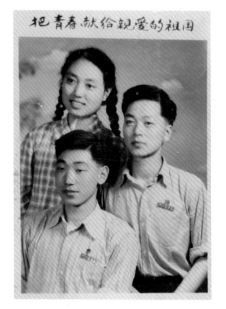

1960年大学毕业时的章锁江（右一）

这一代人的奋斗

1984年，章锁江被任命为教务处副处长，1991年，被任命为副校长，分管教学工作。这一阶段正处在"文革"结束后，全国高等教育逐渐走上正轨，邓小平同志提出改革开放，并提出教育三个面向："面向现代化、面向世界、面向未来"时期。

这一阶段浙江医科大学的办学思想，就是积极进行教育改革，在夯实本科教学质量的基础上，以提高研究生教育水平为重点，改革的核心是围绕"教学、科研"两个中心，坚持"博、精、新"。

那时他总的感觉就是一个字"忙"，没有寒暑假、没有节假日，整天都很忙，不光个人忙，当时各个处室的同志们都很忙，有时他甚至想让自己"生一场病，到医院住几天，休息休息"。郑树校长干劲十足，也是学校里最忙的人，整个人就像"一团火"。现在回想起来，在他们的领导下，当时浙江医科大学做了三件大事：

一是积极开展教育改革，加强学科建设，提升办学水平与层次。参加卫生部组织的毕业生3年统考，连续取得两个第二名和一个第一名以后，又开始争取国家教委试办"七年制医学专业"，首批试办学校全国一共只有15所，浙江医科大学就是其中之一，1988年正式招生，共20名，毕业后授予硕士学位。为办好"七年制医学专业"，经研究，头两年预科委托综合性大学浙江大学培养。那时章锁江任教务处长，去和浙江大学教务处商议具体落实，现在回想起，他去和浙大黄达人处长商议时，意想不到地顺利。记得当时在谈到经费时，章锁江说："我校保证头两年上级拨给这批学生的所有经费，一分不留全转交贵校，但贵校是国家重点，经费比浙江医科大学多得多，怎么办？"黄处长立即知道章的担忧，马上说："放心，保证与本校学生一视同仁，不够的部分由我校负责补贴。"当时真是十分感谢浙大支持，章锁江内心也十分敬佩黄处长，毕竟是国家重点大学，教务处处长水平高，办事非常爽快、有担当、有魄力。

7年后，教育部、卫生部组织临床专家组，对第一批七年制毕业生进行验收，检查办学质量。专家采取随意抽查方式，考试现场章锁江全程陪同。由于浙江医科大学的学生第一次直面全国专家，现场气氛显得紧张，印象最深的是有两位被抽查到的女同学，一位是北京医科大学的教授出题，大概肾内科方面，抽到的同学在听完教授问题后，突然愣住不出声，大家都以为是题目太深太难回答不出，不料她停了一会儿后，开始慢慢回答，还面带微笑，一直答到后来，教授也露出笑容，以示满意。另一女生抽到做骨髓穿刺，考临床技术操作，当该同学将准备穿刺的器材手术盆端上来放在患者床被上时，考官教授突然发问，手术盆应该放在哪儿？该同学被吓了一跳，紧张得发抖，在消毒皮肤铺巾时，手抖得很厉害，不过最后仍然准确地抽出骨髓，成功完成考试任务。

20世纪90年代，医学院还开展"社会医学实践教育"的改革试点，这项改革成果1993年获得教育部国家优秀教学成果一等奖。学校派章锁江作为代表去北京领奖，还受到国家领导人的接见，他感到无比荣幸。后来为了适应卫生体制改革，又进行"以社区为定向的全科医生培训"试点，这项改革在1997年获得教育部国家优秀教学成果二等奖。总之，这个阶段，不论是教学质量还是教学改革，医学院都取得较好成绩。

二是大力发展科研与提高研究生教育水平：郑树校长争取世界银行贷款，

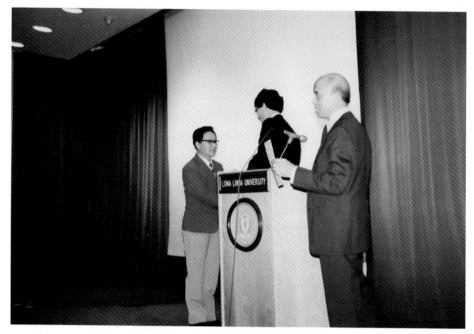

1984 年，章锁江（左一）获得美国罗马琳达大学医学院博士后

争取美国 HOPE 基金会资助，改革实验室，改善科研条件，建立高水平资源共享的实验中心。成立了学习资源中心、包括计算机中心在内的网络信息中心、生理实验中心、形态学实验中心和分子生物学实验中心等等。与此同时，医学院还成立 12 个研究所，积极引进人才，争取硕士点和博士点，研究如何提高硕博士生教育水平。1995 年，教育部在全国遴选"基础医学理科基地"，郑树校长让章锁江和当时基础部主任来茂德教授去北京答辩，争取拿下"基础医学理科基地"的建设名额。当时他俩都感到任务太艰巨，因为他们的竞争对手上海第一医科大学、北京医科大学、中山医科大学、华西医科大学、同济医科大学等都很强。到了北京，他俩使出浑身解数，利用休息、吃饭的时间，和兄弟院校、教育部工作人员交流、摸底。回到宾馆，两人研究如何答辩，如何突出医学院的优势，找突破口。经过紧张的答辩后，最终获得教育部批准，成立国家"基础医学理科基地"。这件事对章锁江的一生影响很大，做人、做事，只要有 1% 之可能，就应 100% 去努力争取。这也是当时医学院领导带领大家奋起拼搏的一种精神。

三是积极开展高等医学教育理论研究：这一阶段在积极开展教育改革的同时，也带动了医学院对高等医学教育办学理念、办学思想、办学规律的研究。成立了医学教育研究委员会，金干教授任主任，姚竹秀教授、沈成芳教授任副主任；成立医学教育研究所，由姚竹秀教授任所长，研究医学教育、继续医学教育、德育教育及师资队伍建设。创办《高等医学教育杂志》，由郑树校长担任总编辑、姚竹秀副校长任常务副总编辑。高等医学教育研究的开展，培养出了不少高等医学教育的研究专家，除金干、郑树、姚竹秀等领导外，还出了李鲁、郭永松、李俊伟等年轻的医学教育理论家，有的当时还被教育部高等教育司特聘为"全国高等医药院校教务管理培训班兼职教师"。

　　那时一所好的医科大学须达到三个标准：有高质量的本科教育，有快速发展的科研及科研成果，有高等医学教育理论研究。经过这一时期的拼搏奋进，努力建设，浙江医科大学顺利进入"211"院校行列，并从省属重点院校挤入了"国家队"。

　　在浙江大学医学院110周年大庆的日子里，作为老校友，章锁江衷心祝愿医学院越办越好，办出世界一流的浙大医学院！

整理：严燕蓉
审校：章锁江

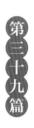

陈昭典｜献身教育的"国之大医"

陈昭典，1938年9月1日生，附属第一医院终身教授、主任医师，博士生导师。1962年毕业于浙江医科大学，1984年6月—1986年10月任医院党委书记，1986年11月—1998年9月先后任浙江医科大学党委副书记、副校长、校长，第八、第九届浙江省政协委员会副主席。获中华医学会、中国预防医学会和中国医师协会"国之大医"称号，中国性学会、中华医学会男科学分会终身成就奖，浙江省医学会杰出贡献奖及浙江省抗癌协会突出贡献奖。

立志从医　结缘浙医

1938年，陈昭典教授出生于台湾的一个医学世家，父辈多从医。父亲陈德堂医术精湛，医德高尚，十分受当地人的敬仰，家里不乏父亲受到的各种褒奖。在家庭氛围的熏陶下，他从小就立志做一名医生。高中毕业时，陈昭典所在班级举办了一场"月明明、年轻轻、立志为国建功勋"的化装舞会，他借了父亲的白大褂，扮成了一个医生，希望自己有一天可以和父亲一样，穿上自己的白大褂。

为了实现自己的梦想，陈昭典勤奋学习，刻苦钻研，时时关注国内医科大学的情况。通过多方打听，陈昭典了解到浙江医学院师资力量雄厚，便决定报考这所学校。1957年，全国高考招生名额锐减一半，竞争十分激烈。陈昭典全力一搏，从众多竞争者中脱颖而出，成功考上心仪的学校。

当时浙江医学院办学条件艰苦，校内仅生理教学楼为三层，其余均为一层或两层的陈旧楼房。虽然学习环境很差，但陈昭典清楚上大学不是贪图享受的，而是求学、求知、求真的，为做一个好医生打下坚实的基础。由于高中时表现优秀，曾荣获三好学生荣誉称号，陈昭典入学后便被推选为班长，后又改任团支部书记，还兼任过年级学生会主席、团总支副书记。陈昭典教授学生时代管理、学习两不误，学校规定晚上10点钟必须熄灯，陈昭典会在凌晨4点钟左右，把罩着衣服的灯悄悄拉到自己睡的上铺床旁，看一小时书，然后熄灯再睡到天亮。陈昭典戏谑地说自己是"堤内损失堤外补"，为的是学习不掉队，把医学基础打好。

良师为伴　受益匪浅

求学和工作期间，浙江医学院几位老教授的言传身教对陈昭典产生了深深的影响。进入医学院的第一个学期，陈昭典学习了生物学，授课老师是诺贝尔生理学或医学奖获得者摩尔根的学生、国家一级教授蔡堡老师。1958年，西湖湖水突然变红，引发国内外多方关注。蔡堡教授通过深入调研，大胆提出湖水变红是由于蓝藻暴发引起的，并创造性地提出采用螺蛳灭藻的解决方

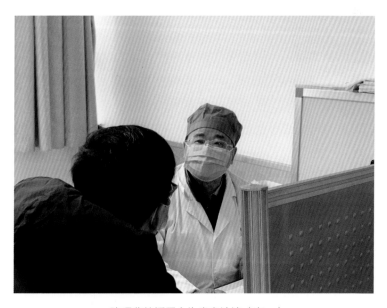

陈昭典教授悉心为患者诊治（右一）

法，并在次年顺利使西湖重回清澈状态。从蔡教授的治水经历中，陈昭典深刻地领悟到，只有真才实学才能真正解决实际问题。

1960年4月，浙江医学院改名为浙江医科大学。1962年，陈昭典教授毕业后被分配到浙江医科大学附属第一医院（浙江大学医学院附属第一医院前身）。当时的院长是全国著名的血液病专家郁知非教授。他在工作上一丝不苟，每次教学查房前，住院总医师要把讨论患者的病史摘要先送给他，郁院长在上面用英文标识好询问的内容，若是血液病患者，则还必须附上血片及骨髓片。查房时，他要逐级提问，了解经管医师对患者情况的掌握和熟悉程度，若有任何一个环节没做好，他都会毫不留情地当场批评；在教学查房结束前，郁院长还会对患者的诊断、鉴别诊断、治疗方案及国内外最新进展予以总结与介绍。在这样"严谨求实"、对患者高度负责的氛围熏陶下，陈昭典教授逐渐养成了一丝不苟的工作作风。

1964年，经过两年轮转学习后，陈昭典教授回到泌尿外科工作。当时泌尿外科主任杨松森教授的悉心指导，让陈昭典教授受益匪浅。杨松森教授手把手带陈昭典教授开展"膀胱再生的动物试验"。有一次，杨教授从英国《泌尿学》杂志上看到一篇论文，表明采用苯酚进行前列腺局部注射引致无菌性坏死，可治疗前列腺增生，当即安排陈昭典教授及时跟进。陈昭典教授接到任务后，精心挑选10余位志愿者进行临床验证。根据跟踪观察，发现药液无法真正注入前列腺内，因而无法达到治疗效果。这次验证让陈昭典教授认识到医学需要严谨的治学态度，学术前沿研究更要通过临床实践进行验证。杨松森教授还亲手建立了泌尿外科标本室，为临床教学和学术研究提供了十分有益的资料。杨松森教授的热心教学与科研精神，给予陈昭典教授极大的启迪。

由于科室搬迁和医院装修，泌尿外科标本室两度面临拆除，陈昭典教授都力争保留，甚至将标本室搬到校本部教学主楼的地下室。国内泌尿外科专家参观标本室后皆交口称赞。北京医科大学的顾方六教授予以极高的评价，誉其为"全国第一、亚洲无双"。

投身教育　尽心竭力

1996年，浙江省人民政府任命陈昭典教授为浙江医科大学校长，上任伊

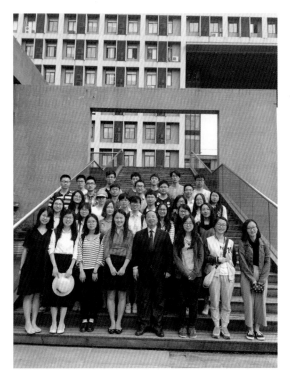

陈昭典（前排左五）教授与浙江大学医学院学子

始，他就遇到了一个难题。当时全国高校都在争评"211"，新班子朝气蓬勃，力争早日入选，其中第一关就是创建文明校园。文明校园评选前一个多月，教育厅相关专家前来巡视，看完后摇摇头，认为学校环境与评选要求差距太大，很难获评。

为了给学生创造一个更美丽、更文明的校园，陈昭典校长与校领导班子一起，积极动员，唤起全校师生创建"211"的热情。学生们把图书馆落地大玻璃窗擦得雪亮；几十万册藏书，一本本擦过；人体解剖教研组几十年没有被挪动过的、浸泡人体的福尔马林大缸，此次也搬动并清洗；连附属邵逸夫医院的外籍院长也拿着钢丝球，蹲着擦门诊大厅地上的污迹；有一位老师患有腰间盘突出，靠扎两根皮带坚持打扫；其他相关的校园文明建设也同步进行。人心齐，泰山移，在全校师生的团结努力下，学校被顺利评为"文明校园"，先前摇头的那位领导感到不可思议。

陈昭典教授深知人才重要。有一天清晨，他巡视实验室，见到出国留学回来的青年教师小张,上班时间虽未到,他已戴着手套在做实验。看到陈校长后,小张抱怨说,他们搞基础研究的待遇太差,远不如在附属医院工作的同学。没过两个月,他就出国就业了。此事让陈昭典教授意识到,留不住人才,争创"211"就是空话。他想到前任郑树校长要附属医院支持学校的建议,就立即请计财处统计附属医院的医疗仪器设备因教学名义获得减免的税款;同时请人事处向浙江省财政、人事、教育、卫生等有关厅局反映学校留不住人才的现状,争取理解与支持;向附属医院领导讲明临床与基础研究的相互促进关系,并在减免税款范围内,争取获得医院领导的支持。最后,采用政策许可的、附属医院与基础部门的内部经费调剂方法,解决了基础研究待遇差、留不住人才的问题,同时,还增进了基础部门与附属医院的团结与协作。

岁月不居,时节如流。陈昭典教授在附属第一医院度过了60年时光,其中在浙江医科大学担任领导工作12年。在工作的点滴中,陈教授积攒的不仅是医学事业的经验,也是对医学院和医院深厚的感情。作为曾经的校长,陈昭典教授看着医学院一步一步走向壮大,培养了越来越多的人才,在倍感欣慰的同时,也坚信医学院能够持续发力,迎接更美好的未来。

整理:附属第一医院党政综合办公室

审校:陈昭典

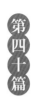

姚蕴伍 │ 系统化整体护理模式的"开创者"之一

姚蕴伍，1938年10月23日生，中共党员，1991年10月—1996年5月任护理部主任，浙大护理系创始人之一；1991年任浙江省护理中心常务副主任，在全省开展系统化整体护理工作模式；曾任第七届浙江省护理学会理事长。主编《护理学基础教程》《现代护理学新编》《社区护理学》《老年疾病护理学》《内外科护理学》《护理管理与临床护理技术规范》等专业书籍。

青葱岁月　护理生涯

青春年华总是让人眷恋，走过的路、说过的话和做过的事闪烁着成长的印记。姚蕴伍初中快毕业时，面临升学，由于家庭经济发生变故，只得放弃就读高中。刚好那时卫校的老师来学校招生，就这样，姚蕴伍考入了绍兴卫校的护理班。在绍兴卫校学习了2年护理，1955年9月毕业后，姚蕴伍被分配到附属第一医院，那一年，她刚满17岁。

初到医院，姚蕴伍的护理第一站是肺科病房。1955年的肺科病房很小，患者不多，病情不重，工作量不大，日常工作除打针、发药、测量生命体征外，再就是照顾一下没有陪护的患者。她那时的想法很单纯，只要把职责范围内的工作做好，不出错就行了。

之后不久，姚蕴伍轮转到了大内科病房；1957年院系调整后，转到手术室工作。姚蕴伍对手术室相对生疏，像解剖学、生理学的课程学生时代学得并不深入。姚蕴伍意识到必须抓紧学习，并利用业余时间自学解剖学、外科学，基础理论知识得到快速提高。手术室的岗位锻炼了姚蕴伍的动手能力，她很快掌握了外科各手术步骤，在手术台上与外科医生配合非常默契，医生下一步需要什么器械，根本不需要提醒便已准备好，完全胜任了手术护士的角色。

认真学习　刻苦钻研

榜样的力量是无穷的。在姚蕴伍几十年的护理生涯中，最让她尊敬的两位护理前辈是王永馥护士长和王菊吾主任。她们工作严谨、态度友善，无论在工作还是生活上，对每一位护士姐妹都关怀备至。这一切潜移默化地影响着姚蕴伍，造就了她在护理工作中强烈的人文情怀，把患者的痛苦当作自己的痛苦，一切为患者着想。1976年，医院开展大肠癌科研工作，当时收治的大肠癌患者就诊时肿块已很大，基本占据肠腔，肠腔明显狭窄，灌肠时插管难度很大，患者也因插管带来的疼痛而大汗淋漓，十分抗拒，做好术前清洁灌肠是护理工作的一项难题。姚蕴伍从实践中摸索经验，采用先手指插入肛门，找到狭窄部位，然后再把肛管插入灌洗，这样灌肠过程不仅顺利，而且患者疼痛感大大减轻，非常配合，深受患者和医师的赞赏，该方法在全院推广并沿用至今。姚蕴伍在护理工作中还观察到大部分直肠癌患者术后需长时间留置导尿管，给患者带来了不少痛苦。她与主管医生探讨，在医生指导下设法为患者做了耻骨上膀胱穿刺置管，取得了很好的效果。

"一针见血"，通常是患者和家属对护士技术水平高低的评价。练就一手好技术，也是护理质量的一项要求。遇到静脉条件差、难打的患者，护士要做到这一点并不是一件容易的事。但对于姚蕴伍来说，常常能做到"一针见血"，深受患者欢迎。在实践中，姚蕴伍率先在全院开展锁骨下静脉穿刺新技术，危重患者免受了天天扎针的痛苦，大大提高了护理工作效率。

20世纪80—90年代，姚蕴伍担任护理系、夜大及专业证书的基础护理、社区护理及护理管理等教学工作，教书育人，培养了大批护理人才。浙江医科大学护理系的成立开启了浙江省护理高等教育的先河，先后招收全日制大专和本科学生。她负责护理学基础教研室工作，面对已有工作经验的大专护理生，教学内容必须新颖，不能炒冷饭，这对于她来说是一个全新的挑战。姚蕴伍有幸参加了北京医科大学和霍普金斯基金会联合举办的师资提高培训班，接受了新的护理理论知识和教学理念及手段，从而更好地帮助其他老师一起编写护理学基础教材。同时，在教学中不断改进教学方法，增加课堂讨论，充分理解教学的关键点。

模式改革　整体护理

生命的脆弱让人唏嘘不已。姚蕴伍依稀记得那个夜班，她帮一位支气管扩张患者热了粽子，这位患者非常感激。待姚蕴伍第二天晚上去上夜班时，交班护士告诉她，患者已大咯血去世了。听到这个消息，姚蕴伍一时间非常震惊，第一次感受到生命是那样无常，"生"与"死"的距离是那么近，对当时年轻的姚蕴伍而言：我们还能为患者做点什么呢？我们如何更好地守护生命？这些思考都深深植入她的工作理念之中，并贯穿整个职业生涯。

1991年姚蕴伍任护理部主任，当时社会上对医院反映最强烈的就是医护人员的服务态度问题。她认真调研，分析其中原因，在功能制护理模式下，护士只注重工作的完成度，仅是机械地进行技术操作、执行医嘱，缺少与患者沟通的机会与能力，患者对护士感到陌生，觉得不亲切，患者满意度低。

护理学是一门独立的学科，但由于长期以来被置于从属于医学的地位，使之难以得到发展。姚蕴伍多方查阅文献，国际上新的医学模式已由生物医学模式逐渐转变成生物—心理—社会医学模式，护理工作模式也随之改变为对人实施全面的整体护理，以满足患者的需要。姚蕴伍觉得目前采用的功能制、责任制护理模式已经不能完全适应人民健康生活的需要，进行护理模式的改革势在必行。医院开展责任制护理已有10余年的经验，特别是近几年来，经过大专教育和继续教育，护士对"护理"这个概念有了新的认识，明确了以人为中心的护理理念，对护理程序也有了新的认识，能将护理程序应用于临床，这为开展系统化整体护理打下较好的基础。

姚蕴伍在院内选取了肝胆胰外科、胸外科、消化神经内科、心血管内科病房作为四个试点病区，配备一定组织结构的护士，组织培训学习系统化整体护理相关知识。在责任制护理模式基础上实施系统化整体护理，确立护理哲理，制定各类人员的职责、标准的护理计划和健康宣教，设计护理评估及护理效果评价表格。护士长根据科内护士的工作水平分配患者，安排相应职责，对每位出院患者进行护理效果评价。同时，定期由护理部、其他医务人员对该病区护理质量进行评价，与功能制病房的护理效果、护理质量进行对

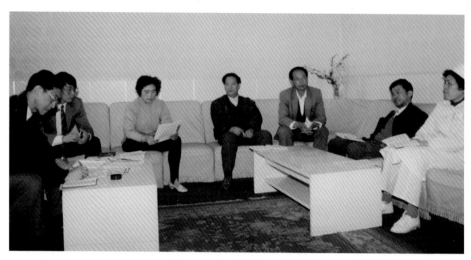

1994年，附属第一医院新一届院党委委员会成员合影（右一为姚蕴伍）

照。从1995年6月开始在原17病房（肝胆胰外科）试行整体护理，并于1995年11月陆续在18病房（消化神经内科）、14病房（胸外科）和25病房（心血管内科）病区逐步开展。1995年12月—1997年6月实施整体护理期间，患者对护士满意，医生对护士合作满意，护士对自己的工作满意，更体现出护士的社会价值和自我价值。

姚蕴伍主持的浙江省医药卫生科学研究基金课题"系统化整体护理的研究"在全省范围内引起广泛关注。系统化整体护理作为全新的工作模式在全省范围内推广。姚蕴伍多次在全省护理会议上分享交流整体护理模式的实施经验，省内各医疗单位纷纷前来我院参观学习、专项进修。这在当时对护理模式的转变起到了表率作用。

漫漫从医路，回首皆芳华。耄耋之年的姚蕴伍主任深深为医院、为护理学科现在的发展感到高兴，相信在年轻人的共同努力下，浙一护理的明天一定会更加美好！

整理：附属第一医院护理部

审校：姚蕴伍

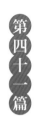

巴德年 | 与浙同行，擘画蓝图

巴德年，1938 年 10 月 27 日生，我国著名的免疫学专家，一级教授，博士生导师，中国工程院院士，国务院学位委员会委员。1962 年毕业于哈尔滨医科大学医学系。曾任中国医学科学院院长、中国协和医科大学校长、浙江大学医学院院长、中华医学会副会长、《中华医学杂志》总编。作为中国癌生物疗法的学术带头人之一，巴德年长期致力于肿瘤免疫科研攻关，推动我国免疫学研究不断进展。2003 年 11 月—2009 年 10 月任浙江大学医学院院长期间，他践行医学教育改革，主持的科研和教学改革成果为国内医学教育树立了典范。他曾获日本高桑荣松医学业绩优秀奖、浙江大学竺可桢奖等荣誉。

缘起浙大——建南方协和，育医学大师

浙大医学院成立之初，就与协和医学院有着千丝万缕的联系。浙大医学院第一任院长王季午先生是协和医学院老院长李宗恩先生的杰出门生。1946 年，协和医学院毕业生郁知非先生也来到浙大医学院担任过附属第一医院的院长。将浙江大学医学院打造成为"南方协和"，是一任任医学院院长们的共同理想，也是巴德年来到浙大的感召所在。2002 年，巴德年卸任中国协和医科大学校长不久，在时任浙江大学校长潘云鹤院士的教育理念和办好"南方协和"的感召下，他来到浙大医学院，在这里继续实践医学教育理想。

自 1992 年被国务院任命为中国医学科学院院长、中国协和医科大学校长，身处中国最高的医学学府，与医学教育紧密联结的数十年中，巴德年全

心体验、用心领会协和医科大学的传统与精神、医学教育的精神与内核。同时，他的教育视野不仅仅局限于国内，也放眼国际。巴德年清楚地认识到，美国能够拥有医学发展和医学科学的领先地位，很大一部分原因在于其先进的医学教育体系与教育理念。因此，他推动 MD/PhD 双学位制度和 5 年直接博士生制度在中国实施、创新性教学模式如 PBL（以问题为基础的教学）等教学模式的改革及优秀教育人才的选拔培育。10 年时光，他将自己的所思所想与具体实践相结合，融汇成宝贵的医学教育经验。

带着对医学教育的理论积累与丰富经验，怀揣着对医学教育的真诚热爱，巴德年来到浙大医学院，践行建设"南方协和"的理想，与浙大医学院一起开启全新篇章。

改革领航——
作为建设一流大学的一个重要方面军，荟萃人才，成就事业

在巴德年看来，浙大医学院的使命应当是培养我国医学界杰出人才、推动医学科学发展。在浙大医学院任职期间，他始终致力于高等医学教育改革和医学学科的全面繁荣，全面提高医学院教育教学质量，驱动医学创新，为健康中国建设做出贡献。

一方面，医学院整合各方资源，承担更多更重的科研任务。他恢复了与美国中华医学基金会（China Medical Board，CMB）中断了 5 年之久的联系，任期内先后从 CMB 获得了 8 个项目累计 253 万美元的资助，有力支持了浙大医学教育改革和医学师资力量的培养。他带领浙大医学院，开创了得到国家正式批准的八年制医学教育制度；实现了一级学科博士点"零"的突破，共获得基础医学、临床医学、口腔医学等 3 个一级学科博士点和肿瘤学、儿科学、外科学（普外）等 3 个国家重点学科。医学院有了国家重点实验室，成为国家感染性疾病协同创新中心的牵头单位。医学院成为国家级科研成果和高质量论文的产出大户，院士、长江学者、杰出青年、国家级医学专家人才荟萃。国家医学学科评定稳居第一方阵。

另一方面，他推行医学教育改革，多方面入手加快教育国际化进程。2004 年，巴德年启动学院基础医学课程教学的改革，采用创新性"以器官系统为基础"的课程整合模式，使得浙大医学院教育教学走在全国前列；同年，

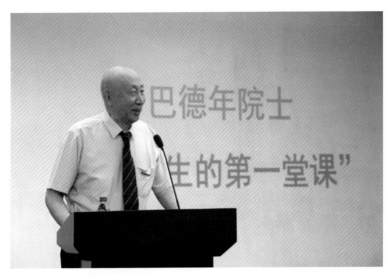

巴德年院士浙大"开学第一课"：怎样才能学好医学？

启动双博士学位（MD 与 PHD）教育计划；2005 年，正式启动了八年制医学教学计划，实施"八年一贯，两段完整"的医学博士培养模式；2006 年，又在全国率先引入临床医学教学模式"见习医生制"（Clerkship）。在深化改革的同时，坚持并加强了与罗马琳达大学（LomaLinda）、布朗大学、美国加州大学洛杉矶分校（UCLA）的交流与合作，并全面引进了 UCLA 的课程体系和教学方法。2015 年，经国家人事部正式批准，在浙江大学率先实施临床医学博士后培养制度，为浙江大学医学院高端人才培养和人才选拔开创了新模式、新途径，也为全国高端医学人才的培育树立了榜样。"让最好的学生学医，让好的医学生成为好医生"就是巴院长的理想和追求。

巴德年院士始终把医学知识的传播看作自己的重要使命，在担任医学院院长期间，他并没有因繁重的公务放下教学的担子，躬身教学。他为本科生开设了"生命科学与现代生物技术"导论课，通过深入浅出、旁征博引的讲解，把复杂的生命科学理论变得生动易懂，深受学生们的欢迎，"两百人的大教室常常被挤得水泄不通，连个落脚的地方都没有"。

浙大医学院常务副院长罗建红在回首医学院的飞跃发展时，强调巴德年院士做出的不可磨灭的贡献："巴院长以其丰富的学校和行政管理经验、专业

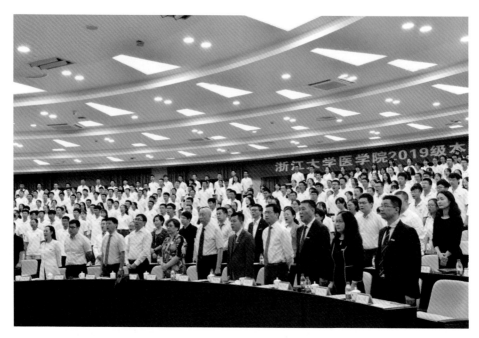

巴德年院士（前排中位）在 2019 级医学生的"开学第一课"现场

和学术的造诣、对国内外医学发展的远见和把握、充沛的人脉及其特有的人格魅力，在院长任期内带领医学院获得了显著的进步，为学院赢得了广泛的声誉。"

擘画蓝图——极目医学未来发展，承担家国使命与担当

"中国未来医学的战略科学家"，是学术同仁对巴德年的赞誉。他也将自己对未来医学的宽阔视角、清晰思路融汇于浙大医学院发展的蓝图之中。巴德年院士强调，在将来，浙大医学院应当成为解决国家医学问题、提高国家医学水平、助推中国医学发展的牵引车和助推器，担当起中国医学界的国家队伍和火车头；浙大各附属医院应当成为公众医疗服务样板，代表国家将来在杭州湾区最有价值的医疗保障单位。在医学的科学创新和知识创新中，浙江大学将瞄准国家目标、承担国家任务，做出浙大医学院对国家的独特贡献。

对于"为什么要培养优秀医学人才"，巴德年如此做出思考："我们培养

优秀医生，就是为了中华民族的繁衍，为了中华民族的健康，为了中华民族的繁荣。这就是医学学习的思想与情怀，也是办好医学院的核心所在。"

在《做人——做中国人——做共产党人》一文中，他曾经写道，"做人——做中国人——做共产党人，是人生三部曲。在社会主义精神文明建设过程中，我们应当将三者有机结合起来。首先，重视培养做人和做中国人的基本品质；然后，进一步追求做共产党人的高尚品质。……人的身体必然衰老，但精神可以永远年轻！"从任中国驻日本大使馆教育参赞期间在留学生中开展的"将爱国主义思想转化为爱国主义行动"活动，到当下他在浙大医学院医学教育体系中首先强调"意志品质"、医学人才必须具备"爱国敬民与主人翁意识"，在他看来，办大学最根本的是培养能够建设国家、保卫国家、繁荣国家的人，这是他矢志不渝的目标与追求，是他耕耘教育数十个春秋始终如一的初心使命。他将这份使命承担在肩，带领浙大医学院一起，将学院发展融入家国使命，同心齐力擘画未来蓝图。

"人文心、科学脑、世界观、勤劳手。"巴德年院士把自己的生命融入医学教育，用自己的热爱点燃医学教育，在浙大医学院打造"南方协和"的医学殿堂，将世界视野与使命担当融入医学教育，带领浙大医学院在新时代踏上新征程，谱写新篇章。

整理：陈思含　同俏静
审校：巴德年

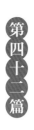

第四十二篇

吴金民 ｜ 杏林风雨写春秋

吴金民，1939 年 7 月 28 日生，教授，肿瘤学博士生导师，主任医师。曾担任附属第二医院和邵逸夫医院院长。我国肿瘤学核心刊物《实用肿瘤杂志》副主编，曾任中国抗癌协会常委及中国抗癌协会乳癌专业委员会副主任委员、中国抗癌协会大肠癌专业委员会副主任委员、浙江省医学会肿瘤外科分会主任委员、浙江省抗癌协会乳癌专业委员会主任委员、浙江省抗癌协会副理事长。

笃学践行，秉承求是精神

1957 年，吴金民和同学离开上海，踏进了浙江医学院，这是国内历史悠久的医学院之一。来之前，他们对校园充满了憧憬。而当他们进入校门的那一刻，大失所望。低矮破旧的教学楼和校舍，草木稀疏的校园土路，脚踩下去会有一层轻薄的尘土飞扬在裤边。同学当时就想买车票次日回上海，而当他们终于身临其境地领略了一千多年前苏轼笔下的"若将西湖比西子，淡妆浓抹总相宜"的西湖后，他们决定留下来。夕阳的余晖洒落在波光粼粼的湖面上，白堤两岸柳树成荫，夕阳下的宝石山和保俶塔熠熠生辉，眼前的景致和明信片上的西湖一样曼妙唯美。

吴金民在求学的过程中，有很多毕生难忘的老师和经历，他非常喜欢教《外科总论》的老师吕学正。吕老师授课条理清楚，对知识的重点与难点把握得恰到好处，把晦涩难懂的医学知识通过风趣生动的方式传授给学生。他授课并不是拿着讲稿或书本照本宣科，他说这样的讲课一定不会生动，也不可能融会贯通。他对学生特别耐心，每次做动物实验，都会亲自手把手教，示范最标准的实验操作。

《肿瘤外科学》课程老师郑树对吴金民的影响更加深远，也是他未来从事肿瘤学的领路人。郑树对医学事业心无旁骛的工匠精神，骨子里的低调严谨，笃实深厚的专业知识，潜移默化地感染折服着学生们。自师从郑树起，吴金民就立志要做一位患者心目中的好医生，秉承求是精神，以传承和创新为己任。

自 1962 年大学毕业后，吴金民一直致力于乳腺、甲状腺、胃肠道肿瘤的诊治。他密切关注国内外乳腺癌的治疗进展，积极推行乳腺癌改良术。针对大肠癌的发病特点，他全程参与在浙江省内开展的重点人群大肠癌早期筛查工作，科普癌症防治知识，降低了大肠癌发病率与死亡率，项目还获得了国家自然科学二等奖。

他在医院竭力推动多学科联合诊治（MDT）理念在临床的应用，对 MDT 中国化的道路探索做出了极大贡献。

作为导师，吴金民先后培养了 10 余名博士生和若干硕士研究生，大部分在北京、上海、天津等国内众多知名三甲医院担任学科带头人。

吴金民身上的创新因子深入骨髓，融入血液，不仅在医疗上用创新诠释了"医者匠心"，还在医院管理上大刀阔斧进行改革。1992 年 7 月，担任附属第二医院院长的他，推动了一场轰动全国的改革。他向社会宣称：主动放弃国家每年 165 万元的财政补贴，试行医疗技术劳务收费浮动的改革。

改革启动最初的几天，各方意见纷沓而至，甚至有人预言：不出三个月，附属第二医院门可罗雀。

一份马鞍形的曲线形象表明了改革的成效：前两个月，患者收治数下降了 9%，两个月后与上年持平，之后慢慢上扬。

"医疗体制改革之难，难在如何突破重重利益的阻隔，破解体制性、结构性等深层次矛盾。"吴金民说自己不过是一个试路人。

改革者的勇气并不因时光而淡去，在郑树教授的支持下，吴金民执掌附属邵逸夫医院后，他的创新思维在中西文化的实验田里再度升华。

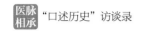

在中西文化碰撞中打造"邵医模式"

作为老师，郑树教授对吴金民的影响不仅是如何当一个好医生，更多的是在他将来的医院管理者的角色中起了很多重要的作用。在吴金民大学毕业30 多年后，师生俩联袂在美丽的西子湖畔创造了一个创时代的杰作。

20 世纪 80 年代的广州火车站，一辆驶往香港的绿皮火车将要启动。这时候，月台上出现了一位短发的中年女士。她拼命追赶着缓缓启动的火车，像羚羊一般跃上车，用身体挡住车门。她的动作和叫喊惊动了工作人员，火车在指挥人员的示意下停了下来。这时候，跟随她身后奔跑的一位男士拎着行李上了车。两人气喘吁吁，相视而笑，庆幸着自己的好运。

这位女士就是原浙江医科大学校长郑树，男士就是吴金民。他们此行有一个重要的目的——带着时任浙江省省长沈祖伦等人的诚意，与邵逸夫先生进行洽谈，将久已搁浅的邵逸夫医院项目重新"捡回来"。

30 多年过去了，吴金民回忆起提着 6 个貌似"地雷"的奉化芋艿头去拜见邵逸夫先生的那一幕，仍然感慨万千："邵逸夫医院项目起初屡经搁浅，坎坷艰难，差一点就没有这所医院。但是历史的轮轴不停向前，冥冥之中有一只看不见的手在调动乾坤，这个项目最终在浙江大地上落地生根。"

经过紧张的建设和筹备，1994 年 5 月 2 日，附属邵逸夫医院正式运营。这所示范性的现代化医院凝聚着邵逸夫先生、美国罗马琳达大学医学中心、浙江省政府和医界同仁的梦想与心血。

1998 年，吴金民离开附属第二医院，到附属邵逸夫医院担任中方院长。由于中西双方的社会制度、意识形态、文化传统等方面的差异，在引进西方先进的医院管理方式的同时，也难以避免在中西两方之间产生激烈的碰撞。

双方最大的摩擦主要是美方对医疗设施和医疗的要求特别高，十分注重细节，具体到医生的着装、病床的床单、不加病床等方面都要做到体现医患平等，体现对病患的尊重。

"有文化差异不奇怪，关键是中西方两种医院文化在相处时，要相互信任、包容。"吴金民说道。

在合作期间，吴金民认为有几件事情非常具有开创性的意义。

向医院门诊传统诊疗习惯和滥用抗生素现象说"不"。美方院长韩德利把这个问题拿到院务会议上讨论了 15 次，决定率先在国内取消门诊输液室。当时许多患者都不理解甚至向卫生行政部门投诉，该决定实施 20 多年，在医院形成了一系列严控抗菌药物使用制度体系，赢得了口碑。

实行主诊医师负责制。打破了楼层和科室的界限收治患者，主诊医生自己带组，跟着患者"跑"。虽然全院不加床，但是床位得到高效利用，患者 5～7 天就能出院，而其他传统医院则需 3 周左右。同时也降低了用药比例，当时 20% 左右的比例远远低于卫生部制定的 30% 的标准。

在美方专家的指导下，在国内率先开展了腔镜手术和日间手术。如今的附属邵逸夫医院引领了国内的微创技术发展，全院微创手术比例达到 80%。

在碰撞中学习，在融合中创新。在不断的摩擦中，附属邵逸夫医院也学习到了西方先进的管理理念，并加以不断创新，逐渐形成了今天的"邵医模式"，为国内传统医院实现向现代医院的蜕变，提供了最直接、最切实的借鉴。

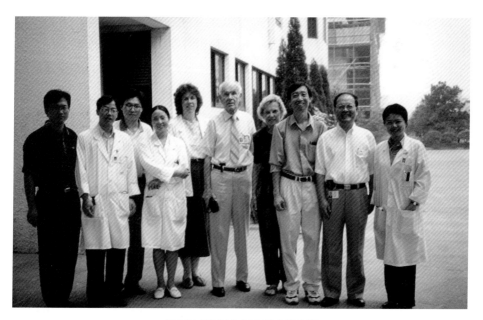

吴金民（右二）与中美专家合影

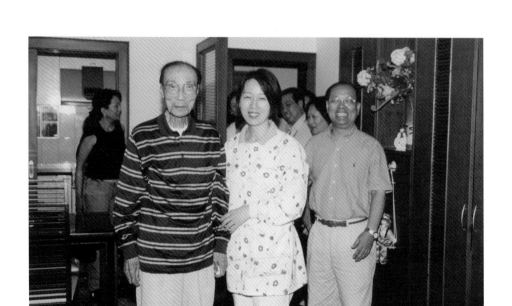

2001年6月,邵逸夫先生(左一)第二次来到附属邵逸夫医院,去员工家中亲切看望,吴金民院长(右一)陪同

"我很佩服我的后来者,他们做得非常出色。现在的医院班子有激情,也有思想。在蔡秀军院长的带领下,短短几年时间里实现了弯道超车。在综合实力、科研教学、人才培养方面都取得了不菲的成绩。尤其是医院连续两年蝉联国考A++等级位列第11名,稳居全国三级公立医院前1%,这是非常了不起的成就。对于才建院20多年的附属邵逸夫医院来说,能与很多百年名院站在一个方阵里并肩同行,非常不容易,这也说明医学院的发展进入了一个快车道。"吴金民满脸的欣慰和自豪。

人才是医学进步、医院发展的核心,尤其是医学生的培养。"你既然选择了这个专业,那就要有高度的责任心对待自己的工作。将来成为高年资医生时,在业务上,你们要拿得起,但是不一定要样样都行,一定要有所为,有所不为。在科研上,一定要耐得住寂寞,静待花开。"这是吴金民对浙医莘莘学子的殷殷嘱托。

整理:周素琴 王家铃

审校:吴金民

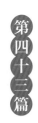

第四十三篇

黄书孟 | 勤耕明察不辱使命，灼见洞观雷厉风行

黄书孟，1940 年 6 月 18 日生，原杭州大学政治系 1962 级本科生，浙江大学马列主义教研室 1978 级研究生。历任杭州师范学院院长、党委副书记、二级书记，浙江医科大学党委书记、副校长。1998 年 9 月，四校合并组建新浙江大学，任新浙江大学党委常委、常务副校长。2003 年 3 月，任浙江省政协常委、科技教育委员会主任，浙江省人民政府参事。长期从事中共党史、毛泽东思想、人口学的教学和科研工作，获得了多项荣誉。勤耕不辍，兢兢业业，为教育奉献终生，为浙江大学医学院的建设和发展打下了坚实基础。

不辱使命，实地考察明措施

1996 年是一个标志性的年份。1996 年 11 月 6 日，中共浙江省委常委、省委组织部部长周国富同志来到浙江医科大学，代表中共浙江省委、省政府宣布浙江医科大学党政班子调整的决定，黄书孟书记从杭州师范学院调任为浙江医科大学党委委员、书记。对于这次任命，在浙江医科大学、在朋友圈内还是备受关注的，有不小的影响和议论：一个既不懂医又不懂药的人能否担此重任？然而就是这样一位学习政治理论专业、有着丰富的思想政治工作经验的"马列主义脑内科"的新浙医大人挑起了这副担子。事实很快证明，黄书孟书记确实有能力肩负起这一份使命。

通过与各级领导和广大教职员工的谈话，经过反复地梳理和总结谈话内容后，他提出了浙江医科大学工作的三个当务之急：切实落实党委领导下的

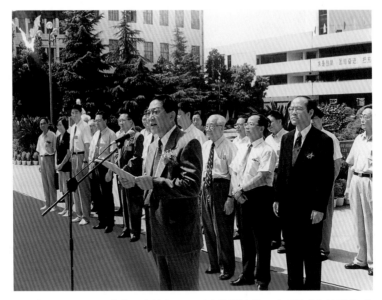

1989 年 9 月 15 日，黄书孟主持浙江医科大学湖滨校区（医学院）挂牌仪式

校长负责制、进一步理顺学校和附属医院的关系、尽快改善校本部教职工的福利待遇。在找到了工作目标后，他便开始有条不紊地逐个击破。

初任职浙江医科大学时，黄书孟书记给自己提出了要求，"不要一下车就随意地发表意见、发表议论，要深入地调查研究"，虚心向老领导请教，慎重发表指示。因此，他多次拜访老领导，跑遍了浙江医科大学的角角落落："只要有人的地方，哪怕他这个处室就一个人两个人，我也全部去跑。"正是这种脚踏实地的工作方式，让黄书记真正了解到浙江医科大学相对艰苦的工作条件与教职工爱岗敬业的工作态度。

厘清学校的基本情况，便可着手进一步落实党委领导下的校长负责制。黄书孟书记明确其关键为建章立制——通过制度来保证党委的核心领导作用，充分发挥和保障校长全面负责学校教学、科研和行政管理工作。制度的建立需要靠两方面完成：一是思想保障，二是制度建设。黄书记通过党政会议组织党政班子认真学习毛泽东同志的《党委会的工作方法》和中共中央办公厅印发的《关于坚持和完善普通高等学校党委领导下的校长负责制的实施意见》的通知等文件，切实提高了党政班子的认识，统一了思想；由他本人任组长的工作小组负责修订和制定相关规章制度，为工作的进一步开展提供了制度保障。这些规章制度的制定、印发、学习和执行，既保证了校党委的核心领导作用，又确保了校长有职有权地履行职责，使党政分工合作，和谐运行。

此外，还有校本部教职员工奖金和福利待遇问题亟待解决。黄书记为此采取了两方面措施：一方面，整治沿街房屋出租；另一方面，与附属医院协商，将学校支付的带教教师的基本工资返还学校。整治沿街房屋出租这一举措，其实在黄书记早年于杭州师范学院担任院长时就实行过，虽然冒了一定风险，但很好地解决了经费紧张的问题，在杭高校纷纷效法。浙江医科大学地处延安路，更是黄金地段中的黄金地段。经过与总务处、开发公司的协商，他提出了几条规定：3个月内收齐所有欠费，收回有奖励，收不回要处罚；制定街面房管理办法，依规管理；街面房全部重新签订出租协议，调整租费；学校四周有条件出租的房子全部出租。同时，学校与附属医院协商，将属于学校编制的带教教师的基本工资返还学校，取得了附属医院领导们的大力支持，成功获得了一笔资金。这两笔收入主要用于学校的教学、科研，部分用来提高教职员工的福利和发放奖金，不仅提高了学校的教学质量，也让教职工收入大大提高，工作积极性也大大提高。

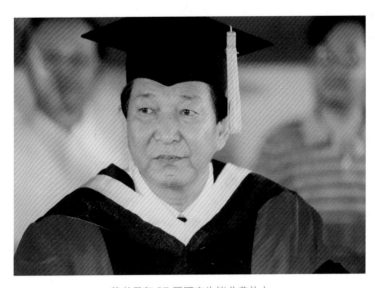

黄书孟在 97 届研究生毕业典礼上

迎难而上，一把"大火"创新风

浙江医科大学历史悠久，办学也卓有成效，在当时卫生部组织的部属院校的统考中，连续 3 年考了前三名——自此，浙江医科大学名声在外。1996 年 6 月，按照当时教育部和卫生部的计划，学校要接受"211 工程"评审，以确定其是否能成为全国重点建设的百所高校之一——而这个评审的前提条件，就是校园精神文明建设要验收合格。

彼时的浙江医科大学，由于校区较老旧，建筑等设施相对陈旧落后，加之相对"袖珍"的校园面积，校园精神文明建设的开展非常困难。"211 工程"评审初步安排在 1997 年 1 月，时间紧迫，校园建设必须尽快开展。1996 年 12 月 1 日，学校党委会做出了有关开展校园文明建设的 3 条规定，其一是建立校园精神文明建设领导小组，由黄书孟书记亲自担任组长。

整治之初，他将他的好友，时任中共浙江省委高校工委宣传处处长丁东澜请到学校，并领着他在整个校园里里外外看了 2 个小时。而此时离省政府对浙江医科大学的"211 工程"资格预审只剩 40 天左右。"除非出现奇迹"，丁处长表达了他的看法，黄书记却和他说："丁处长，我要的就是你这句话。好，一个月后请你再来看奇迹。"他让丁处长在全校中层干部大会上为大家做动员，实话实说，让所有与会人员了解了目前的严峻任务，激起了所有人的斗志。

校园精神文明建设这一场硬仗便就此打响。作为带领者，黄书孟书记展现出了极大的决心与魄力。据他回忆，在那段时间里，他组织浙江医科大学和 6 家附属医院的全体师生员工进行校园文明的建设，为此他们取消了一个多月内所有的休息日。黄书记为首的新党政班子强调，要通过改造良好的校园环境，让环境反过来影响人、改造人。通过校园文明建设，以达到锻炼队伍、凝神聚气，提高全校师生创建一流医科大学的精气神的目的。食堂破旧，需要彻底整治，食堂经理王建涛便不分白天黑夜地工作，竟累得胃穿孔住院开刀。学校总务处处长任满根也因工作累得心脏病发作住院……黄书孟更是以身作则，带领同学们一同搞卫生。除了在职职工，学校还动员离退休同志组成校园精神文明建设督察队，对校园文明建设起到极大的促进作用。经过全体师生员工一个月的奋斗，校园面貌焕然一新。

"我们是创造了奇迹，最后我们的校园文明建设的评审是达到了优秀的等级。"功夫不负有心人，这些奋斗与努力，最后都转化为了切实的成效，也树立了黄书记所在的新党政班子的威信，这便是新班子放的第一把"火"。在黄书孟书记的带领下，大家团结一心，迎难而上，整个校园焕然一新。

　　从浙江大学毕业，再回到浙江大学任职，黄书孟书记与浙江大学的缘分可谓深厚。从杭州师范学院到浙江医科大学，再到浙江大学，他用数十载写下一名教师的责任与坚持，也为学校与院系带来了长远的发展与利益。他用谆谆教诲明晰了医学生的人文担当，指引着千万学子的漫漫前行之路。

整理：岑欣庭　张佩莹　祝姚玲

审校：黄书孟

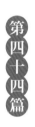

第四十四篇

江观玉 | 一代人有一代人的使命

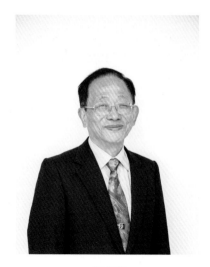

江观玉，1942 年 5 月 12 日生，主任医师，博士生导师，毕业于浙江医科大学。曾任附属第二医院院长，擅长严重多发伤、疑难危重急诊的诊治。曾任中华医学会急诊医学分会主任委员，中华急诊医学杂志社总编辑、社长，浙江省急诊医学分会主任委员，浙江省急诊医学质量控制中心主任，浙江省急诊医学岗位培训中心主任。他是我国急诊医学事业的奠基人之一，1984 年创建国内首批急诊科之一，提出很多创造性的见解和理论；率先提出"二线急诊"模式和建立国内首家急诊 ICU，1995

江观玉

年首先开展急诊科多发伤一期治疗，创建院前—院内紧密结合的城市急救体系，在急诊科创造性地开展微创和介入治疗，并在实践中得到很好的检验，大力推动了我国急诊医学事业的发展。

江观玉表示："我怀着感恩的心情，恭贺我们浙江大学医学院 110 周年的庆典。今天，我们国家、我们浙江省的医学发展真是日新月异。但是，每一步发展，都倾注着我们多少代医学工作者的心血、努力和奋斗。"

令人自豪的校园往事

1959 年，江观玉考入浙江医学院，转眼间，63 年过去了。初进学院时的情景仍历历在目，当他看到红色的围墙，还有一些充满时代感的古老的建筑，顿时就感受到了医学院厚重的历史，激发起他的爱国情怀。还有许多著名的教授带领着老师们，各个身心状态极佳，这让他对学校顿时充满信心和希望。

当江观玉从医学院的教材中发现全国统一编写的教材里，有的主编就是浙江医学院的教授时，他惊喜万分、自豪不已。这说明了浙江医学院在国内医学教育界的影响和地位。

江观玉至今难忘老师们不但用自己先进的医学知识培养了学生们，还教导他们如何确立崇高的医德和人格教育，让他们向着为民从医这样一个明确的目标前进。

在老师们的言传身教下，学生们都非常勤奋地学习。江观玉记得当时学院参加全国性医学专业知识竞赛，浙江医学院的同学们在竞赛中屡屡夺魁。几十年后，在他的同学、学长中，涌现出了许多在全国很有知名度的专家、教授。他觉得这就是今天的浙大医学院能在全国具有影响力的原因所在吧。

寻找需要创新突破的薄弱环节

伴随着改革春风，浙江医科大学也迎来了快速发展的阶段。在这个阶段，学校、学院不仅重视夯实基础，前辈们还抓住时代的机遇，寻找薄弱点，寻找那些可以创新、可以改革的地方，创造出一些新的重点学科，使学院和附属医院全面发展。

江观玉记得首先引起关注和重视的是急诊部门。虽然，从医院内部的领导、医生到护士，再到全社会，从上到下，都一致认识到急诊部门是一个医学院、一个医院的窗口，充分体现一个医院各方面的质量，但是由于当时体制的影响，难以发挥理想的作用。

怎么办？

经过对国内外医疗机构的调研和考察，他发现医院急诊科现有的体制有两个问题：没有固定的医生，医生轮流值班，到时间点就换人，从而没有系统的观测；医生分科，每一个科各管一个小的范围，而作为整体的医疗，没人考虑。

于是，学校做出决策：学习国际先进经验，争取在我们国家率先建立起符合国情的急诊医疗体系。

急诊医学终于成为独立学科

说干就干。浙江医科大学立即有针对性地做了三件事。

第一，培养人才。培养一支专业上没有分科限制的急诊队伍。用一个整体观来抢救患者。碰到一些综合的问题，及时会诊、相互讨论，打造出一支具有整体性，能够全面负责、分秒必争，具有实效性的急诊队伍。

第二，着手改革现有的医疗环境，改善急诊科的各方面设备。建立了第一个两线急诊，即把一般的急诊和重点危重的急诊分开治疗，保证患者能相应得到及时的治疗。

第三，从急诊室直联监护室，建起全国第一家重症监护室——ICU，从而保证患者一进医院就能够得到很好、很先进的治疗。

考虑到靠一家医院是难以建造一个完善的急诊医疗体系的，他们继而想到必须让全国的同行们都集中在一起，研究、解决这个问题。

1984年，经浙江医科大学牵头，召开了全国城市急诊医学模式讨论会。这个讨论会在我国急诊医学的历史发展中有着重大的意义。因为大家都发现了这个问题具有普遍性，所以，全国各地的医院纷纷前来参加会议，并一致认为要做三件事。

一是必须要建立符合我们国家实际情况的急诊医疗体系。

二是我国应该确立一个新兴、独立的急诊医学学科，同时，成立一个学会，便于大家随时交流，从而把全国统一的急诊医疗体系搞好。

三是建立相互经验交流的班子。委托浙江医科大学创造一本便于交流的全国性杂志《急诊医学杂志》。

这三个光荣而艰巨、意义重大的任务，交给了浙江医科大学。学院当即向当时国家卫生部和中华医学会做了汇报，引起其高度重视，很快得到认可。

中华医学会的中华急诊医学峰会随之召开，急诊医学作为独立学科开始创建了。

自此，急诊医学就进入了发展的快车道。浙江医科大学作为学会成立后的挂靠单位和基地，自然也就承担起学会的主要任务。

"三环理论"的创新与新成就

经过不断探索和研究，学校领导全力创造出急诊医疗体系，把它发展成为"三环理论"：把院前急救、急诊部门、危重症患者抢救这三个环节紧紧地联合在一起，中间环节要实现无缝衔接。想要达到的效果就是：危重症患者无论出现在什么地方，都要能够得到及时的治疗。特别是在抗疫或有突发事故的情况下，更要发挥出它的作用。

按照这个"三环理论"，医院彻底改变了急诊医疗服务，真正建设起符合国情的中国式急诊医疗体系。

学校正式把急诊医学教育列入了医学教育的班子，设立了课程，培养了专职的急诊医学学生。现在，这个教育班子已经越来越成熟，不但培养了本科生，也培养了硕士、博士和博士后。很多学生接受了相应教育，现在已经成为年轻的专家、教授。

接着，学校设立了急诊医学研究所和急救医学研究所。两所在基础理论研究方面有力地推动了本学科的发展。以浙江医科大学为基地，面向全国，建立了一个培训、推广基地，同时还创办了《急诊医学杂志》。

因为《急诊医学杂志》受到了广大读者的欢迎，也受到中华医学会的重视，所以中华医学会就把它更名为《中华急诊医学杂志》，被中华医学会列为优秀期刊。中国医学界又多了一本国字号的系列杂志。为了加强国际交流，他们又创办了一本全英文版的世界急诊学杂志，同样受到了大家的欢迎，还被 SCI 收入。

通过努力，浙江医科大学的急诊医学学科已经成为全国医疗、教育、科研、出版和培训五个方面的急诊医学发展基地和交流中心。

现在，急诊医疗体系进一步扩大，引入了直升飞机和国防通信机构形成一体的全国的抢救体系。江观玉作为我国急诊医学事业的奠基人之一，每当在电视上看到有突发事件发生的时候，当有抗疫需要的时候，都会发现急诊医学体系在这样的重大场合发挥作用，也可以看到急诊医疗体系人员在全国各地的身影，他说："这让我深切感受到了急诊医学发展和在现实中所发挥的作用。我由衷地感到欣慰和自豪！"

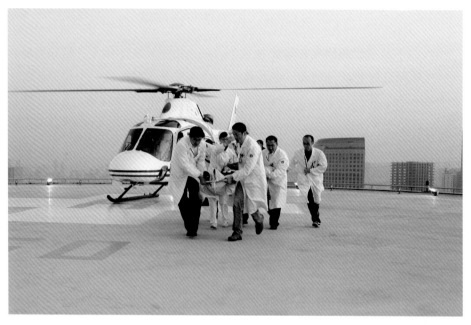

直升急救机加入的立体急诊医疗体系

他感慨自己已经到了耄耋之年，属于他们这一代浙医人的时代结束了。但是，新浙医人的新纪元开始了。当他听说浙大医学院所属的医院排名在全国一直名列前茅并不断向前靠，从国家自然科学基金所得的经费数在医学院的附属医院中已名列第二，作为一个老浙医人，他感到非常地激动和自豪！他希望通过几代人的再努力、再奋斗，把浙江大学医学院真正办成一家闻名国内外、世界一流的研究型医学院。他期待这一天，坚信这一天一定会到来。

整理：严红枫　方　序　章轶明

审校：江观玉

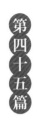

陈茂樑 | 浙江大学医学院发展变迁的参与者和见证者

陈茂樑，1943 年 7 月生，中共党员，1964 年考入浙江医科大学医疗系；1970 年 7 月毕业后到浙江省军区农场锻炼 2 年；1972 年 1 月，被分配到浦江县黄宅医院工作，曾被评为浦江县卫生系统先进工作者；1978 年，考入浙江医科大学医学基础二年制师资培训班；1980 年 7 月，师资班毕业留校，曾任人体寄生虫学教研室助教、讲师、副教授；1982—1992 年，任浙江医科大学校长办公室副主任、主任；2004 年于浙江大学校长办公室退休。

两年培训，一生受益

我国恢复高考后，学校面临师资缺乏的困境。高等医学院校开课，医学基础课教师的缺乏首当其冲。为解决燃眉之急，浙江医科大学承担了开办全省二年制医学基础师资培训班的任务。正在嵊州参加全省流行性出血热防控会议的陈茂樑，在嵊州街头布告栏中看到了培训班招生公告。在基层医院工作 8 年的经历中，他深刻体会到，培养大批医务人员刻不容缓，而培训医学基础教师是当务之急。在会议期间，他给浙江医科大学写信报名，准备参加选拔考试。这对他来说是机遇，也是挑战。

陈茂樑介绍，培训班面向全省招生，报名条件是高等医学院校毕业、有工作经验和单位批准的人员。经考试择优共录取 30 多人，分到医学基础部各教研室。由于学校、医学基础部和各教研室的高度重视，加上学员的勤奋刻苦、虚心学习，学校在两年内为浙江省培养了 30 多名优秀的医学基础教师。其中，部分人留校任教，其余人到省内其他医学院校任教。

陈茂樑对这个师资培训班的质量赞不绝口。他和另两位学员按志愿被安排在人体寄生虫学教研室，得到了教研室主任黄天威教授、裴明华教授等的指导。老师们为人师表，成为自己的学习榜样。他说，这两年所受的教育，终身受益。更难忘的是，他在当助教时光荣地加入了中国共产党，这是他人生坐标上的一个亮点！

陈茂樑还列举了医学院的方理本、方平楚等多位留校任教人员，他们为医学院的发展做出了各自的贡献。

见证黄金时期，助力学院建设

陈茂樑既是浙江医科大学发展黄金时期的见证者，又是学校发展的参与者和具体执行者之一。他说，1979—1996 年是浙江医科大学发展的黄金时期。在 1952 年全国高校院系调整后至"文革"前，学校只有一个医疗系，在校学生约 1600 人。国家实施改革开放政策后，学校得到长足发展，到 1991年时，办学规模扩大，在校学生有 4000 多人，并有临床医学、口腔、药学、生物医学工程、预防医学、医学营养、医学护士等 7 个系与专业。学校的每一发展阶段，他都记忆犹新。

陈茂樑认为，1988 年浙江医科大学成功创办七年学制，对学校的发展具有里程碑式的重要意义。国家教委为培养高质量的临床医师，经过 3 年调研，在全国批准 15 所高等医学院校试办临床医学七年制，其中包括北京医科大学、上海医科大学、浙江医科大学等。这意味着浙江医科大学首次进入中国高等医学教育的第一方阵。浙江医科大学试办临床医学七年制，得到浙江大学的全力支持。两校共同制定了实施方案，路甬祥校长和郑树校长并签署了协议。两校协作办临床医学七年制的做法，被国家教委作为成功范例进行推广。自此，浙江医科大学成为省内外许多有志于从事医学事业青年学子的理想殿堂。

国家教委召开了委托浙江医科大学承办试办七年制的会议。陈茂樑全程参加了会务工作，作为《健康报》驻地记者的他，及时报道了试办临床医学

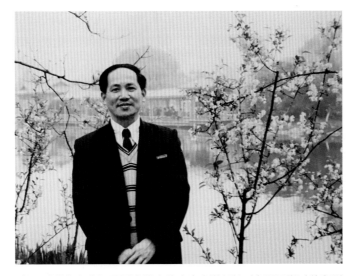

1980 年，陈茂樑在浙江医科大学人体寄生虫学任教时在西子湖畔的留影

七年制的消息，引起了社会的广泛关注。国家教委有关领导和相关高校负责人对浙江医科大学的工作表示满意。

陈茂樑说，办临床医学七年制的成功，为学校后来创办临床医学八年制开拓了前进道路并奠定了基础。

在中共浙江省委、省政府的大力支持下，浙江医科大学主动抓住改革开放带来的机遇，与国内外著名高等医药院校就教学、科研和医疗等领域开展协作，成为中国医学科学院浙江分院，实施建设邵逸夫医院项目，引进美国民间 HOPE 基金会六大合作项目……在学校领导班子的带领和全校师生的奋斗下，取得了丰硕成果，学校声誉与日俱增。

陈茂樑在学校的发展中默默地做出了自己的奉献。如为建附属邵逸夫医院，郑树校长等一行赴港拜会邵逸夫先生、洽谈项目前，学校领导在讨论赠送给邵逸夫先生的礼物时，拟请我省著名画家画一幅中国画作为学校礼物，由校办主任的孙德本和副主任陈茂樑两人完成。由于时间很紧迫，完成此任务甚有难度。会后，陈茂樑即与浙江美术学院（即今中国美术学院）院长办公室徐惠丰主任联系，请求帮助，拟请驰誉海内外的陆俨少先生作画。徐主任告知，陆先生年事已高，几乎不对外作画。翌日，孙德本、陈茂樑在徐主任陪同下，登门拜见陆先生。在浙江医科大学书画研究会成立时，学校曾盛情邀请浙江美院陆俨少、陆抑非、朱恒、朱颖人等先生现场指导，孙德本和陈茂樑接待过陆先生。因此谈起此事，陆先生甚愉悦。他对王季午名誉校长、金干书记和郑树校长热情接待，并一同观他作《香远溢清图》甚为感动。当恳求陆先生作画时，他破例答应一周后取画。此时，徐惠平、孙德本、陈茂樑三人如释重负，同恭谢陆先生。一周后，孙德本和陈茂樑在徐主任陪同下，再次拜见陆先生，得到了陆俨少先生的一幅《梅石图》，当时三人喜出望外。因时间紧，画直送杭州资深裱画师陈雁宾先生处装裱，画取回后来不及拍照，直接交郑校长赴港。还有 1989 年 10 月 31 日附属邵逸夫医院奠基典礼，主席台背景上美观、大方的大字标题，也是陈茂樑连夜亲自赶制。当时可没有像现在这样的电脑制作商。第二天，他依然在奠基典礼现场担任相关的协调工作。类似这种特殊任务，不是陈茂樑说起，无人知晓。

浙江医科大学 80 周年校庆前夕，陈茂樑筹划求来一些墨宝，这是学校宝贵的文化、精神财富。"海派花鸟四大名家"之一陆抑非先生的《金银桂古树图》，是他一生中的第二幅大作品，当时有人出价 20 万元想购此画，陆先生坚决拒之，并郑重地说："这是赠给浙江医科大学80 周年校庆的礼物。"在四校合并时，陈茂樑协同浙大档案馆，请西泠印社装裱师将该图从 3 号楼 19 楼贵宾室的壁上无损地卸下。该图现存于浙江大学档案馆。

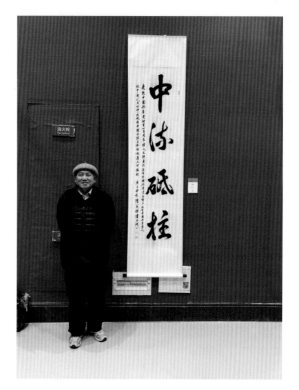

2021 年 3 月 10 日，中共浙江省委宣传部、浙江省慈善联合会、浙江省书法家协会、浙江省美术家协会联合举办"爱党爱民、向上向善——庆祝中国共产党成立一百周年书法美术主题创作及优秀作品展"，陈茂樑书法作品《中流砥柱》入展。图为陈茂樑在浙江展览馆展出作品前留影

纯朴学风，造就优秀

陈茂樑颇以浙大医学院纯朴学风为荣。他铭记着医学院的每一个美好瞬间。

1986年秋的一个夜晚，浙江省卫生厅办公室打电话通知陈茂樑："卫生部郭子恒副部长要到你校看看，并告诉不要惊动校领导，由省卫生厅一位处长陪同前来。"郭子恒副部长在校园内看到教室灯火通明、鸦雀无声，学生们正在认真看书做功课，他见此情景赞叹不已："学校在市中心，学生这么认真学习，浙医大校风纯正！"郭子恒副部长分管医政工作，又前往附属第二医院视察，抽查了医院急诊室和病房住院病历的书写情况。郭子恒副部长称赞：附属第二医院急诊室处理急症患者及时，急症病历书写规范，医院管理有序。

说起1982—1984年卫生部组织的全国部分高等医学院校临床医学毕业生统考结果时，陈茂樑会欢欣地告诉大家：浙江医科大学1982年、1983年均获第二名，1984年获第一名。

如今，陈茂樑看到浙江大学医学院培养了这么多优秀的"白衣天使"，在国家抗击"非典"、抗击"新冠"等许多重要医疗关键时刻，他们都冲在前，他为此感到无比自豪！

"医生为人治病，我家乡很尊重医生，所以我就选择了当医生。"陈茂梁的这句话很朴实简单。他又说："当一名优秀的医生，要有一生的刻苦奋斗毅力、奉献精神、专注和自律。"这是陈茂梁几十年来的亲身体会，与后继学子共勉！

整理：曾雨昕

审校：陈茂樑

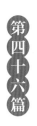

方理本 ｜ 润物无声，做医学教育改革先锋

方理本，1946年6月生，1963年8月进入浙江医科大学临床医学专业（五年制本科）学习。1968年12月毕业，被分配至三门县从事临床医学工作。1978年，考入浙江医科大学基础医学药理学专业（二年制）学习，1980年8月毕业后留药理学教研室任教。1988年下半年，以访问学者身份赴美国肯塔基州立大学医学院进修学习，从事呼吸系统气道神经末梢功能和药物影响的研究。1990年底回国，在浙江医科大学基础医学部药理学教研室和国家平喘药研究室从事教学与科研工作。1993年，担任浙江医科大学学习资源中心主任，开始兼任行政管理工作。1997年3月，调任浙江医科大学基础医学院党委副书记、院长。1998年四校合并后，任浙江大学医学院副院长，分管医学院的本科生教学工作，早期还兼任过基础医学系主任、书记。同时，继续从事本科生、研究生的教学工作，以及呼吸系统研究工作，还有临床药理学的继续教学工作，直至2005年退休。退休后10年里又先后被宁波卫生职业技术学院和浙江大学本科生院聘为教学督导组组长和副组长。

初识医学

20世纪五六十年代，新中国经济发展初期，医疗条件相对不足，医学发展落后，在这种环境中成长的方理本看到了由疾病造成的困苦，于是在1963年的高考中，他毅然报考了浙江医科大学临床医学专业。在校期间，方理本不仅努力学习，还参加了许多社会劳动，践行学校"又红又专"的培养目标。

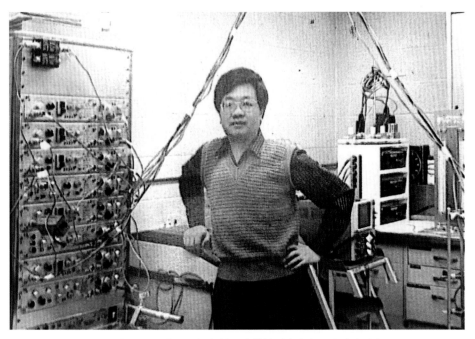

1990 年，方理本副教授在美国肯塔基州立大学医学院实验室

"文革"时期大学毕业，方理本接受统一分配，到基层做了 10 年全科医生。10 年行医路，不仅使他接触到了各种疾病，对医学产生了全新的认识，更使他深刻体会到医学知识的贫乏所带来的工作上的困难。"文革"结束，高校恢复招生考试。方理本在 1978 年再次考入了浙江医科大学，进入药理学专业师资班。1980 年毕业后，方理本留校任教，成为一名药理学教师，在基础医学部药理教研室任助教，并担任教学秘书工作，协助主任管理教学事务工作。在教学工作中，为了提高医学生的动手机会，解决实验仪器相对短缺问题，提高实验教学的质量，方理本和老师们积极推进实验室的教学改革和管理改革。把药理学实验相对独立出来，将原来的验证性药理学实验，逐步改革为分析性的、探索性的实验，把药理学实验课的上课方法从小讲课法改进为提问式教学法；后来又将生理、病理生理、药理学联合起来开设"三理"实验课，在国内医学院校中首创了这种实验教学模式；在教学实践中创试组织成立学生科研小组，带领学生们学会自主探索知识；后来又将有关教研室组合起来，建立了机能实验中心和形态实验中心……

进修深造

1988 年，改革春风吹遍了神州大地，方理本有机会以访问学者的身份前往美国的大学进修，进行气管、支气管非肾上腺素非胆碱能神经末梢对药物反应的研究工作，发表了 SCI 收录的研究论文。1990 年，虽然方理本的导师期望他能够继续在美国的科研工作，并承诺提供更多的支持，但是方理本却认为，自己已经到了该回祖国、回到教学岗位的时候了，于是主动写信给当时浙江医科大学的郑树校长，表达了回国的意愿。此举得到了郑树校长的鼓励。因此在 1990 年底，方理本回到了祖国，继续投身于他所钟爱的医学教育事业，并加入国家级的"平喘药物研究室"，从事呼吸系统药物研究工作。1991 年，方理本担任基础部药理学教研室副主任；1993 年，担任浙江医科大学学习资源中心主任；1997 年春，方理本担任浙江医科大学基础医学院党委副书记、院长，全面负责基础医学院的工作。有过 10 年行医经历的方理本深知临床医学和基础医学的重要性，"要让临床医学发展得更好，基础医学是不可或缺的，基础医学必须要搞得很好"。彼时的基础医学院是一个庞大的机构，囊括了外语、物理、化学等公共基础学科和医学基础学科的学校重要的部门。方理本到任后最主要的工作，便是和校长一起落实建立国家理科基地——浙江医科大学基础医学理科基地的工作。浙江医科大学在全国最早设立了基础医学专业，并在 1998 年开始招收五年制本科生。第一年招生时，方理本亲自到浙江省招生办，守在省招生办，在浙江大学分管教学的副校长来茂德支持下，连夜挑选了首批 30 名学生进入基础医学专业"基地班"。在方理本及老师们的共同努力下，基础医学的学科设置、科室开办等一系列问题被逐一解决。今天，经历了四校合并等种种变迁和发展，基础医学专业已经衍生出了生物医学和基础医学两个专业，其中生物医学专业开设于浙江大学海宁国际校区，与英国爱丁堡大学联合办学。在方理本等校领导的努力建设下，越来越多的力量投入到基础医学教育事业，越来越多基础医学方面的人才在此学习与成长，越来越多的科研人员得以在基础医学领域发光发热。

赤诚改革

四校合并，方理本担任浙大医学院副院长分管教学工作，同时继续担任基础医学系的系主任和书记工作。在处理烦琐的合并事务的同时，他继续与后来任命的陈季强系主任进行多学科融合工作，将基础医学结合临床医学尝试融合教学。这项教学改革后来获得了"浙江省人民政府教育成果一等奖"。这个教学模式在后来的教师们的持续努下，不断改革，不断发展，不断完善，一直沿用至今。正如他所说："教育改革必须要顺应我们教育工作的需要，这样的改革才是有效的、富有生命力的。"方理本教授兢兢业业数十载，做过基层医生，也曾进修国外；曾经救死扶伤，也得桃李竞芳。心怀苍生，春风化雨，润物无声。为师者，传道授业解惑，方教授在教学岗位上传医道、授医术、解疑难之惑，更能满怀赤诚，去芜存菁，积极改革，成为了医学教育界的典范。医学生和医学教育工作者们都将铭记方教授的寄语：永怀热爱，专业冷静，让医学教育取得更高、更快、更全面的发展。

整理：乔晨晓　严燕蓉

审校：方理本

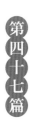

陈季强 | 天道酬勤，奏之以无怠之声

陈季强，1946年6月生，教授，博士生导师。毕业于上海第二医学院，主要研究方向：呼吸药理学、抗炎免疫药理学、临床药理学。曾任浙江大学医学院基础医学系主任、浙江大学基础医学理科基地负责人、国家食品药品监督管理局浙江呼吸药物研究实验室副主任、中国药理学会临床药理学专业委员会理事、中国药学会海洋药物专业委员会理事、浙江省药理学会副理事长兼临床药理专业委员会主任委员、国家食品药品监督管理局新药审评专家。

浙江求学

1964年，陈季强从南京市金陵中学高中毕业，由于母亲身体不好，因此选择报考医学专业，并于当年被上海第二医学院儿科系六年制本科录取。1970年毕业时，服从国家分配，远赴四川省凉山彝族自治州普格县，在大山深处的委洛乡、永安乡等卫生所工作，走村串户为彝族老乡看病和防疫。1978年，考取母校上海第二医科大学70—71届毕业生进修班，在学习过程中，他对药理学产生了浓厚兴趣。

由于凉山地区生活和医疗条件不佳，呼吸系统疾病特别是哮喘病多发，而浙江医科大学卞如濂教授是国内顶尖的呼吸系统疾病和药理研究专家，于是1980年陈季强在上海进修时，报考浙江医科大学药理专业研究生并被录取。刚进入浙大基础医学院时，学校是位于延安路的老校区，房屋破旧、实验室拥挤、教学硬件设施不足，教学和科研条件都还不理想，与现今浙江大

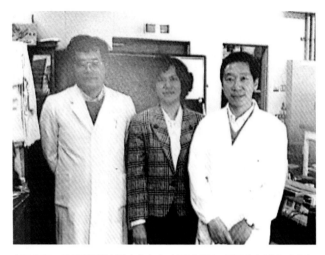

1990 年，陈季强副教授（右）在大阪大学与米源典史博士（左）、张爱玲博士（中）合影

学基础医学院的硬件设施及教学条件完全不可同日而语，但是老师们对待工作都兢兢业业，对待学生也教导有方。

留校任教

1983 年陈季强研究生毕业时，由于学校师资力量严重缺乏，因此他选择了留校，在基础医学部药理学教研室从事教学和科研工作。在科研工作中，他的导师卞如濂教授孜孜无怠、不断进取，创建了我国唯一的平喘药研究室，后来发展成国家医药管理局浙江呼吸系统药物研究室，取得的大量的科研成果获得卫生部等部门多项省部级成果奖。在教学工作中，另一位老师一丝不苟的精神令他至今都记忆犹新，任熙云老师教导新教师如何备课，如何写板书，如何讲课等，使得陈季强教学水平突飞猛进，很快就成为了一线教学骨干。

1999 年陈季强被任命为浙江大学医学院基础医学系主任时，学科教学和科研条件各方面都比较差，资金也匮乏，当时的基础医学系有一个身份是教育部"国家理科人才培养试办基地"，他认为建成正式基地是一个可以全力以赴努力的方向，但是要比建立浙大其他几个正式理科人才培养基地付出更多努力才行。教育部的正式基地每年下拨几十万的建设经费，而试办基地没有，只能做得比别人更好才能从浙大教务处争取到有限的建设经费。于是他们从教学改革入手，将六门基础医学课程整合教学，同时继续将基础学实验教学进行整合。基础医学整合课程主要是将人体解剖学、组织胚胎学、生理学、病理生理学、病理学和药理学六门课程按照器官系统顺序教学，指导思想是从宏观到微观、从形态到功能、从正常到异常、从疾病到治疗药物进行教学，有利于学生对医学知识的学习、理解和掌握。此外，对这几项学科的实验教学也同时进行了整合，教材由浙江大学出版社出版并加印多次，被国内多所医学院采用，在全国范围内产生了积极的影响。经过了 6 年的艰苦努力，2006 年浙江大学基础医学理科基地终于被教育部验收合格，成为国家础医学理科人才培养的正式基地，并获得教育部追拨的 150 万元建设经费。

努力，总会有收获

陈季强十分谦逊地说，在职业生涯中，因工作需要，岗位变动较多，所以没有取得什么重大成果。但在外人眼中他的经历及成果属实令人赞叹。1988 年，他自费公派去日本大阪大学齿学部药理教室做访问学者。1991 年回校任教。1992 年，受中共浙江省委和省政府派遣，前往天台县任副县长（主管科技），任职期间分管县科学技术委员会、外事办公室、对外经济协作办公室、卫生局，协助管理天台县科学技术协会。在下派期间，帮助天皇药业开发"铁皮枫斗颗粒"和双星医疗器械厂开发"胸腔负压引流瓶"等产品，取得了较好经济效益。1994 年，完成下派任务回校，先后在浙江医科大学科研处和教务处任副处长和处长。1998 年四校合并时，辞去行政职务，回教研室和研究室专心从事教学和科研工作。1999 年浙江大学医学院成立时，被任命为基础医学系主任，同时也是基础医学理科基地负责人。2005 年底卸任，回教研室和研究室从事教学和科研工作，直到 2011 年（65 岁）从教师工作岗位退休。在浙大基础医学院期间，他培养了硕士 18 名、博士 3 名，发表研究论文 100 余篇，其中被 SCI 收录 40 余篇。主编专著 2 部（由人民卫生出版社出版），主编教材 4 部（由科学出版社和浙江大学出版社出版），参编专著8 部。曾获得浙江省科技成果奖二等奖 3 项，浙江省人民政府教学成果一等奖 2 项。2003 年被评为浙江大学校级先进工作者，2005 年获得宝钢教育基金全国高校优秀教师奖。曾担任浙江省药理学会副理事长、浙江省临床药理专业委员会主任委员、国家新药评审专家等社会兼职。

他对医学院的学生也寄予厚望，勉励道："人生在世要不断进取，自强不息。只要你付出努力，总会得到收获。"

整理：许静秀　严燕蓉
审校：陈季强

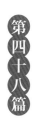

李兰娟｜大医仁心的巾帼战士

李兰娟，1947 年 9 月 13 日生，中国工程院院士，感染病（传染病）学家，中国人工肝开拓者，国家内科学（传染病）重点学科学术带头人，浙江大学医学部教授、博士生导师，附属第一医院主任医师、传染病诊治国家重点实验室主任。长期从事传染病临床、科研和教学工作。主编出版了《人工肝脏》《感染微生态学》等专著和教育部规划教材《传染病学》等，在 Nature、Lancet、NEJM 等国际顶级期刊上发表 SCI 论文 300 余篇。荣获国家科技进步奖特等奖 1 项，国家科技进步奖一等奖和二等奖各 2 项，以及浙江省科技大奖、光华工程科技奖、全国创新争先奖章。荣膺全国优秀科技工作者、全国优秀共产党员、全国三八红旗手和抗击新冠肺炎疫情先进个人等荣誉称号。

保送浙医的赤脚医生

李兰娟自幼在农村长大，目睹了乡里大多数农民因累年耕种劳作而被腰背疼痛折磨，很想为乡亲们做些事情。1966 年高中毕业那年，李兰娟前往浙江省中医院学习针灸，希望用自己的所学所得为乡亲们解除病痛。之后她回到家乡浙江省绍兴市夏履镇夏履桥村，被乡里安排在夏履桥中学担任代课老师，就这样她一边做老师，一边为乡亲们针灸诊疗。

之后村里组建农村合作医疗站，因李兰娟会针灸疗法，大家都希望她来做合作医疗站的"赤脚医生"。当时，代课老师月工资有 24 元，"赤脚医生"每天只能算 5 个工分，相当于 1 毛钱，就算做满一个月时间，也只有 3 元的

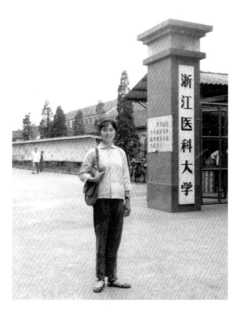

1970年，李兰娟院士进入浙江医科大学学习

收入，与代课老师相距甚远。虽然家里日子捉襟见肘，但出于对医学的挚爱，李兰娟还是无怨无悔地选择了做"赤脚医生"。

当"赤脚医生"的两年时间里，不管刮风下雨还是深更半夜，只要患者有需要，她都会背起药箱走家串户随叫随到，把小小的农村医疗站经营得红红火火，与当地乡亲们有了深厚的感情。

1970年7月，全国各地陆续恢复大学招生，经过大队、公社、区政府三级层层筛选，李兰娟被保送到浙江医科大学医疗系（今浙江大学医学院）就读。学校安排了不少名师及大师级教授亲自给他们授课，王季午、黄元伟、马亦林……这些在医学领域响当当的大家，把李兰娟带进了一个前所未见的新世界。医学大家们的言传身教，不仅让李兰娟在医学专业知识上有了全面的提升，更让她从他们身上学到了对人生价值的理解、对事业应有的态度、科学严谨的工作作风和热忱对待患者的仁爱之心。以他们为师，年轻的李兰娟更加坚定了本就深植于心的信念：将毕生献给医学事业，做一个好医生，全心全意为患者服务，全力拯救每一个生命。

笃行不辍的科研先锋

20 世纪 70 年代，成绩优异的李兰娟毕业后被分配到附属第一医院感染科工作。面对当时一个个重型肝炎肝衰竭患者因条件、技术的限制而使治疗陷入束手无策的局面，她暗下决心，一定要创建一种有效救治重型肝炎肝衰竭的新技术、新方法。

1986 年，李兰娟申请到了人生第一项青年科研基金"人工肝治疗爆发性肝炎的研究"，牵头成立了附属第一医院人工肝治疗室。也就是在这 10 平米的房间里，李兰娟带着团队开始了人工肝治疗技术的探索和研究，从此开启了她对科研孜孜不倦的追求。凭借着一股钻劲，不辞辛劳、不怕传染，夜以继日地守候在患者床边，李兰娟认真记录、分析和总结经验，经过 10 余年努力，终于攻克了易出血、低血压、严重内环境紊乱等难关，创建了一套独特有效且具有自主知识产权的李氏人工肝系统，肝衰竭治疗获得重大突破，使急性、亚急性重型肝炎患者病死率从 88.1% 显著降低至 21.1%，慢性重型肝炎患者病死率从 84.6% 降至 56.6%。人工肝研究成果于 1996 年获浙江省科技进步奖一等奖，1998 年获国家科技进步二等奖。

如今，以李兰娟命名的"李氏人工肝支持系统"已经成为全世界医治人数最多、治疗技术最为成熟的人工肝系统。2013 年，以李兰娟为第一完成人的"重症肝病诊治的理论创新与技术突破"项目荣获国家科技进步奖一等奖。

从 2001 年起，人工肝技术推广班每年举办一次。她将自己的科研成果、治疗方法无偿教授给更多医护人员。"全国有那么多病患，不可能都跑到浙江来就医，在当地得到及时治疗，才是最好的结果。"如今，人工肝技术已推广至全国 31 个省（区、市）。她还多次举办全国以及国际人工肝会议，被誉为"国际上最大的人工肝组织的领头人"。

在人工肝研究中，李兰娟还发现肠道微生态失衡与肝衰竭密切相关，带领团队展开人体微生态创新研究，首创感染微生态理论。2014 年当选为国际人类微生态联盟主席，引领国际微生态学发展。

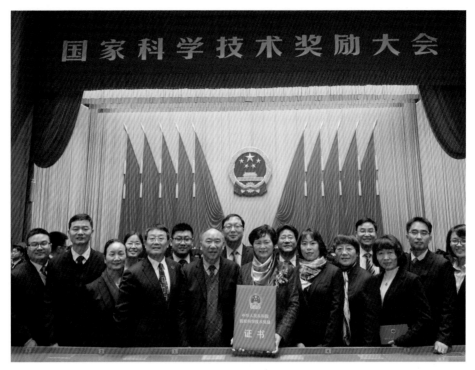

2018 年，奖励大会后李兰娟（前排左六）院士团队合影

新突发传染病的坚强斗士

2003 年，在浙江省出现 SARS 病例的当天，在中共浙江省委、省政府的领导和支持下，时任浙江省卫生厅厅长的李兰娟坚持对密切接触患者的 1000 多人进行就地隔离。事后证明，这是必须做的行之有效的办法。由于传染源在早期就得到很好的控制，所以在浙江省没有发生医务人员感染事件，也没有出现"二代感染"的病例。

2013 年早春，人感染 H7N9 禽流感疫情突袭而来。当人们担忧会不会重演 10 年前"非典"疫情时，李兰娟带着团队抽丝剥茧，迅速确认 H7N9 病毒来源，提出了关闭活禽市场的关键防控建议，成功阻断疫情的蔓延。

看到不同省市报告的患者发病进展迅速，没几天就出现呼吸衰竭，李兰娟在心里不断琢磨：这么严重的症状，为什么任何药物施加都起不到什么效果？会不会是大量细胞因子风暴导致病情进展迅速？她通过总结临床症状，开展科学研究，确认了细胞因子风暴和微生态失衡是重要的重症化机制。以此为基础，李兰娟带领团队首创"四抗二平衡"治疗新策略，并根据李氏人工肝能清除肝衰竭患者炎症因子的原理，创造性运用"李氏人工肝"技术消除"细胞因子风暴"，显著降低病死率，为全球提供了重症传染病的救治新技术。

她还带领团队成功研制我国首个 H7N9 病毒疫苗种子株，打破了我国流感疫苗株依赖进口的历史。2 天内，成功研发检测试剂；7 天内，由世界卫生组织（WHO）向全球推广。

2013 年，人感染 H7N9 禽流感疫情的成功阻击，使中国传染病防控体系被世界卫生组织评价为"国际典范"，标志着我国在新发传染病防治领域从"跟随者"成为"领跑者"。"以防控人感染 H7N9 禽流感为代表的新发传染病防治体系重大创新和技术突破"项目被授予 2017 年度国家科技进步奖特等奖。

2019 年 12 月，新冠肺炎疫情暴发。李兰娟三进武汉，科学研判疫情，提出关键性建议。她带领团队冲在抗疫一线，深入"红区"，指导重症患者救治，并创新性地将"四抗二平衡"的救治经验和人工肝血液净化系统、微生态干预等技术创新用于重症、危重症新冠肺炎患者的救治并取得显著成效。同时，她指导传染病诊治国家重点实验室开展科研攻关，科研团队与清华大学强强联合，病毒学研究取得重大突破，重磅揭示国际首个新冠病毒全病毒精细结构，成果刊登在国际权威学术杂志《细胞》（Cell）上。

在新冠肺炎疫情全球大流行的形势下，李兰娟还积极与国际同行交流，多次参与全球新冠肺炎疫情防控经验分享，连线厄瓜多尔、新加坡、西班牙、意大利等数十个国家。

探索医院改革的先行者

如果说，成为一名技术精湛的医生是李兰娟的人生理想，那么，走上医疗管理之路则属一场"意外之旅"。在上大学时，李兰娟一直是班长。大学毕业分配到医院后，也被委以团总支书记的重任。尽管平日里业务工作繁忙，但李兰娟仍然将团委工作开展得有声有色。

由于工作出色，1993 年，李兰娟升任附属第一医院党委书记兼副院长。1996 年，任浙江医科大学党委副书记。她紧抓党员的思想政治工作，开创了党支部书记例会制度，并要求党支部书记参与各科室、各部门的领导班子工作，时刻发挥党员的先锋模范作用。

副院长任职期间，李兰娟深感肩上的担子之重，她意识到要建设成全国乃至世界一流的医院，除了继承前辈们的优良传统外，更需要紧抓历史机遇，改革创新。她率先提出了信息化管理、医院成本核算、科技兴院、人才培养等一系列改革创新的举措。

在担任党委书记兼副院长的 3 年中，李兰娟为了医院的发展倾力付出。彼时医院走上了发展的快车道：浙江省医疗卫生单位的第一座高楼落成，医院业务量稳步递增，医疗质量不断提升。1994 年，在卫生部组织的行业作风检查中，医院 5 项指标均位列第一；1995 年，在行风建设及医院文化建设的评比中，医院荣获优胜单位，同年 1 月，荣膺全国卫生系统先进集体称号；1996 年，医院被评为杭州市文明单位和浙江医疗质量管理优胜单位；1997 年，获全国卫生文化建设先进集体。

传道解惑的人生导师

李兰娟一生都在忙忙碌碌中度过，她把时间都留给了患者和学生。作为硕士、博士研究生导师，"传道、授业、解惑"，教育年轻一代成长，使他们"青出于蓝而胜于蓝"是李兰娟心中的神圣天职。

她坚持用"关心、耐心、细心、热心、诚心"教育学生，亲临教学一线，手把手将自己的医疗、科研心得传授给广大学生，而且反复强调做人与行医、立德与立业的统一，引导青年学生正确认识读书与生活、学问与人生的关系。她常对学生们说："将来的医学大师将出于你们这一代，因为你们赶上了好时代，在最美好的年华里享受到了最优秀的医学培养，只要你们树立信心，脚踏实地，没有什么可以阻挡你们成为真正优秀的医学人才！"

漫漫行医路，她希望学生们不断求索，攻克医学难题，并以挽救患者的生命为己任，为人民的健康做出更大的贡献。

整理：附属第一医院党政综合办公室

传染病诊治国家重点实验室

审校：李兰娟

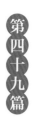

第四十九篇

杨泉森 ｜ 是时代成就了我

　　杨泉森，1947 年 11 月 15 日生，浙江萧山人，1965 年参加工作，1966 年 3 月加入中国共产党，1973 年浙江医科大学毕业。1973—1999 年在附属第二医院工作，曾任党委副书记、纪委书记、骨科副主任；1999—2000 年任浙江医院党委书记、副院长；2000—2008 年任浙江省卫生厅副厅长；2003—2015 年任浙江省医院协会会长、浙江省医学会副会长、骨科分会副主委、骨质疏松与骨矿盐疾病分会主委等职务。在医院工作期间晋升到主任医师、硕士生导师。在卫生厅工作期间，曾担任《浙江医学》杂志副主编、《浙江实用医学》杂志主编、《浙江医学教育》杂志主编、《中国医院》杂志编委等，参加和主持过研究课题多项，发表过医学和医院管理论文 50 余篇。

　　社会是个大舞台，但芸芸众生，只有一小部分人能够荣幸地登上大舞台表演。作为一个农家孩子，能够从"赤脚医生"走进浙江医科大学的殿堂，还成为附属第二医院这个大家庭中的一员……每当杨泉森聊起自己的经历，总是感到非常幸运，也万分地感谢、感恩！

大时代改变了我的命运

　　杨泉森来自农村。入学前，他曾工作过 5 年。先是在当时的"四清运动"中，经过卫生培训后，成为一名"赤脚医生"。后来，又成为人民公社干部，并兼任村党支部书记。他在村支书的岗位上，被选送到浙江医科大学读书，成为第一批工农兵大学生，是大时代改变了他的命运。

面对这样的机会，杨泉森很是珍惜。因为当时他真实地看到了缺医少药的农村，各种传染病时有发生。而像流脑、霍乱等传染病更是随时威胁着百姓的健康和生命。他想做一名真正的医生，能为人民的健康服务。

入学那天，杨泉森从萧山农村家里步行到杭州，挑着铺盖走进浙江医科大学。兴奋与激动使得他一点都没有感觉到累。

当时浙江医科大学与现在的浙江大学医学院相比，条件相差很大。但是，条件相差更大的是他们这些工农兵学员。

开学后，由于大多数同学文化基础比较差，水平参差不齐，老师们教得很辛苦，学生们学得更艰苦。

当时为了响应毛泽东主席"把卫生工作重点放到农村去"的号召，为了培养一批基层的适用人才，学校组织了大批的师资力量。老师们边教学边改革，带领学生一起努力克服困难。在临床教学阶段，老师和学生同吃同住，一对一、手把手地教。经过艰难紧张的学习，杨泉森和同学们一起完成了学业。当时，能够把这样基础薄弱的学生培养出来，学校和老师们投入的代价、付出的心血实在是太大了，学生们永远感谢学校和老师们。

毕业后，准备回农村广阔天地的杨泉森，没有想到会被留校分配到学校附属医院工作。他当时既激动又紧张。因为要成为附属医院的一名合格医生，谈何容易啊！好在学校的教育设施、设备他还可以继续享用，还可以随时回学校听课、补习和复习。医院里，每天也有专题讲座，不懂的地方可以随时请教老师。

当时没有电视机，更没有手机的干扰。住在医院集体宿舍10多年，除了吃饭、睡觉，杨泉森几乎都在病房或泡在图书馆和教室里。他不断补充、完善自己所需要的知识，通过参加各种培训学习，力所能及地进行临床研究，撰写论文。

现在回头看，那时候的工作、生活似乎是那样的枯燥，但那何尝不是激情燃烧的岁月！杨泉森就是这样从住院医师、主治医师，再到副主任医师，最后晋升到了主任医师的最高职称。

角色转变，初心不变

在医院工作10年后，因为工作需要，杨泉森开始进入医院的管理层。

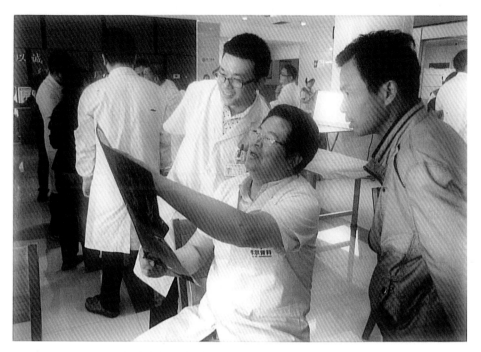

杨泉森主任（中）参加骨科学会组织的义诊活动

从医生到管理人员，这是巨大的角色转变。他在逐步的适应中，也逐渐感觉具备了专业知识，了解基本情况，又有一定的处事能力，在管理岗位上，自己也许可以发挥更大的价值。

这时的杨泉森很清醒地认识到：舞台高了，平台大了，意味着压力更大了，责任更重了。每次都是面对全新的挑战、严峻的考验。工作千头万绪，他必须马上适应，马上进入角色，清晰梳理出工作重点和工作方向，确定工作目标。欣慰的是，杨泉森很快建立起工作的平台，同时寻找到了工作的抓手和帮手。

他在附属第二医院分管党务工作和纪检工作时，创办了《院风院貌简报》，作为医院的工作平台之一。他率领部门同事用这个平台宣传党的方针政策，弘扬医院历史文化，报道先进事迹，规范医疗行为和医德医风等。现在，《院风院貌简报》这个院刊已改名为《浙二人》。它在助推院风院貌的变化，医德医风的转变中，一直发挥着应有的积极作用。

到当时的浙江省卫生厅履新后，杨泉森主要分管医政医管工作。他履行职责，认真做好全省卫生资源的分配利用和共享。他始终围绕着一个宗旨：角色再变，只要初心不变，自己就能够适应一切、做好一切、战胜一切！

从一名农村的"赤脚医生"到读大学，到附属第二医院当医生，再到医院管理者，又转岗到管理医院的省政府卫生行政部门的负责人，很多人都说他的人生剧本太精彩了。其实，这样的剧本，杨泉森自己也是做梦都没有想到过的。但是，他想起挪威大剧作家易卜生有句名言："人生的天职是什么？答案很简单：做好自己！"所以，无论做什么工作，在哪个岗位，他都提醒自己要更加努力地做好自己，不负幸运、不负厚爱、不负组织、不负时代！

"知易行难"唯有尽心尽责

大家都知道"知易行难"！所以，做管理，尤其是做领导干部，必须在任何时候都要争取做到大学者汤用彤说的两句话："事不避难，义不避责。"

有一次，杨泉森去浙南一个山区调研，在乡镇卫生院里，恰巧碰到一位产妇临产，一个小生命将要在这里诞生了。

当时，产房外飘着雪花，气温在零度以下。让他万万没想到的是，产房里不但没有空调，甚至连火炉也没有。而产台上，只有一张塑料布。脱光衣服的产妇，竟然就暴露在寒风里生产，新的生命一离开温暖的母体，就要面对刺骨的严寒……那一刻，杨泉森的心瞬间就被揪了起来。看到守候在外面的产妇亲人，手里捧着一碗热气渐散的红枣汤，准备为产妇补身子，当时他只感到自己的脸像被当众抽了一个巴掌。他的心里真不是滋味，随行的几位同志也都很难受。

调研回来，心情沉重的杨泉森立即把这个情况向省长做了汇报。他要求财政拨款，最大限度地改善一下基层的医疗条件。

很快，财政拨出了一笔专款。卫生厅把这笔专项资金用来开展"母婴健康工程"，通过机构准入和技术准入，加强妇幼保健机构的建设。从此，全省尤其是边远地区、山区的孕产妇和新生儿死亡率不断下降。

这件事，让杨泉森对为政之道感触良多。如果要问做医生与做管理者有什么不同？他给的回答是：两者都能为人民做贡献。做医生，面对的是患者，可以解除无数人的痛苦，挽救无数人的生命；而做管理者，面对的是整个医疗行业的方方面面，如果多做一件实事，多做对一件好事，则可以解除更多人的痛苦，挽救更多人的生命。

　　怀揣着这样的认识，秉持着这样的理念，杨泉森对自己所分管的工作范围，要求相关职能部门做好本职工作，把党和政府的方针政策贯彻好、落实好。

　　在做好规定动作、做好创新工作之外，杨泉森倡议、推动了浙江省医院协会的成立。通过医院协会这个大平台，开展管理知识讲座、管理理论研究、工作经验交流等活动，有效地帮助提高干部的管理水平。

　　后来，浙江省医院协会和浙江大学管理学院进行合作，承担起了"卫生管理研修班"的工作。通过这些活动，引导管理者从经验管理向科学管理转变，从粗放管理向精细化管理转变，全面规范医院建设和发展，把医疗质量的管理落到实处。

　　时代在变，行业也在变。在助推医院质量管理的同时，为促进医生队伍的改变，他们在修订职称晋升标准中做文章，把要求医生做到、做好的具体要求纳入晋升标准里，从而把医疗质量、医疗行为、医德医风的管理落到实处。

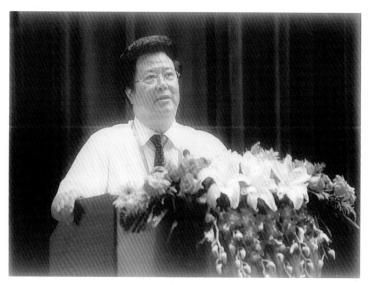

杨泉森在医院协会组织的医院管理经验交流会上讲话

　　每个人都会以自己的方式度过一生。蓦然回首，作为一个农民的儿子，一个来自田间地头的"赤脚医生"，能够走到今天，杨泉森倍感幸运！他对自己的人生十分满足，充满了成就感和幸福感！他感恩党和国家，感恩组织，也感恩浙江医科大学和附属第二医院，让他在时代的洪流中，抓住了一次又一次的机会。

整理：严红枫　方　序　章轶明

审校：杨泉森

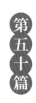

第五十篇

郑树森｜登顶肝移植高峰的领军人

　　郑树森，1950 年 1 月 9 日生，我国著名肝胆胰外科、器官移植专家，浙江大学医学院外科学教授、主任医师、博士生导师，中国工程院院士，法国国家医学科学院外籍院士，美国医学与生物工程院院士。曾任附属第一医院院长，现为卫生部多器官联合移植研究重点实验室主任、中国肝移植注册中心（CLTR）科学委员会主席、国家肝脏移植质控中心主任、浙江大学学术委员会副主任、浙江大学器官移植研究所所长、附属第一医院肝胆胰外科及肝移植中心主任、中华医学会副会长、中国医师协会器官移植医师分会会长、国际活体肝移植执行委员会委员、国际肝胆胰协会委员。在器官移植和肝胆胰外科领域成绩卓著，是中国第二次肝移植浪潮的推动者之一。在国际上首次提出肝癌肝移植受者选择的“杭州标准”。担任器官移植领域“973”计划项目首席科学家并主持国家科技重大专项等课题，连续三轮获得国家自然科学基金创新群体。荣获国家科技进步奖特等奖 1 项、一等奖 1 项，创新团队奖 1 项、二等奖 2 项，浙江省科技进步奖一等奖 7 项，浙江省科学技术重大贡献奖，何梁何利基金“科学与技术进步奖”。主编教育部规划《外科学》五年制、八年制及专升本教材，主编《肝脏移植》《胰腺移植》《肝脏移植围手术期处理》等移植专著，在 Nature、Gut、Journal of Hepatology、American Journal of Transplantation 等国际著名 SCI 期刊发表论文 900 余篇，创办并主编国内首本肝胆胰疾病领域的英文杂志 HBPD INT（SCI 收录），主编《中华移植杂志》（电子版）。荣获全国先进工作者、国家级有突出贡献的中青年专家、全国优秀留学回国人员、全国优秀院长、浙江省医师终身成就奖等荣誉称号，是中国器官移植及多器官联合移植的开拓者和领头人。

心怀大义，奋力攀登，开拓国内器官移植事业

1950年，郑树森出生于浙江龙游西山岗村。1965年，他考入浙江省衢州第二中学（省重点中学）。

1973年，郑树森以优异的成绩从浙江医科大学毕业，进入附属第一医院，开启了普外科住院医师的职业生涯，他虚心好学，练就了扎实的外科医疗基本功。

然而1978年发生的一件事对他触动颇深。当时，医院接收了一位患有胆道疾病的台湾同胞，院内医生束手无策，只能从上海邀请医生来做手术。这让他意识到浙江的外科技术与北京、上海相差甚远。"难道以后遇到疑难杂症的患者，都要从外省请专家来帮忙？"郑树森想到这儿，便立志要改变附属第一医院的外科水平。他又重新走上漫长的求学道路。

1983年，郑树森继续留在浙江医科大学深造，攻读普外硕士研究生，师从德高望重的黄德瞻教授。毕业后为了继续攻克肝胆胰疑难杂症，1986年，他又到华西医科大学攻读肝胆胰外科博士研究生，师从我国著名的肝胆胰外科专家吴和光教授。硕士研究生和博士研究生的6年时光，是他人生最重要的转折之一。

1990年，郑树森获得香港大学美国中华医学基金会（China Medical Board，CMB）资助的奖学金，在香港大学继续做肝胆胰外科、肝移植的研究。他整天泡在实验室里，用动物做肝脏移植实验，经常一个星期都不迈出实验室大门。这段经历，为他奠定了全面扎实的研究和临床基础。1991年10月，他作为主要手术者之一，与范上达教授一起开展了香港首例人体原位肝移植手术。这一手术在当时引起了轰动，被列为当年香港十大新闻之一。

1993年4月29日，郑树森回到附属第一医院，组建肝移植团队，主刀完成了第一例肝癌患者肝移植手术。这场手术备受行业关注，难度非常大，这是浙江省首例肝移植手术，不仅开启了浙江省肝移植的历史进程，并由此推动了中国肝移植的第二次浪潮。

奋斗的脚步永不停止，郑树森在肝移植领域不断创造奇迹，声誉日隆。

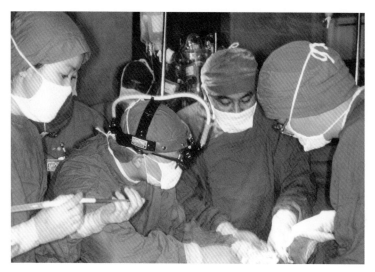

1991 年，郑树森（右二）作为主要助手完成香港首例原位肝移植手术，被列为当年香港十大新闻之一

2008 年，郑树森在国际上首创包含肝癌生物学特性和病理学特征的肝癌肝移植"杭州标准"，安全有效地拓展了"米兰标准"，增加了 51.5% 的肝癌肝移植受益人群，突破了原有标准对肿瘤大小等形态学指标的严格限制，标志着肝癌肝移植选择标准的重要分水岭，其应用价值获国际学术界广泛认可，代表着肝癌肝移植标准发展的最前沿方向。

在长期的医疗实践中，郑树森致力于创新外科理念和技术，建立了活体肝移植技术创新体系，创建不含肝中静脉的右半肝成人活体肝移植术式，提出了 V、Ⅷ 段肝静脉重建的新标准。在国际上率先提出低剂量 HBIG 联合拉米夫定预防肝移植术后乙肝复发新方案。向国内知名医院进行技术辐射和指导；率先开启医学"一带一路"倡议，把中国的肝移植技术推广至全世界。郑树森带领中国肝移植团队成功开展印度尼西亚首 5 例活体肝移植手术，开创了印度尼西亚肝移植成功的历史，为当地培养了一支肝移植专家队伍；赴美国加利福尼亚大学洛杉矶分校（UCLA）讲授肝移植的中国技术，被美国加利福尼亚大学洛杉矶分校（UCLA）授予"杰出教授"的最高教授头衔；还向澳大利亚直播示教活体肝移植手术：这些都成为移植外交的典范，彰显了我国肝移植的国际学术地位。

在郑树森的带领下，以提高终末期肝病诊治水平、降低重症肝病患者死亡率为目标，通过协同创新和集成攻关，最终实现了终末期肝病诊治的理论创新和技术突破，成功破解了重症肝病高病死率这一国际医学难题，救治了数以万计的重症肝病患者。郑树森领衔的附属第一医院"终末期肝病综合诊治创新团队"荣获国家科技进步奖创新团队奖。

迄今为止，郑树森已成功开展4000多例肝移植手术，其中最小的患者只有106天，最大的70多岁。在胰肾联合移植、肝肾联合移植等方面也取得重大成功，为无数患者带来了生的希望。

严谨求实，传道授业甘为人梯

郑树森不仅是一名医者，也是一名良师，言传身教数十年，培养了一大批肝胆胰外科、器官移植的人才，如今桃李已经遍布全国各地，并且许多已取得了非凡的成就。对于培养学生，他重视对学生人品的塑造，注重对其独立工作能力和科研能力的培养。他从不因自己工作繁忙而忽视基本教学，始

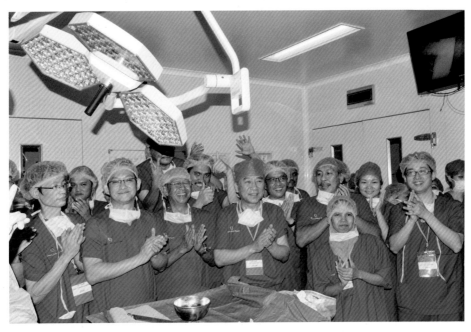

郑树森（左四）带领中国肝移植团队赴印度尼西亚成功开展活体肝移植手术

终兢兢业业，承担着从本科生到博士生的繁重授课任务。在科研工作上，郑树森始终要求他的团队要牢固树立科学道德观，要诚实守信。

除了课堂知识的传授，郑树森还会春风化雨般地将思政融于教学之中，注重人文素养的培养。平时郑树森喜欢读读历史、听听婺剧、练练书法，通过这些来跟学生们强调要学习和继承中华优良的文化传统。郑树森对学生最常说的一句话就是——"用最好的年华、最好的技术去挽救患者"。这句话也一直激励着他的学生们不断前行。

锐意改革，开创医院发展新篇章

1997 年，郑树森开始担任附属第一医院院长，他始终坚持以肝移植为突破口，抢占制高点，用高科技引领医学前沿，带动了医院全面快速发展，使医院的综合实力日益提升。在学科发展方面，突破了以往单学科发展的定势，呈现出从单学科到学科群发展的良好态势，新增传染病诊治国家重点实验室，内科学（传染病）、外科学（普外）跻身国家重点学科，并获得了普通外科、器官移植等 22 个国家临床重点专科。在教育部学科评估中，浙江大学医学院临床医学被评为全国 A+ 学科。在人才队伍建设方面，建立了培育、聚集人才的机制，并营造良好氛围，形成了以院士为首的素质高、技术精的人才队伍。在科研方面，融合了基础研究与临床科研，使医院有能力和实力承担众多国家级重大课题项目，科研到位经费从 1997 年的 80 万元上升到 2010 年的 2.49 亿元，附属第一医院成为浙江大学首个年度科研经费超亿元的附属医院，连续 8 年进入"全国医疗机构 SCI 收录前 10 强"。在 2015 年度中国医院科技影响力排行榜中，传染病学位列全国第一，普通外科学位列全国第二，综合排名全国第五，充分展现了附属第一医院在全国的领军地位。

2013 年春，我国长三角地区突发不明原因呼吸道传染病，患者病情凶险，病死率超过 30%。郑树森作为附属第一医院院长，调度全院医疗力量团队作战，每天组织疑难危重患者病例讨论，亲自坐镇指挥，夜以继日地奋斗在抗击疫情一线。在 H7N9 禽流感防御治疗方面取得的系列重大创新和技术突破得到了国际社会的高度评价。"以防控人感染 H7N9 禽流感为代表的新发传染病防治体系重大创新和技术突破"项目获得国家科技进步奖特等奖。这是该奖项自设立以来，我国医药卫生行业、教育行业"零的突破"。

在郑树森的强力推动下，附属第一医院深化卫生改革、创新管理模式，推进信息化建设方面的积极探索，成效显著。2010 年，郑树森在国务院医改工作专家座谈会上就"推进医院信息化建设、构建省市县乡医疗服务网络、深化公立医院改革"等方面工作，进行了深入系统的阐述，建言献策，引起与会领导和专家的高度重视。附属第一医院成为我国最早开展信息化建设的单位，在卫生部组织的医院数字化建设综合评分名列第一，被授予"卫生部数字化试点示范医院"的称号。与省内外 70 余家医院建立多种形式的医疗协作关系，在全国乃至全球推广以远程会诊、双向转诊为特色的新型服务模式，实现资源共享。在援藏援疆、抗震救灾、抗击"非典"、甲流防控等事件中发挥了积极的作用，彰显了医院的担当。

郑树森既是一位学术精湛、医德高尚的医学家，又是一位高瞻远瞩、果断实干的管理者。纵观附属第一医院发展史，自郑树森担任院长始，医院迈入了高质量发展的快车道。他担任院长 18 年，运筹帷幄，不断改革创新，将附属第一医院从"弄堂医院"一步步建设成为一院六区的现代化医疗集团，超越了当年的梦想，出色完成了自己的使命和责任。

路漫漫其修远兮，郑树森勇往直前地探索在医学之路上。

整理：附属第一医院党政综合办公室

审校：郑树森

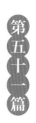

第五十一篇

赵金秀 │ 四校合并魂不变，时代更迭志仍传

赵金秀，1951年3月16日生，浙江宁波人，毕业于浙江医科大学。1998年9月—2001年6月任浙江大学医学院党委副书记、第一届教育委员会副主任、学生事务管理工作委员会主任。秉承浙医办学宗旨"仁心仁术，求是求新"，真诚地爱护学生，培养帮助了无数医科学子。在将浙医人精神财富继承发扬、代代相传的同时，把自己的青春奉献给了祖国医学事业的发展进步。

恩师仁心照亮学医路

泛黄的相片上，1974年刚进入浙江医科大学学习的赵金秀老师眼中饱含着对未来的向往与期许。她回忆道："这就是在浙江医科大学门口拍的照片，朝着延安路，门前就是车水马龙，非常热闹，但是同学们当时是很少出去玩的，都很珍惜学习的机会。"

回忆起20世纪70年代在浙江医科大学学习的日子，赵金秀老师感怀至深的就是恩师们的谆谆教诲。他们言传身教，启蒙何为"仁心仁术，求是求新"。赵金秀老师1974年入学浙江医科大学，回首往事，她仍很激动难忘。简陋的办学条件，学识广博的老师，刻苦勤勉的同窗……在浙江医科大学的学习就这样开始了。她曾拐进附属第二医院一栋小木楼，踩着一人宽、走起路来"咯吱咯吱"响的楼梯，去听郑树老师讲乳腺外科。一块黑板、一支粉笔和几张挂图，乳腺外科相关疾病的病因、诊断及治疗等知识在老师深入浅

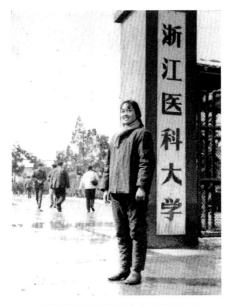

赵金秀在浙江医科大学门口留影

出的讲解中被同学们领悟了。下了课，同学们还时常围在老师身边提问题，老师不厌其烦地讲解，大大增加了同学们学习的兴趣。

70年代开门办学，师生们一起下乡送医送药。在教学医院，老师们上午带同学们查房、看门诊，下午给同学们讲课，晚上仍能看到他们房间的点点灯光。忙起来的时候，顾不上吃饭是常态，但不论患者何时来看病，老师们对患者始终如亲人般耐心细致，一心为患者服务，为患者着想。在这样的耳濡目染下，赵金秀老师从他们身上第一次领悟到"大医精诚"的含义。在偏僻的小乡村，受限于医疗条件，老师们带着几个同学搭起简易的手术室，凭借高超的技术和救死扶伤的赤忱，为患者解除病痛，也收获了村民们真心的欢迎。这段经历使赵金秀老师体会到当一个医德高尚、医术高明的医生是多么的重要和伟大。

爱生热忱化为点金术

毕业后，赵金秀老师曾在公共卫生系工作，带着从公共卫生系老教授们身上学习到的严谨与刻苦，被选派到年级办公室工作，成为了一名年级办公室老师。医学系每年招收300余名学生，成立一个年级办公室，简称年办。年办设在学生宿舍楼里，每个年办配备2～3名专职老师，大家称之为年办老师。每个班还会配备一名班主任。年办老师和班主任们往往从优秀的党政干部、优秀毕业生和骨干业务教师中选拔。除年办老师和班主任必须是党员的要求外，在人员配备上也尽力做到了新老结合、优势互补。班有党小组，年级有党支部，系有学生党总支。年办老师就是党支部书记，他们是最基层、最日常的行政管理工作、思想政治工作和党建工作的第一责任人，也最了解学生。党课、形势政策课、就业指导课，凡是学生需要的课，年办老师们就努力学习、武装自己，再传授给同学们。即使学生进入教学医院毕业实习期间，年办老师也是深入医院，及时了解、沟通和帮助同学们解决学习生活中遇见的问题。在这样的情况下，学生有困难时，往往最先想到的就是年办老师。他们生病住院时，第一个在他们床边安抚照料的常常不是家人，而是年办老师和班主任。赵金秀老师记得，有一次薛金增老师所在年级的一个学生深夜发病需要急诊手术，薛老师骑着自行车，从湖滨一直到城站邮局给家长发电报，又折返到医院给学生签手术同意书，还拿出积蓄给学生买鸡蛋和保健品补充营养。融洽的师生氛围也让年办老师与同学们打成一片，他们常常参加学生们的文艺、体育、公益活动和社会实践活动。赵金秀老师回忆起为学生社会实践授旗，带领医学生入学后宣誓的经历，颇为怀念和骄傲。

浙江医科大学的教室晚上总是灯火通明，常常座无虚席。77—79届的同学们在全国统考中取得了数一数二的成绩。作为省属高校，在教学力量悬殊的劣势下，浙江医科大学交上了一份不输部属高校的答卷。这是同学们和任课教师、年办老师一起，不怕困难、敢于挑战取得的成就。年办老师从学生进校那一刻起直到毕业离校，始终和学生在一起，关心、爱护、帮助学生健康成长。年办老师们的辛勤劳动和无私付出，使他们得到了广大学生的尊敬和爱戴，有些甚至成为学生终生难忘的良师益友。年办老师和班主任们也在自己勤勤恳恳的工作中，不断锻炼和提高自己，日后大多成为自己所在部门的领导或是所在科室、学科的带头人和领军人物，成绩斐然。

为了不断适应办学需要，虽然院（系）几经调整，但年级办公室一直存在，直到四校合并。

师生齐心共建一流医学院校

四校合并后，医学院通过学科的交叉、渗透、融合，实力大大增强，学科综合实力也不断得到提升。办学层次从三年、五年、七年一直到本博连读不断提高，培育了一代又一代"仁心仁术，求是求新"的浙医人。

陈宜张院士是四校合并后浙江大学医学院第一任院长，给赵金秀老师留下了和蔼可亲的深刻印象。他曾多次捐款捐资助学，并以夫人和自己的名字设立了奖学金，资助那些家境贫寒、品学兼优的学生。受到他帮助的学生终生难忘老师的一片爱心，也一定不会忘记老师们的期望。对学生的爱护，是师生间的纽带，将医学院各级领导干部、老师和同学们的心牢牢系在了一起。

令赵金秀老师感到非常欣慰的是：近年来医学院发展飞速，取得了瞩目的成绩，创办有中国特色世界一流大学医学院，这个目标和愿景非常清晰，既需要调动各个方面的积极性来取得更大的成绩，也需要一代代浙医大人前赴后继的努力。她指出："恰逢历史新机遇，学子们更应奋力读书，而辅导员们应接棒年办老师，和班主任们一起努力，深入到学生中去，及时地了解学生的思想情况，帮助和引导他们在正确的道路上健康成长。"

赵金秀老师认为，这几十年间，学子们的精神面貌发生了翻天覆地的变化。恢复高考那几年入学的同学们刚从工厂、农村锻炼中走入大学，非常朴实，很少游西湖、逛商场，而是抓住一切机会学习。时移世易，随着社会环境的改变，浮躁的社会风气给同学们静心学习带来了极大影响。如果同学们能多了解浙医的历史，了解现今辉煌成就和杰出成绩的取得是一代代浙医人怎样拼搏与奋斗而得，相信同学们会收获一笔宝贵的精神财富。赵金秀老师提出："同学们戒骄戒躁才能静下心学习，禁得住诱惑才能辨别纷繁信息。做

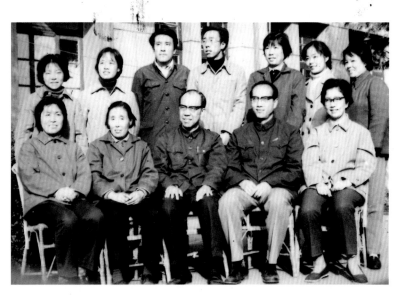

公共卫生系营养与毒理学教研室老师们的合影（前排中间为教研室主任黄幸纾教授，后排左二为赵金秀）

科研、搞学问都要沉下心，不要为名利而做。少一些功利，多一点胸怀。"她还提醒道："我们的辅导员在加强自身修养的同时，也应首先做好立人先立德的工作，着重增强思想政治方面的素养，要为同学们今后发展打下坚实基础。"

整理：张依琳　祝姚玲
审校：赵金秀

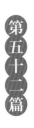

高法根 ｜ 忆峥嵘岁月，迎医路风华

高法根，1951 年 9 月 16 日生，教授、研究生导师。1975 年 10 月，入读浙江医科大学。1978 年 8 月，毕业留校任教。曾任浙江医科大学副校长、中国美术学院副院长。

雨露滋润，终身感怀

说起大学生活，高法根情深意长。1975 年 9 月，他怀着憧憬和理想跨进了浙江医科大学的大门。那时的学校规模不大，办学条件不比现在，但当时的浙江医科大学在高法根心目中却是那么神圣，那么令他神往。

20 世纪 70 年代，浙江医科大学设立的系科很少，只有医学、药学两个系和一些研究机构，高法根就读的是医学系。即使 47 年过去了，学校里的许多事仍然深深地烙印在他的脑海中。高院长回忆道："从参加医务劳动（去医院在老师带领下护理患者，做棉签、棉球，剪纱布，卷胶布，学换药，学注射，倒痰盂，打扫卫生等）到教授每一门医学基础课和临床课，老师们学识广博、为人亲切、处事平和、教学精勤、诲人不倦。他们的神韵和风采，我永远也忘不了。"

高法根感慨，在成长的道路上遇到好老师是人生中最幸运的事。一提起他大学时代的老师，他不假思索就报出不同专业的几十位基础课、临床课及体育课、政治课、英语课老师的姓名。正是这些老师的辛勤培育，让他比较扎实地掌握了医学基础、临床知识及基本技能；正是这些老师的人品、志向、

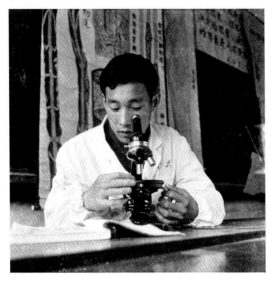

在浙江医科大学就读时的高法根

才情、学养影响了他，熏陶了他，让他懂得了如何做学问，如何为人，如何规划自己的人生，如何让自己成为一个对社会有益的人。后来他留校工作，在学校生活了很长一段时间，有很多见到老师们的机会，每每相遇，总是肃然起敬。如今，他们中的大多数都已迈入了高龄，但仍有些老教授还在执教授业，让他敬佩不已。

高法根院长坦言，他向前的每一步，都跟医学院的教育培养紧密相关。在医学院，他受到老师们潜移默化的影响，并因此慢慢地学会如何观察自然、了解社会、对待人生、走进世界；学会了如何思考、如何探索、如何分析和解决问题；学会了如何设计自己的人生构架。他特别提到了顾文祥老师，其待人处事中表现出令人敬佩的高深修养，是他一辈子的偶像。对高法根来说，政治课也是他成长的甘霖之地，不仅让他对哲学有更加深刻的理解，也让他学会正确对待他人、对待人生。学校的求学、工作之路，也是他的成长历练之路。

母校为舟　海阔天空

高法根 1982 年前往北京读书，回校后在医疗系工作，后来也到过基础部，之后又回到医疗系。1988 年他担任校长助理，1991 年开始担任浙江医科大学的副校长，1996年4月接到文化部任命，调往中国美术学院担任副院长。无论身在何方，他对母校的惦念一直萦绕心间，时常会参加母校的一些交流活动。

在高法根的记忆中，留校工作的那段日子，生活简朴而拮据。当时正处在改革开放初期，人们对生活的物质要求还不是很高，高法根也是如此。既没有正式的住房，也没有可以单独生活的条件，他先后辗转居住在集体宿舍、仓库或其他的废弃空间。对于那样的生活，他从无怨言。他还写过一副对联——"茅屋固陋有天地，笔墨虽拙尚文章"挂在自己的床头，以此励己。他说："我给自己的生活定位一直是简约、简朴。在学校里只要有个地方可以停留，可以生活、学习、工作就很满足了。那时我吃在学校，住在学校，活动也在学校，完成手上的工作后，便会跟学生们在一起学习，一起参加各种活动。我很喜欢像学生那样学习、生活。曾有差不多一年的时间，我与医学系78级8班和9班的6位同学同住一间寝室。我与他们年龄相差不大，沟通方便。大家经常会一起讨论将来想做什么、怎么做等年轻人必须面对的问题。谈着谈着便忘了他们是学生，我是老师。当时的室友后来有很多都成了

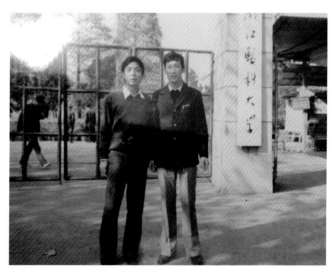

高法根（右）在校担任医学系副书记、副主任时，与学生孙宇政（知名校友，现为美国威斯康星大学校董，神经内科学著名教授、神经科医生）去美国留学前夕在浙江医科大学正大门的合照

大医生、大教授！他们中有从事医学伦理学研究与教学的施卫星教授，有附属第二医院骨科主任、著名骨科专家严世贵教授，有上海东方医院著名胆石症专家胡海教授，还有著名的心理学家徐云博士等。"高法根言辞之间对学生们的成就感到颇为骄傲。

作为浙江医科大学医学系 77、78 级年办老师，高法根对学生工作无比热忱，全身心投入。他和学生们一起学习，一起生活，一起成长，亦师亦友，彼此陪伴。这样的情形一直持续了许多年，直到他 1996 年的春天离开母校——浙江医科大学。

回顾过往，他深情感叹："我到哪里都忘不了母校，因为是它在我青春的年岁里给予我知识，教会我做人做事，陪伴我成长。中国美术学院和浙江医科大学相距很近。我到中国美术学院工作后，似乎感觉到离母校非常遥远，就像孩子离开了母亲。但我仍是信心满怀地工作、学习，因为我能感觉到身后有母校在关心我，也是母校的教育和滋养，让我的才学、能力能适应新岗位的工作，能做好新岗位的每一项工作。我在浙江医科大学学习、工作时的那些老师、那些同学、那些学生，他们的每一张脸孔常在我脑子里闪放、浮现，我也因此而满怀信心，高情若云！"

"那些一起奋斗、一起克服困难的日子真是太让人难忘了。"高法根深情地回忆着。浙江医科大学位于美丽的西子湖畔，因地理位置的特殊性，学校无法在离校园不远的地方征得土地建房以为教职员工解决住房问题，那时离学校稍远一点的地方交通不便，老师们也不太愿意去离学校远一点的地方居住。如何解决或改善教职员工的住房条件是当时最为棘手的一个问题。但面对困难阻挠时，高法根毫不退却，而是愈挫愈勇。他日夜周旋，经过多方协商、努力，最终与当时的余杭市政府和浙江省财政厅下属的房屋开发公司谈成合作，成功地建成了近 200 套教职员工住宅，大大缓解了教职工住房困难问题。在任职期间，他还争取到了不少经费，建造并修整了校舍，改善了学校的环境，让土地面积不大的校园逐渐变得整洁美丽，在一定程度上改善了学校教学、科研和学生生活、活动的条件。

殷殷期盼　寄语后生

2022 年正值医学院 110 周年诞辰，高法根无限感慨，说起来有些激动：

"这个医学院是我们中国人自己创办的最早的医学院之一，有着悠久的历史和深远的文脉，办学底蕴深厚。浙江医科大学的老校长们及其他的老同志对学院的发展都十分关心，每次听到学院的好消息都备受鼓舞。我们医学院在浙江大学里是一个受人称赞、让人羡慕的学院，无论是教学、科研还是学生的全面成长都取得了前所未有的成绩，这是非常不容易的。尽管经历了合并、搬迁种种曲折，也没有影响到学院前进的步伐，反而加速了学科的建设和发展。"

高法根强调，医学生的考分高、生源好，学生都十分优秀，将来都是中国医药事业发展的重要力量。他希望同学们能珍惜学习岁月，珍惜青春年华，在教育资源如此丰厚优质的学校里，要努力刻苦且严格要求自己，要做到全面发展，在打好专业基础、掌握医学技能的同时，尽量多接触一些人文社会科学，接受人文精神的熏陶。要想成为一名博学多才、受人尊重的医生，除了有深厚的医学专业知识和技能外，还应该是一名修养较全面的学者。

他补充道，"环境的熏陶对于学生来说尤其重要。'蓬生麻中，不扶而直；白沙在涅，与之黑'，寻学路上的锤炼、校园氛围的熏陶、良师益友的影响，对青年学生都至关重要。这种影响是潜移默化的，并不是简单地靠增加课时或考试来实现的"。

"苟日新，日日新，又日新。"对于未来，高法根充满希望。现在的医学院硬件设施完备，教学课程完善，师资队伍强大，科研实力日增，发展势头喜人，未来必然会更加桃李花开香满园。

整理：丁建蓝　祝姚玲
审校：高法根

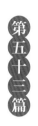

第五十三篇

赵士芳｜40载医者情怀，诠释"工匠精神"

赵士芳，1952年9月9日生，浙江大学医学院医学博士、教授、主任医师、博士生导师。1977年毕业于浙江医科大学。1983年，赴德国慕尼黑大学深造，获医学博士学位。1999—2009年曾任浙江大学口腔医学院院长、附属口腔医院院长。作为一名教师，他专注于口腔医学高等教育，充分诠释引路人的使命与情怀。作为一名医者，他临床业务精湛，多年来致力于口腔颌面外科的医疗、教学和科研工作，擅长口腔种植及口腔颌面部肿瘤、损伤及畸形治疗，推动口腔颌面医学不断发展，曾获国家教委科技进步奖一等奖、二等奖，浙江省科技进步奖二等奖、优秀奖。作为一名管理者，他带领浙大口腔蓬勃发展，成长为在医疗技术、学科建设、人才培养、社会服务等方面日趋成熟完善的省级口腔公立医院。

1977—1997年：路漫漫其修远兮，吾将上下而求索

20世纪60年代，国内口腔医生奇缺，备受口腔问题困扰的人们很难得到良好的诊治，此时，浙江医科大学建立口腔系的想法已悄悄萌芽。由于受到历史原因和三年严重困难的影响，全国经济严重倒退，筹办中的浙江医科大学口腔学科被迫下马。70年代中期，随着社会秩序拨乱反正，全国各医学院校创办口腔学科的声浪重新掀起，浙江医科大学于1976年开始招收口腔专业新生，开启了浙医口腔学科从无到有、从小到大、由弱到强的发展历程。

1977 年，青年赵士芳从浙江医科大学临床专业毕业，分配到当时唯一设有口腔科的附属第二医院工作。"当时新建的口腔科有 9 张牙椅、10 张住院床位，工作环境虽精简，却留下许多闪光的回忆。医院百年历史底蕴，让每位青年学子能够吸收营养茁壮成长。"回望过往，赵士芳如此感慨说。

为了精进学识，每天早上 6 点，赵士芳从浙江医科大学集体宿舍出发，白天工作，晚上学外语，深夜 10 点后回校，52 路电车上总能看到他的身影。1977 年公派留学推广，在全国掀起了全民学英语的热潮。赵士芳也积极学习，看外文杂志，参加浙江医科大学第一期全脱产英语师资培训班和省教育厅的出国师资英语培训，并参加了全国首次英语水平考试。

年轻的赵士芳就像一块海绵，不断汲取知识，增强才干，随同浙大口腔的成长之路，开始书写自己的人生故事。

机会总是留给有准备的人，1983—1987 年，国家公派赵士芳前往德国慕尼黑大学深造学习，这一学就是近 5 年。

80 年代，中国改革开放如火如荼，社会变化日新月异，但德国人仍然指着赵士芳的脑袋问："你是中国人，怎么没有辫子？"没有辫子，没有实力，德国人对中国人的刻板印象，像鞭子一样打在赵士芳身上。没有德国政府的行医许可，他根本无法接触患者，也无法跟随教授上手术台。

一次查房中，赵士芳得知思莱格教授在腭裂手术中遇到了问题，完成得不顺利。了解了手术方法和患者情况后，他与教授就后续手术方案积极沟通。碍于德语专业名词晦涩难懂，为了流利地表达自己的想法，赵士芳在图书馆详细查阅资料，熟悉疾病专业名词。

由于在国内积累大量腭裂手术经验，赵士芳的手术方案得到思莱格教授肯定，破天荒地让他主刀，并获得成功。这位中国的年轻口腔医生，用他的手术技巧打破德国人的偏见，为中国医生赢得了荣誉和尊重，并获得巴伐利亚州政府的行医许可。

1987 年，赵士芳获得医学博士后归国，成为国内口腔医学界第一位"洋"博士。学校对赵士芳给予充分认可与肯定，他于 1988 年破格晋升副教授，1992 年破格晋升教授，1990 年担任口腔系副主任，1995 年担任附属第二医院口腔科主任，1997 年担任口腔系主任兼口腔门诊部主任。

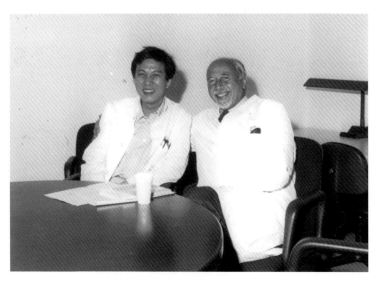

赵士芳与导师思莱格教授合影

1977—1997年的20年里，赵士芳从默默无闻的年轻医生成长为学科带头人，在人生之路上写下浓墨重彩的一笔。

1997—2017年：星空不问赶路人，时光不负有心人

1998年，浙江大学完成四校合并，集聚原先医疗资源，成立了浙江大学医学院。以此为契机，口腔医学专业拥有了一个全新起点。

伴随改革开放的步伐和人们对口腔健康的殷切期盼，经过学校和政府部门多方努力，1999年，浙江大学医学院附属口腔医院在热闹的延安路上落成并投入使用。

作为首任院长，在赵士芳眼中，口腔医院不仅是省级公立医院，更是大学附属医院，它的功能主要有三：一是培养口腔专业人才，二是做好科研工作，三是解决疑难病症。只有将这三点做好，浙大口腔这块牌子才能名副其实。

口腔医学系建设初期，临床教学基地匮乏，导致口腔学子无法很好地完成实操。附属口腔医院建成后，医院领导班子提出"借船出海，学科交叉，医工合作"12字科研发展思路。口腔医学积极同材料与化工学院开展学科交

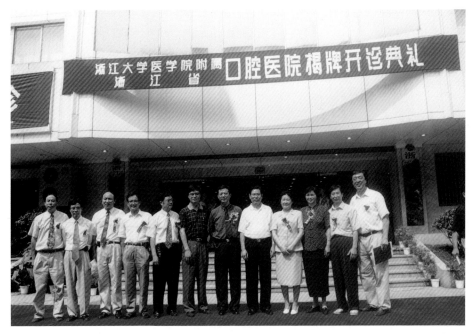

赵士芳（左七）参加附属口腔医院揭牌开诊典礼

叉，组织不同专业硕博研究生对感兴趣的领域进行联合研究，跨学科招揽和培养人才，人才队伍得到提升。学科交叉也提高了口腔医学的科研水平，为口腔学科评估两次冲进全国前五奠定了良好基础。

2001年，浙江大学口腔医学院获批一级学科硕士点和博士点、博士后流动站，搭建从本科、硕士、博士到博士后全系列人才培养链，为口腔学科在教学、医疗、科研方面的发展创造了条件。

1999年12月，浙江省口腔医学会成立。2006年，浙江省口腔质控中心、浙江省口腔正畸中心、国家生物材料工程中心浙江省口腔种植中心相继挂牌成立。2009年，已成立20年的浙江省牙防组更名为浙江省口腔卫生指导中心，挂靠在附属口腔医院，口腔医学进入蓬勃大发展时期。

赵士芳回忆道，在20世纪70年代末的一次口腔学科聚会上，在场医生只有寥寥40余人，放眼整个浙江也不足百人；而到了2006年，口腔系成立30周年之际，全省注册在案的口腔科医生已有9568名；目前，这个数字已远超2万。浙江大学口腔医学的发展推动了全省口腔医疗水平的提高。

与青年学子交流时，赵士芳多次提及：想做一名好医生，要学会先做好人。堂堂正正做人，兢兢业业做事，有感情，会共情，精益求精，只有如此，才是真正的好医生。

"让每一位老百姓都种得起牙齿"是他归国以来的心愿。为此，他积极开展国产种植体研发与推广，与四川大学张兴栋教授、浙江大学曹征旺教授合作研发 HA-牙种植体和氧化钛牙种植体。2003 年，与宁波广慈医疗器械合作，开展 ZDI 种植体的研发与生产，2014 年获得国家三类产品生产销售许可，并获科技部国家火炬计划产业化示范项目证书，为口腔种植体提供更多选择。

龋齿被世界卫生组织认为是重点防治的慢性非传染性疾病。作为浙江省民盟副主委，1993—2012 年的省政协委员，1998—2012 年的政协常委、文卫体委员会副主任，赵士芳一直关注浙江省口腔预防工作，推动了全省适龄儿童免费窝沟封闭项目的推广。2013 年，此项目被列为浙江省十大民生工程和浙江省重大公共卫生服务项目。这也是国内首个在省级层面实施的政府为民办实事的举措。如今，该项目每年检查 40 多万名学生，窝沟封闭 100 多万颗牙齿，极大提高了浙大口腔的社会声誉。

赵士芳坦言，自担任院长那一刻起，他就把口腔医院当作他的第二个孩子。春去秋来，从诞生到蹒跚学步，从走路到奔跑，在一代代口腔人的接续努力下，浙大口腔与国家发展同频共振，医疗技术不断突破，学科生态不断优化，人才队伍不断壮大，平台建设更加完善，国际合作交流日益增强，为提高人民口腔健康水平贡献了应有的力量。

一生只做一件事，专心致志、全身心建设浙大口腔是赵士芳这辈子最重要的一件事。所谓工匠精神，是对事业的执着乃至精益求精，就如同赵士芳对口腔医学事业的态度。老骥伏枥，志在千里。如今赵士芳作为附属口腔医院顾问、浙江省口腔医学会名誉会长，用他那执着坚毅和永不放弃的榜样力量，感染着一批批青年才俊，踏踏实实修好品德，心无旁骛求真学问，仁心仁术服务患者。

整理：赵　倩　毛林萍

审校：赵士芳

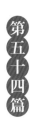

第五十四篇

赵正言｜厚德载物，惠润未来

赵正言，1953 年 1 月 7 日生，教授、主任医师、博士生导师，浙江大学"求是学者"特聘教授。现任国际新生儿筛查协会顾问、中华儿科学会前任主任委员、中华儿童保健学会终身顾问、中国妇幼保健协会儿科疾病与保健分会主任委员、卫生部生殖健康专家委员会委员、卫生部新生儿疾病筛查专家委员会委员、国家卫生健康委新生儿疾病筛查专家组组长、中华儿童保健分会新生儿筛查学组组长、*World Journal of Pediatrics*（《世界儿科杂志》）总编、浙江省医学会监事会监事长。1991—1997 年任附属儿童医院党委书记，1997—2001 年任医院党委书记兼院长，2001—2009 年任医院院长，2009—2013 年任医院党委书记。

果敢担当，赋能创新开拓浙江特色

20 世纪 50 年代初出生的赵正言教授，一身白大褂，精神抖擞，思维敏捷。1977 年进入浙江医科大学临床医学系学习，毕业后被分配到了当时的浙江省儿童保健院（现浙江大学医学院附属儿童医院），秉承母校"求是创新"的精神，进入附属儿童医院 40 多年来，不论是从事医生的天职，还是从事医院管理工作，他心中一直秉持着 16 个字的"为医之道"："患者至上，质量为本，科教兴院，服务第一"。

作为我国著名的儿童保健专家，从事儿科与儿童保健临床、教学、科学研究工作近 40 年，专注于儿童保健、儿童营养与新生儿疾病筛查的基础与

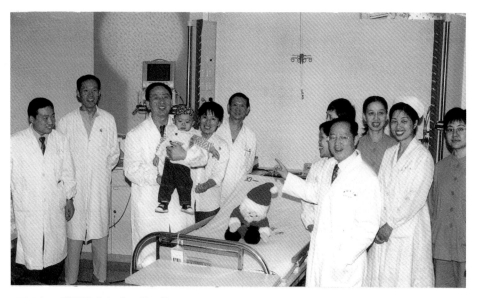

2001 年，附属儿童医院和附属第一医院合作，成功完成国内年龄最小亲体肝移植（左三为赵正言）

临床研究。在儿童营养、儿童铅中毒等领域，以临床问题为导向，开展了多项流行病学调查与基础及临床研究，研究成果获得了浙江省科技进步奖二等奖 2 项、三等奖 1 项。从医 40 载，他时常挂在嘴边的话是"一个孩子牵动一个家庭"，也一直恪守着"预防比治疗更重要"的信条。

　　浙江是国内出生缺陷发生率较高的省份，赵正言在温岭的特殊学校见到了许多因为先天疾病导致身体缺陷的孩子，20 世纪 90 年代的医疗技术还远没有现在发达，对于先天残障孩子的致病病因无法明确查出，他作为医生也感到一筹莫展，但是他没有忘记这些孩子，于是，通过新生儿早期筛查，干预治疗遗传代谢疾病的想法油然而生。经过 20 余年的不懈努力，他牵头在国内创建了国际上最大的新生儿疾病早期筛查与干预技术体系，累计筛查新生儿 1700 多万例（包括串联质谱 450 多万例）。首次掌握了中国儿童 50 余种遗传代谢病的发病率和发病规律，救治了近万例患病儿童，使他们免除严重智障的发生，大大促进了中国出生缺陷率的下降。担任卫生部新生儿疾病筛查专家组组长 15 年和全国新生儿疾病筛查学组组长 18 年，组织、参与见证了中国新生儿筛查取得的伟大成就。近 8 年来专注于新生儿基因筛查的研究，作为大会主席主办了第十届国际新生儿筛查学术大会、第一及第二届全国新生儿基因筛查学术大会，组织开展由全国13家儿童医院和妇幼保健院参加的新生儿基因筛查多中心研究。

曾先后获得美国国立卫生研究院（NIH）项目，973项目，国家"十一五"重大支撑项目，国家"十二五"重大支撑项目，国家自然科学基金，教育部、卫生部、浙江省科技重大专项，浙江省自然科学基金等40项，获得浙江省科技进步奖一等奖2项、二等奖4项、三等奖2项，宋庆龄儿科医学奖1项。在国内外杂志发表论文300余篇，其中SCI收录100余篇，主编、副主编著作15部，获专利与著作权证书16项。

多年的付出终有收获，赵正言教授曾先后被评为首届"感动浙江卫生"十大人物、中华预防医学会全国公共卫生与预防医学发展贡献奖、中国出生缺陷干预救助基金会出生缺陷预防与控制突出贡献奖、中国医学基金会杨崇瑞妇幼卫生优秀工作者、卫生部全国妇幼卫生先进工作者、全国卫生应急先进个人、全国卫生先进工作者、全国医药卫生先进工作者、卫生部有突出贡献中青年专家、中国卓越儿科医师奖、国之名医·卓越建树奖、中国医师奖、中华人口奖、亚洲杰出儿科医师奖。

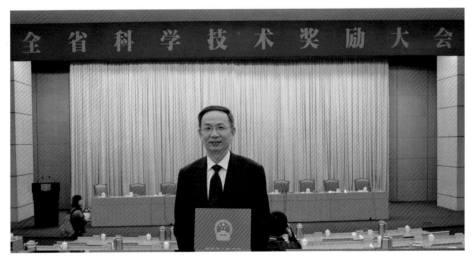

2014年4月，赵正言教授获2013年度浙江省科技进步奖一等奖

承前启后，开创儿科高质量发展新局面

作为教授、主任医师、博士生导师的赵正言，还是一位出色的医院管理者，其中有 14 年担任附属儿童医院党委书记，有 12 年担任医院院长，为附属儿童医院的发展壮大呕心沥血一辈子，回顾在医院几十年里由小变大、由弱而强的亲身经历，感触良多。20 世纪 80 年代初，赵正言入职时，医院只是 1.87 万平方米（28 亩）的弹丸之地，到了 20 世纪 90 年代中后期，赵正言刚做院长时，随着患者的集聚，医院真是"螺蛳壳里做道场"，每天人满为患，很多小朋友只能挤在过道上挂盐水。家长、小病号苦不堪言。医院扩容刻不容缓。

赵院长为了医院的扩容四处奔走求助，给时任浙江省委书记张德江写信，反映儿童医院发展地域之限的困境。在中共浙江省委、省政府的支持下，医院扩大了 1.3 万平方米（20 多亩）的面积。到了 21 世纪初，由于周边环境所限，医院每天还是被看病的车辆团团围困。

他再次向省政府申请用地。2007 年，时任省长吕祖善批准使用省里在滨江的储备用地的一部分。开始只有 2 万多平方米（30 多亩），经赵正言等院领导多次争取，在中共浙江省委、省政府的关心下，新儿童医院的用地终于从短短一"横"变成了粗粗的"L"，这就是今天附属儿童医院的滨江新院区，占地约 6.5 万平方米（97 亩），一举解决了医院发展空间局限之困境，赵正言为之感到颇为欣慰。2006 年，医院首次通过三级甲等医院评审。2007 年，医院儿科学被评为国家重点学科，充分显示了医院在儿科学的高层次创造性人才培养、高水平科学研究、高质量医疗技术等综合实力迈上了更高的台阶。

心向未来，内涵发展打造浙大儿科品牌

赵正言教授紧跟国际儿科学的发展，为了促进儿科各专科的发展，在国内最早提出要加强儿科亚专科学科建设，一改 20 世纪末附属儿童医院大内科、大外科式的大一统医疗模式，将儿内科分设成为呼吸内科、心血管内科、消化内科等 7 个亚专科；大儿外科下设立了胸心外科、泌尿外科、骨科等 6 个亚专科；儿保部下设立了儿童保健科、心理科、发育行为科等 6 个亚专科。为加强重症医学建设，提高危重症患者救治能力，建立了急诊科、

NICU、PICU、SICU，并提拔了一批 30 岁左右的青年骨干担任专科主任，很多主任现在已成为国家重点专科的学科带头人。

为了更好地向世界传播中国儿科的临床和科研成果，并搭建儿科学术交流平台，他在 2005 年创办了国内第一本全英文儿科学期刊 *World Journal of Pediatrics*（《世界儿科杂志》），任期刊总编 17 年来，坚持论文质量第一的办刊原则，该期刊已入选中国科技期刊国际影响力提升计划中的 8 本期刊之一，影响力居亚洲同类期刊第一，成功入选"中国科技期刊卓越行动计划"，目前影响因子 2.375。

与此同时，医院不断加强科学研究工作，提升科技创新竞争力，来自科技部中国科技信息研究所的信息显示，2003—2010 年，附属儿童医院被 SCI 收录的论文数在全国儿童医院中连续 7 年排名第一，医院信誉度进一步得到提升。

赵正言教授始终践行浙大人的初心，勇担儿院人的使命，以守正创新的精神、铿锵有力的步伐积极推动儿童卫生健康事业的发展，深信"儿科强、儿童强、中国强"，深刻践行"求是创新"的校训，以"更高质量、更加卓越、更受尊敬、更有梦想"的要求把握新发展阶段、贯彻新发展理念、把握新发展格局，在新时代以更加优异的成绩向建院 110 周年献礼。

整理：谢冰玉　蒋烨琛

审校：赵正言

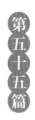

第五十五篇

张苏展 | 我的思考与追求

张苏展，1954 年 5 月 17 日生，博士、教授、博士生导师，毕业于浙江医科大学，分别于 1982 年、1991 年获硕士、博士学位。长期从事肿瘤防治工作，曾先后任附属第二医院院长、党委书记，浙江大学肿瘤研究所所长，兼任中国抗癌协会常务理事、全国大肠癌专业委员会前任主任委员、《实用肿瘤》杂志主编、《中华实验外科》《中国医学高等教育》《实用癌症》等杂志编委。曾赴德国基尔大学做博士后交流学者；赴美国宾夕法尼亚医学院做高级访问学者，从事局部化疗药代动力学研究；先后在美国麻省医学中心、东弗吉尼亚医学院和宾夕法尼亚医学院（现德雷克塞大学医学院）参加中美临床技能项目 5 年；前往美国休斯敦 M.D. 安德森肿瘤中心进修肿瘤化疗导师研讨班。由于对我国肿瘤防治事业所做的出色工作，曾获 "1993 年度赛克勒中国医师年度奖"，是获该项殊荣的第一位中青年肿瘤医生。荣获 "2005—2006 年度卫生部有突出贡献中青年专家" 称号。

1973 年，张苏展服从组织选派，经过考试进入当时的浙江医科大学学习。40 多年的医生生涯，让他深刻体会到：医生真是一个非常崇高的职业，可以做一辈子，值得做一辈子。他大学毕业工作三年后，又考上了郑树教授的硕士研究生，又读了博士研究生。他在附属第二医院学习、工作，一直到退休，他很自豪自己算得上是一个真正的浙二人！

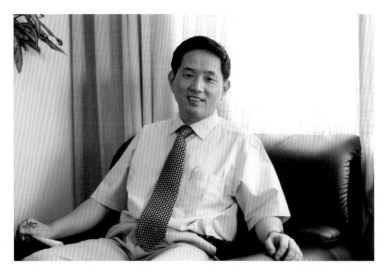

张苏展教授

医生是一个崇高的职业

"做医生,应该淡泊名利,而不是在救治过程中,想着怎样为自己获得什么利益。"他开门见山、坦率说这个话题,是因为现在的许多现象令他担忧。当然,这也不完全是医生个人的原因。因为现在的社会环境,比他们那个年代复杂多了:有生活、晋升的压力,有将医疗推向市场的压力,有怎样网上开拓道路的压力,有如何争取发表更多文章的压力……还有许许多多各种各样的诱惑!

但无论怎样,他认为既然为医,最重要还是医者仁心、治病救人。医生在救治患者的过程当中,当然可以总结经验,可以去做一些临床的研究,也可以把这些研究和体会教给学生或者发表论文,传授给别的同道。这些有时候也是必要的。但是,他仍然坚持认为:医生的第一天职还是治病救人,其他都是"副产品"。如果作为医生,丧失了第一天职,那么其他一切就都是零。

蔡元培先生曾给附属第二医院题词"济人寿世":帮助人类活得更健康、活得更长久,让世界更美好。做医生一定要按照这4个字去要求自己。

做医生要有批判性思维

那么，怎么样才算一个好医生？"医者仁心"，毋庸置疑。但再进一步，想要真正"济人寿世"，光有"仁心"还不够，还得要有"仁术"。"仁心"与"仁术"缺一不可。

如何提高"仁术"？张苏展认为当好医生，非常重要的是要有一种批判性的思维。

医学跟其他的科学还是有一些差别的。其他的科学可以把各种可变条件控制得非常严格，然后得出结论。通常只要实验能够重复的话，那么这个结论肯定是比较可靠的。

但是，医学这门学科，面对的是不同的患者，世界上没有两位患者是相同的。所以，在做医生的过程中，在诊断疾病的时候，就必须要习惯问自己：这位患者，到底还有没有一些别的特殊情况？如果拥有了这种批判性的思维方式，常常多问一下自己，那么就会发现，最后的诊断、治疗会有更好的效果。这方面，他体会深刻。

记得曾经有一位一直腹泻的患者，做了消化内科的检查，诊断为肠癌，从消化内科转到他们的科室。手术后第二天，患者腹痛得非常剧烈，还伴有腹泻。上级医生会诊后，认为那么剧烈的腹痛，一定是腹内有一些急腹症的情况，遂做出决定下午再次剖腹手术。

当时作为实习医生的张苏展，始终在床边看着患者。他观察思考着：这位患者虽然腹痛，像是一个急腹症。但是，还有一个特点，就是腹泻次数非常多，一天有40多次，而且每次都是水样。

于是他提出：这位患者除了急腹症之外，还有没有别的可能？如果是急腹症，要再剖腹，想解决什么问题？因为肠梗阻肯定不存在。如果拉肚子，想解决穿孔，那位患者的腹内有没有具体的穿孔征象？

因为这位患者在消化内科已经住院一个多月，一直在用各种各样的抗菌素。他斗胆提出：是不是有伪膜性肠炎的可能？听了他的疑问，钱可大主任跟郑树老师马上就查阅相关的文献，认为这位患者有可能是伪膜性肠炎，后来果然被确诊。最终这位患者避免了一次无谓的手术并得到了正确的治疗。

他认为：根据教科书，面对100位患者，如果是一个合格的医生，诊断准确率应该达到90%，但还是有10%可能是错的。如果能用心地问一下自己，还有没有别的可能性，再多思考一下，很可能就可以从90%提高到百分之98%。那每看100位患者，就可能可以多救治8个。

中国的学生，特别是医学生，考试的内容绝大部分是知识性的内容。而要有批判性、反向性的思维，去抽丝剥茧地寻找一些线索的能力，这一方面的训练、培养相对来说不足。所以，他一直坚持、倡导这种批判性的思维，希望学生们养成批判性的习惯。

四校合并带给我们什么

张苏展任附属第二医院院长期间，正好迎来四校合并。他代表医院参与了医学院的管理，担任了医学院的副院长。所以，他是真正见证了浙江医科大学变成浙江大学医学院的整个历史过程。他感觉这不仅仅是一个名称上的改变。

浙江医科大学，从名字可以看出它就是一所地方的院校。虽然当时在全国统考中、在全国地方院校排名中一直名列前茅，有些医疗技术、有的医生在全国也有一定的知名度，但当时跟上海、北京、广州那些部属的院校相比，还是有不小差距。毕竟是地方院校，服务的对象就在省里。

但是，四校合并后，这个观念改变了。当时，医学院院长是人品、水平、气度、治学俱佳的陈宜张院士。在他的领导下，张苏展觉得浙大医学院从一个地方的院校，逐步地迈向了国家队的方阵。到现在，更是发展完全。浙江大学各附属医院已经不再仅仅着眼于浙江，而是完全着眼于国家的需求，跟国际接轨，甚至在一些方面引领国际。这样的发展在附属第二医院尤其明显，无论是学科建设上，还是在国际医学界的地位上，附属第二医院都有了长足的进步。这是四校合并所带来的巨大变化和成果。

滨江院区来之不易

曾经，附属第二医院只有40多亩地，每年却要收治几万患者。场地太小，压力实在是太大了。当时张苏展作为附属第二医院的领导，主要考虑的就是怎么拓展医院空间，把学科优势扩展开来。后来，他和王建安书记合作，完成了滨江院区的建设。

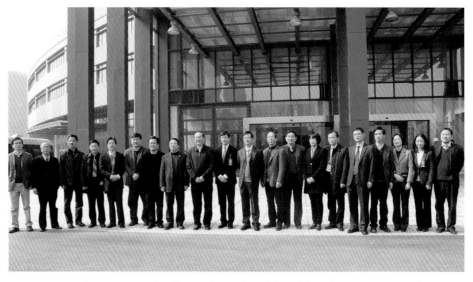

2013年3月5日，附属第二医院滨江院区试营业（右八为党委书记张苏展）

当时，杭州市提出建设休闲城市，但感到与之配套的医疗力量明显不足。怎么办？要么是走老路，仍由市里出钱，再建几个市医院。可这显然与未来把杭州市建设成国际化城市的目标，跟国家、跟国际接轨不匹配，甚至还可能会拉大差距。

郑树校长闻讯，立即带着他们去找到了时任杭州市委书记王国平。在王书记办公室，他们提出：杭州要建设成国际休闲之都，一定要有国际视野。要想有国际视野，就应该建设一些符合国际水平的高层次医院。开始向具有国际视野迈进的浙大医学院，需要配备高水平的附属医院。如建成附属医院，我们高水平的管理一定能够对杭州市的医疗卫生建设产生辐射，做出贡献。

王国平书记非常重视、支持他们的想法。在王书记的推动和他们的配合下，由地方政府出钱，大学医学院校来管理，在国内创新的模式应运而生。

当然，因为所有权跟管理权有着本质上的差别，开始实质运作时，在市里也碰到了一些困难和阻碍。经过几年的不懈努力，滨江院区顺利诞生。

回忆起整个过程，张苏展很感慨。当时他们也有到其他地方办医院，甚至到深圳去办医院的机会。但是，他们很冷静、很科学、很务实。他们坚持认为医疗资源的辐射是有一定限制的。品牌的复制也绝非那么简单。所以，和现在一些走出去的医院相比，他觉得滨江院区的建设应该是一个非常成功的典范。

让他更感到欣慰、有成就感的是，现在的滨江院区，无论是专科特色、业务量，还是为当地百姓的健康提供更好的服务，在全国都有引领作用。

新时代，新追求。张苏展坚信浙江大学医学院、附属第二医院一定能够真正成为在国际上有影响力的医学院和医院。

整理：严红枫　方　序　章轶明

审校：张苏展

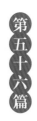
陈智｜与医学院创新发展同行

陈智，1956年9月4日生，浙江大学教授，曾任浙江大学医学院党委书记、常务副院长，附属邵逸夫医院党委书记、副院长，浙江大学传染病研究所所长，中华医学会肝脏病学分会副主任委员等职务，享受国务院政府特殊津贴。现任传染病诊治国家重点实验室管理委员会副主任、浙江大学医学院卫生政策与医院管理研究中心主任、浙江省医师协会人文医学专业委员会主任委员。获得国家科技进步奖一等奖，浙江省科技进步奖一等奖、二等奖，第十届吴阶平医学研究奖—保罗·杨森药学研究奖一等奖，全国优秀科技工作者，教育部骨干教师，浙江省优秀党务工作者等多项荣誉。出版了《人类病毒性疾病》《临床微生物学》等专著。

良师益友　医路同行

陈智是1978年恢复高考后的第二届考生。时隔多年，他依然记得高考时的情景。当年的高考是在7月举行的，天气炎热异常，他所在的考场一共有20多个考生，考场中没有空调，监考老师搬来了许多冰块，缓解考场内的闷热。因为是恢复高考后的第二届，竞争十分激烈，虽然已经认真复习多日，陈智还是怀着紧张的心情踏入考场。凭借着扎实的知识积累，他以优异的成绩考上了大学。陈智的外祖父是医生，他十分敬佩外祖父治病救人的精湛医术和高尚医德，从小目睹医生可以救死扶伤、帮助患者，受到大家的尊敬，所以在填报志愿时他选择了医学，并被浙江医科大学录取。

怀着兴奋的心情，陈智踏入了浙江医科大学的大门。在浓厚的学术氛围中，他认真学习每一门课程。我国传染病学泰斗、时任校长王季午教授等著名医学家给他留下了深刻的印象。老师们治学严谨，除了授予同学们医学知识和技能外，还言传身教，让他明白了"严谨求实"的内涵。在求学过程中，陈智结识了一大批志同道合的同学和朋友，友谊延续至今。"大家一起学习，共同进步，常常也会有争论"，在浓厚的学习氛围中，同学们一起成长，多年后，都成为所在专业的骨干力量。

投身科研　勇攀高峰

临近毕业时，陈智在校园里遇到了王季午校长。王校长以自己的亲身经历向他讲了传染病学的特殊重要性：传染病不仅影响人民群众的身体健康，还会影响社会的发展和国家与民族的安危。陈智听后感触很深，留任王校长亲自创建的浙江医科大学传染病研究所工作，并在浙江医科大学继续攻读了硕士和博士研究生。

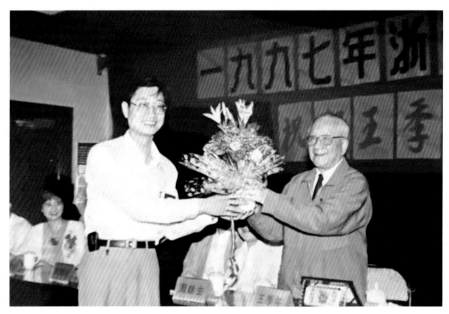

陈智教授（左）与王季午教授（右）

在传染病研究所期间，陈智教授的主要工作是科学研究。当时的研究所所长何南祥教授根据王季午校长"科研不能离开临床"的指示，安排一半时间让他在临床上学习和工作。

陈智教授就这样开始了科研和临床并行的生活。在临床工作中，马亦林教授、干梦九教授、徐丽中教授等一批著名传染病学家的指导让他受益终身。这些教授在查房时认真细致、严谨求实，指导学生时一丝不苟、严格要求。在他们的悉心教导下，陈智教授的临床能力不断提升，临床思维体系逐步形成。同时，这些老师对医学事业的热爱、对患者的人文关怀及他们的高尚品德和献身精神，让陈智教授深受感染，"他们都是我的人生导师"，他将这种对健康事业的使命感带到了自己以后的工作中。

1991年，陈智教授成为传染病研究所副所长。科研之路是漫长而艰辛的，陈智教授担任领导职务之后，一边埋头研究，继续在医学道路上搏击，一边肩负起研究所的管理工作，致力于创造更好的科研环境，提升研究所的整体科研水平。1996年，陈智教授和时任所长刘克洲一起牵头成功申报"卫生部病毒性传染病重点实验室"。1998年，担任研究所所长。2002年，陈智教授带领传染病学科评上了国家重点学科。同年，申报国家"211工程"建设项目并成功获评。

从事医学工作以来，陈智教授一直致力于研究病毒性肝炎的发病机制及诊断治疗，负责了"十一五""十二五""十三五"国家传染病重大专项、"973"课题、国家自然科学基金及浙江省自然科学基金重点项目、浙江省科技厅重大项目等多项课题，在国内外发表研究论文500余篇，获国家科技进步奖一等奖，浙江省科技进步奖一等奖、二等奖等。在这些成就面前，陈智教授依然不忘从医初心："能够为人民的健康事业做一点点贡献，我是非常高兴的。"

致力教育 十载奋斗

1998年8月，经国务院批准，教育部决定将浙江大学、浙江医科大学等四所学校合并组建成新的浙江大学。1999年，浙江大学医学院成立，陈智教授担任医学院科研办公室主任。2001年，陈智教授任医学院副院长，协助负责学科建设、科学研究及科技开发工作。2002年，陈智教授担任浙江大学医学院党委书记。2013年，担任医学院常务副院长，直至2017年卸任。在18

年的学院管理工作中，陈智教授肩负着专业和管理工作双肩挑的重任。虽然科研任务繁重，但他依然兢兢业业，先后配合三位院长和各位医学院领导，与全院师生一起，为医学院的发展付出了巨大努力。

四校合并后的浙江大学医学院首任院长是神经科学家陈宜张院士，党委书记是著名社会医学专家李鲁教授。当时医学院的教学水平在全国名列前茅，但科研水平亟待提高。陈院长找到当时任科研办公室主任的陈智教授，让他每年把当年医学院发表的国家级论文装订成册留存下来，"一开始文章很少，每年只有十几篇能达到要求"。此外，陈院长还召集医学院里的教师及干部，亲自指导他们做科研及发表论文的思路和方法。四校合并后，在医学院最初发展的关键四年时间里，陈智教授充分发挥科研办公室的作用，在陈院长的带领下，在科研工作上采取各项举措，为医学院的科研发展打下坚实的基础。

与陈院长共事期间，陈智教授深深为其优秀品质所感动。陈院长一生节俭，在浙大任职期间，时常在杭州和上海之间奔波，"回上海时要把吃剩的饭菜也要带回上海，一点都不浪费"。他自己这样节俭，却捐出了大半生的积蓄设立"徐仁宝—陈宜张奖学金"，资助家境贫寒的优秀学子。"这种优秀品质是值得我们每个人学习的"，谈及陈老，陈智院长敬佩不已。

2003年，巴德年院士接任院长一职。作为医学院党委书记，陈智教授长期配合巴院长工作。巴院长上任时，教育部已批准了一批学校开设八年制临床医学专业，当时浙江大学医学院尚未列入其中。巴院长认为八年制临床医学的设立对推动我校医学教育事业的发展非常重要，医学院领导班子统一思想，决心一定要努力争取申办。在大家的共同努力下，教育部终于批准了在浙江大学开设八年制临床医学专业。

医学教育离不开临床实践，为了进一步提升医学教育质量，提高高层次医学生的专业水平，巴院长又设计了一种全新的培养模式，让医学教育与临床深度结合，以培养出理论功底扎实、实操能力过硬的人才，即开展临床医学博士后教育。陈智教授与医学院的有关领导和老师一起，积极制定培养方案等各项具体举措，并向国家人力资源部等有关部门汇报。人力资源部组织权威专家充分论证后，批准浙江大学医学院成为我国首家开展临床医学博士后的单位，培养成效十分显著。

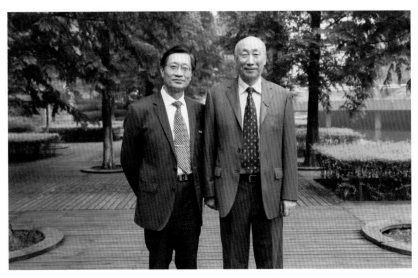

陈智教授（左）与巴德年教授（右）

2009 年，医学院迎来新的掌门人段树民院士，陈智教授作为常务副院长配合段院长的工作。段院长上任时，医学院已经积累了良好的发展基础，为了实现进一步的突破性发展，决定从人才引育破题。时值国家和学校有许多人才计划，在段院长的带领下，医学院领导班子抢抓机遇，加大力度引进了大批优秀人才，并在医学院内部建立优越的人才引育机制和政策，开展了一系列卓有成效的工作，短期内使医学院人才队伍迅速壮大，强有力地推动了医学院的创新发展和整体提升。

时光荏苒，如今浙江大学医学院的各项办学指标均已位列全国医学院校前列，一批又一批有志投身医学事业的人才和学子汇聚在这里工作、学习。作为曾经见证医学院飞速发展的领头人之一，陈智教授希望将自己秉持的信念传递给医学院的同道和同学们——为卫生健康事业的发展、为建设世界一流的医学院贡献自己毕生的力量。

整理：附属第一医院党政综合办公室

审校：陈　智

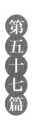

第五十七篇

黄荷凤｜是新生儿的啼哭，成就了我的一辈子

黄荷凤，1957 年 9 月 6 日生，中国科学院院士，英国皇家妇产科学院荣誉院士，发展中国家科学院院士，浙江大学讲席教授、博士生导师，附属妇产科医院妇产科主任医师，澳大利亚阿德莱德大学和香港大学客座教授，浙江大学医学院附属妇产科医院名誉院长。主要研究方向为生殖医学和生殖遗传，研究重点是人类 ART 安全性和 ART 遗传 / 表观遗传学遗传效应。在国际上首次提出"配子源性疾病"学说，在源头防控发育源性疾病和遗传性出生缺陷科学领域进行了开创性研究和技术创新。1982 年毕业于浙江医科大学。2001 年开始，先后担任浙江大学医学院副院长（分管科研）、科学技术研究院副院长。2009—2013 年担任附属妇产科医院院长。

一声啼哭，点燃一生医学理想

1977 年的高考，是 10 年的考生集中在一届，最终被录取的学生中，很多成绩都非常优异——黄荷凤就是其中之一。作为下乡知识青年考上来的她，对学习是真的"如饥似渴"。尽管她对医学专业还比较陌生，但是随着不断地学习和实践，随着老师们的言传身教，随着自己刻苦钻研克服困难，黄荷凤喜欢上了学医，也在蔡堡教授、郁知非教授、郑树教授、金干教授等名家的带领下，逐步走进医学的神圣殿堂。

"那时候有两次全国医学统考，所有的医学院校放在一起考试，我们学校第一次考试得了全国第二名，第二次考试拿了全国第一名，所以浙江医科大学的教学在全国是赫赫有名的。"黄荷凤回忆起这段历史，对母校是满满的骄傲。

对学习的渴望，造就了"77、78、79（1977—1979 年高考考生）"现象。包括黄荷凤在内的很多人，后来都成为社会栋梁。而黄荷凤认为自己成为妇产科医生，则是源于新生儿的那一声啼哭。

"这非常奇妙，一个新生命就这样诞生了。能够帮助一个家庭，能够诞生一个新的生命，所以我立志要献身妇产科了。"虽然毕业的时候是统筹分配，但黄荷凤还是主动选择了妇产科。

来到妇产科之后，黄荷凤知道，自己无限向往的新生命诞生是属于产科的，而在孩子降临人间之前，还有很多学问可以做。

"我现在从事这个学科叫生殖医学，也就是要从精子和卵子的发生，一直到受精着床开始的。"

黄荷凤 1983 年初来到医院工作的时候，中国还没有"生殖医学"这个学科。因为世界上第一个"试管婴儿"诞生于 1978 年，中国的第一个"试管婴儿"诞生在 1988 年。20 世纪 90 年代初，黄荷凤在香港学习了相关技术，回到医院之后，推动了生殖医学学科在浙江的发展。

"浙江大学、浙江大学医学院附属妇产科医院培养了我，让我能够独立地、创新地做一项新的工作，给了我很多机会。"然而，一个学科的发展举步维艰，除了临床门诊、手术等工作外，还有胚胎实验室、遗传实验室等的建设。黄荷凤和团队成员们白手起家，用自行车把瓶皿、试管、培养基一个个地驮回来，把实验室建起来，把人员重新组织起来，浙江省的生殖医学终于迈入中国同类学科第一方阵。

两大方向，为无数家庭带来幸福

如今的黄荷凤已经是中国科学院院士，是中国生殖医学领域的代表和领军人物。在几十年的医学生涯中，她致力于"配子／胚胎源性疾病"和"遗传性出生缺陷防控"等方面的研究，取得了丰硕成果，成为国家高技术研究发展计划（"863"计划）、国家重点基础研究发展计划（"973"计划）、"十二五"国家科技支撑计划项目牵头人，多次获得国家科学技术奖二等奖。此外，还

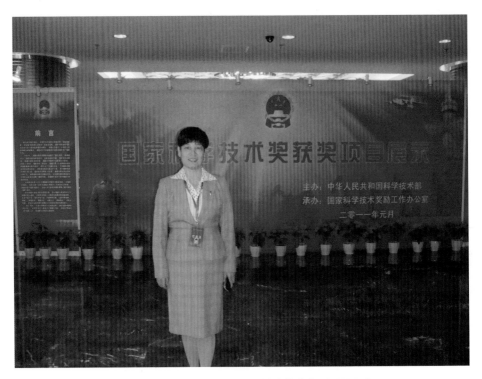

2011 年，黄荷凤出席国家科学技术奖获奖项目展示会

建立起教育部生殖遗传重点实验室和生殖安全创新团队。

她取得的成绩是顶尖的，这些工作成果也实实在在地应用在老百姓的生活中，精准防控，破解了试管婴儿远期健康的关键问题。

"配子／胚胎源性疾病"的研究，是基于辅助生殖，也就是我们俗称的"试管婴儿"——医学的发展，可以实现体外受孕，但试管婴儿生出来之后的发育会怎样？在合并后的浙江大学医学院，在附属妇产科医院，黄荷凤完成了与之相关的一系列工作。

"是患者督促我去思考，我就想，这样非生理的方法生出来的孩子到底健不健康呢？我就要对他们进行随访，对他们进行研究，在临床上马上就进行转化。"通过不断改善培养基、培养环境、冻存方法、促排卵方案、药物使用、胚胎移植后母体内分泌的状况……让妊娠结局更加良好，让试管婴儿出生后的健康情况不断提高。

这个理论也已经得到了世界的公认。她是国际上最早围绕"试管婴儿远期健康"关键科学问题进行研究的临床科学家，首次提出"配子/胚胎源性疾病"的学说并予以验证，提高了试管婴儿安全性，从源头上阻断遗传学出生缺陷。她也因此被英国皇家妇产科学会授予荣誉院士称号。

而"遗传性出生缺陷防控"研究的成果，同样拯救了无数个家庭。

"我们很多人生出来就可能有这样那样的病，比如说霍金，他的病叫渐冻症，就属于遗传病。实际上就是在一个碱基对上发生了突变。在临床上经常会见到的血友病、进行性肌营养不良、脑积水等等，都属于遗传病。因为父母双方或某一方携带致病基因，生下的小孩就有一定的概率会被遗传，从而患病。以前这些孩子就像碰运气一样，生下来就只能认命。但是现在，通过试管婴儿的方法，我们就可以在实验室里，先取一个细胞进行检查，如果这个细胞是带有致病基因的，我们就不把它送回母亲的子宫里面。这样一来，这个有遗传病的家庭就会出生一个不带致病基因的小孩。不仅保证了这一个孩子的健康，也让家族遗传病得以终结。"

"缺陷新生儿的发生率并没有下降，只是诊断技术的发展，让其出生的几率减少了。"通过医学手段，有更多的新生儿和家庭可以避免悲剧发生，可以有更好的未来——这是黄荷凤始终未曾改变的医者初心。

"是新生儿的啼哭，成就了我的一辈子，我就做了这么一点事情。"而这些被谦虚地说起来的"一点事情"，也成就了无数人、无数个家庭的圆满和幸福。

多种身份，医学传承如星火燎原

生殖医学吸引人的地方，在于它不仅能为无数患者解决实际问题，还在于它在科研方面的魅力。"很多都是未知数，是学校和医院给了我这个机会，让我在生殖医学的科学研究方面拥有了一个非常好的平台。"

2001—2009年，黄荷凤任浙江大学医学院副院长、浙江大学科学研究院副院长，分管的工作是科学研究。在这8年当中，医学院的学科建设得到了快速发展。

作为浙江大学医学院分管科研的副院长，黄荷凤结合人才情况和传统特色，重点发展了传染病、移植、微创技术、恶性肿瘤等学科，在妇科、儿科等学科上也取得了重要突破。作为浙江大学科学研究院的副院长,黄荷凤十分注重医学和工科、理科、文科等学科的交叉,推动了包括脑机接口在内的学科交叉研究。

黄荷凤也将自己在浙大医学院和附属妇产科医院工作的经验,言传身教给了她的学生们。"我自从做了研究生导师以后,据不完全统计,目前可能有200多位硕士、博士及博士后毕业了。"这当中,有很多已经成为国家的栋梁之才。他们分布在全国各地,在云南、新疆等地区都有他们的身影。

如同当年黄荷凤将人才组团、关心并且领导他们取得多项突破一样,她的许多学生也建立起了强大的团队,开展了许多创新性的研究,解决了诸多临床上的疑难杂症。"特别重要的是,我觉得这个团队代代传承,原来是我带头的,现在我学生的团队拿到了教育部的科技进步奖,拿到全国妇幼健康的奖项,这是我非常高兴的。"黄荷凤说,这些学生都像自己孩子一样,而且这些孩子大多数都非常有出息。

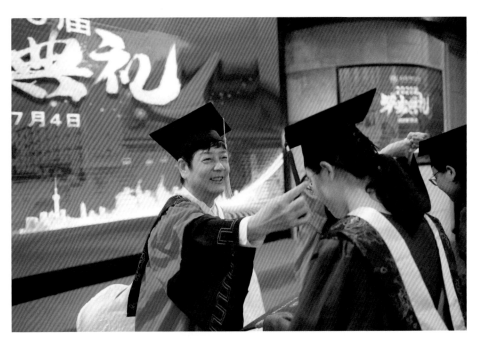

黄荷凤(左一)为毕业生拨穗

　　"医学需要创新，但不一定每个人都能做到创新成功，都特别聪明。如果你的天资不是百分之一百，但是你百分之一百地热爱自己的工作，一定能够得到和天资一样的结果。"聪明加创新，热爱加努力，是她对从事医学事业的年轻人的寄语，更是她以身作则的医学人生。

整理人：程　林　孙美燕

审校人：黄荷凤　吴弘萍

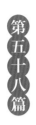

段树民｜建树医学，服务人民

段树民，1957年10月20日生，浙江大学教授、医药学部主任，中国科学院院士，第三世界科学院院士。1982年，毕业于蚌埠医学院，1991年，获日本九洲大学博士学位。2007年，当选为中国科学院院士。长期从事神经生物学研究，在神经元 – 胶质细胞相互作用、突触发育和功能、脑功能的神经环路机制解析等方面取得系列研究成果。作为国家基金委重大研究计划"情感和记忆的神经环路基础"项目专家组组长，对我国脑科学环路水平的研究起到了重要推动作用。牵头建立的浙江大学中国人脑库，成为国家健康和疾病人脑组织资源库。研究成果两次获得国家

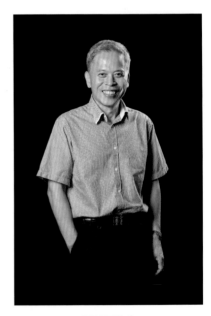

段树民院士

自然科学奖二等奖。2008年，获何梁何利科学与进步奖。先后担任 Glia 等国际杂志编委，Neuroscience Bulletin 主编，Neuron 顾问委员会委员，中国神经科学学会理事长（2011—2019）和监事长（2019年至今）。

在所有奖项中，段树民院士对两年前获得的竺可桢奖有着别样的情感："竺可桢老校长是浙大人非常敬仰的学者。我的名字能够和竺可桢老校长连

在一起，这对我来说也是一种肯定，我感到非常荣幸。"

不忘初心，恪守使命

2009 年，段树民任浙江大学医学部主任。2010 年，他开始全职在医学院工作。回忆起自己的学习与工作经历，段树民表示，虽然毕业后很长一段时间参与的是基础科学研究，但仍希望自己的研究能够与医学密切结合。因此，他又投身于基础医学研究，专注于脑科学领域。当时在上海工作的他已对浙江大学医学院的基本情况有所了解，并与之有着密切的合作，包括建立合作实验室等。

虽然当时的软硬件条件都比较差，但广大医学院师生积极进取、脚踏实地，大家心里都憋着一股向上奋进的"气"。段树民院士回忆道，不仅教授们十分支持，行政人员与有关部门也对学院工作的开展给予了很大的支持。令段树民印象最深刻的是巴德年、陈宜张等坚守初心使命的前辈："他们对医学的投入与贡献，都是我的榜样。"斗转星移，随着学院发展壮大、蒸蒸日上，段树民始终不忘初心，承担医学发展的责任，恪守身为医者的使命。

做优学院，做大学科

段树民坦言，来到浙江大学医学院是自己人生的一个转折点，自己想得更多的不是个人的发展，而是怎样将学院做优，将学科做大，每天对自己来说都是前所未有的挑战。

竺可桢先生担任浙大校长的十几年，是浙大历史上十分辉煌的时期。段树民认为，最主要的原因就是竺校长的理念：一所大学的灵魂是大师、是教授。这个道理，说起来很容易，真正要做到却很难。当今大学教授要坚持理想，一心追求学术，激发创新活力，需要排除的干扰、克服的困难不少。在浙江大学医学部，大家努力把各项工作做到极致，引进一流的人才，并为他们创造良好的治学环境。

无论是学科的前沿发展，还是把学生培养成才，都需要优秀的学者。人才是最关键的。现在大学的竞争首先是人才的竞争，非常激烈。在人才引进工作上，学院在学校的政策上继续"做加法"，充分调动每一位教授的积极性，去物色各学科所需要的人才。

当时引进人才遇到的一个具体问题就是医学院已经基本没有剩余的住房。为此，学院对现有科研人员的空间使用实行了合理化核定方案，即给每个研究人员核定基本的空间，在基本空间内，收的房租很少；超出基本空间，就按阶梯式递增房租，防止过度占用不必要的空间。通过这种方法，从现有的空间里挤出了几千平方米，近年来引进的人才几乎都是用着这些挤出来的空间。

医学和生物科学研究工作很大程度上都体现在动物实验上。一个运行良好的高质量的动物中心对科研工作的支撑至关重要。医学院的科研工作曾经很长一段时间受困于实验动物的饲养不良。经过多年的努力，包括调整全职负责人、建立有效的管理机制及教授们的积极参与，动物中心的状况大为改观，科研工作得到了基本保障。还有大型科研仪器的购置和公共仪器平台的建设和运行，都会充分依靠多数教授的建议。经过多年的建设，医学院的公共仪器平台已经成为全国同行的典范。

实验室空间、启动经费、动物中心、仪器平台、学术氛围……这些看起来都是细节问题，有的人可能觉得学院院长、学部主任不需关心这些小事，其实这些"小事"是每一个研究者最基本的需求，既是硬条件，也是软环境，是吸引人才、留住人才的重要基本条件。段树民认为，学院之所以能把这些事情做好，主要是依靠了一批学术做得好，同时又有责任心、公益心的教授

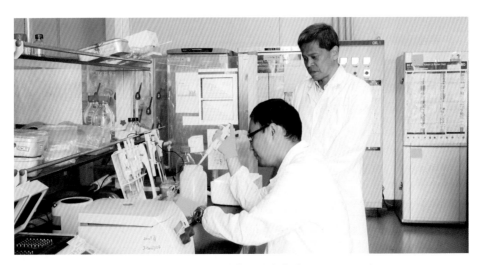

段树民院士指导学生实验

来共同参与管理。用心为教授营造良好环境，学术氛围自然而然日益活跃，科研成果的取得也就是水到渠成的了。

如今全球疫情形势严峻，国际关系错综复杂，段树民院士表示"今后几年的人才要打通国内"。目前不管是从国家的角度，还是从学校的角度，都比较注重国外人才的引进，然而随着国内科研条件的改善，越来越多的年轻人选择毕业后留在国内发展，我们也必须为这些在国内成长的人才设计良好的发展通道。

战疫当前，尽显担当

谈到医生这个职业，段树民认为医生与其他任何一个职业都不一样，他认为学医是非常崇高的事业，也是非常辛苦的职业，它对人的能力要求非常高，也十分需要奉献精神，更对职业道德、职业操守有着严格的考验。随着社会发展，健康成为了广大人民的第一诉求，医生便成为了为人民健康保驾护航的卫士。他希望医疗环境能够得到改善，医生也得到社会尊重，实现自我价值，更好地服务社会。

战疫时刻，无数医生选择迎难而上、和衷共济，奔赴抗疫一线诊治病患。医护人员众志成城，构筑战疫防线上最美的钢铁长城。浙江大学医学院也展示了担当与责任，在顽强拼搏中践行了初心和使命，举全院之力，尽最大努力，以最严的举措、最快的速度保障人民生命健康。段树民表示："我看到现在疫情紧张的时候，其他城市的许多医学生都会报名成为志愿者，我相信浙江大学医学院肯定也是如此。"

回首历史，展望未来，浙江大学医学院的发展没有辜负多年来医学人的期望，正在脚踏实地、砥砺前行。段树民相信浙江大学医学院在今后的若干年会发展得更好，医学事业会更加宽广。"我们培养出的学生质量一直都是很高的，也希望学生将来能够成为'国之大器'，真正做到一方面服务人民，一方面在医学上有建树，起到引领带头的作用，为浙大更高质量、更加卓越、更受尊敬、更有梦想的世界一流大学建设贡献自己的力量。"

整理：孙子涵　祝姚玲

审校：段树民